国家自然科学基金资助项目编号：31270998
江苏高校优势学科建设工程资助项目
“十二五”江苏省高等学校重点教材

体育院校通用教材

运动康复生物力学

（第二版）

钱竞光　宋雅伟　等编著

人民体育出版社

图书在版编目（CIP）数据

运动康复生物力学 / 钱竞光等编著. -- 2版. -- 北京：人民体育出版社, 2015（2025.2重印）
体育院校通用教材
ISBN 978-7-5009-4856-8

Ⅰ. ①运… Ⅱ. ①钱… Ⅲ. ①康复医学－运动疗法－运动生物力学－体育院校－教材 Ⅳ. ①R493

中国版本图书馆CIP数据核字(2015)第208347号

*

人民体育出版社出版发行
三河兴达印务有限公司印刷
新 华 书 店 经 销

*

787×960 16开本 26印张 440千字
2015年9月第2版 2025年2月第12次印刷
印数：20,001—22,000册

*

ISBN 978-7-5009-4856-8
定价：68.00元

社址：北京市东城区体育馆路8号（天坛公园东门）
电话：67151482（发行部） 邮编：100061
传真：67151483 邮购：67118491
网址：www.psphpress.com
（购买本社图书，如遇有缺损页可与邮购部联系）

修订说明

一、修订的必要性

运动康复生物力学是研究生物体运动与康复之间力学规律的科学，它以其独特的内容及研究方式形成了生物力学学科中一个新的分支学科。《运动康复生物力学》是我国在该学科领域出版的第一部专著，2008 年由人民体育出版社出版，为运动人体科学、运动康复保健学、康复治疗学等本科专业学生提供了必修课教材，也成为康复医学相关专业的教师和研究生使用的重要参考书。近些年，随着学科的发展和课程改革的深入，需要对教材进行修订，以除旧布新、吐故纳新。

(1) 2009 年该教材相关研究成果“国内首部《运动康复生物力学》教材的编撰及应用”获江苏省高等教育教学成果一等奖，教材获江苏省评优精品教材，教学团队获江苏省优秀教学团队。在这一系列教学成果的基础上，2014 又获得江苏省“十二五”高校重点（修订）教材立项。

(2) 《运动康复生物力学》教材第一版出版以来，有效促进了该领域的教学、科研的深入，但同时也需要将最新的学科理念、研究方法、学术成果融入教材，以保持教材的先进性和前沿性。此外，在教学实践过程中也发现存在一些疏漏，因此，为建设精品教材需要进行修订。

二、 修订的原则

(1) 教材修订的总体目标是满足本科生课程教学大纲要求。其内容与结构体系应符合学生发展的规律，注重学生学习兴趣，使学生好学、乐学、会学，并且在知识学习的过程中注重培养学生的能力。

(2) 注重知识与应用的结合，引导学生将书本知识与生产实践相结合，培养学生创新精神与实践能力。

(3) 在保持教材科学性、前沿性的基础上，增强教材的可读性。知识阐述、内容描述、案例分析、例题说明，以及拓展思考等均应便于自学，以利于培养学生良好的自主学习能力。

三、主要修订内容

(1) 在实用性与可授性方面，着重在内容的广度与深度方面进行修订和完善。第二章人体运动生物力学原理一章，增加了人体多体系统动力学建模和仿真一节（由钱竞光教授执笔），把目前本学科领域研究最前沿的知识和成果介绍给读者。另外，根据目前国际力学参数标准对全章相关参数进行完善，力求将该领域的相关参数介绍的更清楚、更前沿。

(2) 根据国内外步态研究领域最新的研究动态、科研成果、分析方法，对第十二章步态分析内容进行整体修改和调整（由张松宁教授执笔），体现理论的先进性、内容的实用性和方法的可操作性。

(3) 对第一版印刷错误包括文字、图片、符号、标点等进行了修正。

按照以上修订计划，本书在修订后的科学性、规范性和实用性几个方面得到进一步的提高。作为一本具有指导性的教材，它无论是对高等学校相关专业的学生，还是对从事康复临床研究的科研人员，都将会起到较大的帮助作用。

四、主要修订单位和修订人

全书修订主要由南京体育学院钱竞光、宋雅伟教授统审定稿，全书再版由国家自然科学基金（编号：31270998），江苏高校优势学科建设工程资助。

序

随着我国经济不断发展和社会的需要，社会劳动分工越来越细，劳动方式单一化，疲劳损伤相应增加。大量伏案工作者和负担过重的大、中、小学生，以及其他从事脑力、体力工作的人群，都成为腰、颈痛的高发群体，各种突发灾害和事故的受害者，加上大量的残疾人群，致使我国运动功能障碍患者的人数相当惊人，不仅给患者造成痛苦，也给社会增加负担。另外，随着医学科学的进步和生活条件的改善，患者的康复意识逐渐提高，人们对运动损伤、脑卒中、高血压、糖尿病等常见病的运动疗法和运动康复提出更高的要求，这些都为运动生物力学在康复领域的应用拓展了更加广阔的空间。

运动康复生物力学是生物力学一个新的研究领域，国内外尚未见有相关研究专著和教材。钱竞光教授从事运动生物力学研究工作30年，积累了大量科研经验和资料，特别是近十年来，紧密结合康复临床的实际，在运动康复生物力学科研和教学领域做了大量探索性的工作，撰写出了《运动康复生物力学》一书。

该书主要包括理论、实验和应用三个部分，融合了运动生物力学、医用生物力学、骨伤科生物力学的理论和方法，突出康复临床应用的特点，结合该领域最新研究成果，形成一个全新的课程体系，为康复医学领域的生物力学研究和教学开辟了一片新天地。

该书既有循序渐进的系统理论，又有先进实用的康复、诊疗技术，充分体现了科学性、思想性、先进性、启发性和适用性，作为国内外首部专业著作，内容新颖，应用价值高。

运动康复生物力学是一个新兴的边缘学科，需要大量立志献身于康复事业的科技工作者加入，通过更多人不断地研究和探索，促进学科发展，使其更好地服务全人类。学科人才的形成，培训是必不可少的过程，而一部有实际操作技术内容，又兼备基础理论的教材是不可或缺的。

国际运动生物力学学会主席
香 港 中 文 大 学 教 授 洪友廉
2008年8月5日

前 言

随着我国经济不断发展，自20世纪90年代以来，社会对康复的需求越来越旺盛，各大医院纷纷筹建康复科，许多高校开设了康复专业。运动是康复的重要手段，运动处方是康复治疗的重要组成部分。因而，我国体育院校纷纷开设了运动康复专业，1997年教育部把这个专业统一归并到运动人体科学学科中，到目前为止，我国13所独立体育院校，都设有运动人体科学专业，培养运动康复专门人才。

南京体育学院于1998年开设运动人体科学专业，招收运动保健康复方向的本科学生。如何给该专业学生开设一门紧密结合运动训练和运动康复临床实际的生物力学课程，是我们一直在思考的问题。经过查阅大量资料、文献，以及网络检索，我们发现随着人们生活节奏的加快，高能损伤明显增多，各种突发灾害和事故都会造成严重运动系统的损伤。同时，社会劳动分工越来越细，劳动方式单一化，疲劳损伤也相应增加。大量伏案工作者、负担过重的大、中、小学生，都成为腰、颈痛的高发人群，加上大量的残疾人群，可以预计仅我国运动功能障碍患者就有一个相当惊人的数字，这给患者造成痛苦，也给社会增加负担，对这样一个普遍关注的问题，急需从运动和医学双重角度给出定量分析，从理论和治疗方法上得到满意解决。另外，在体育训练、健身锻炼中，超负荷的运动量、不合理的动作技术都会给运动者造成运动损伤，这对生物力学在运动损伤的防治方面提出新的课题；随着生活条件的改善，人们对脑卒中、高血压、糖尿病等常见病的运动疗法和康复提出更高的要求，也为生物力学在运动康复领域的应用开辟了更加广泛的空间。

而在国内、国际尚未有适合运动人体科学专业的生物力学课程体系，更没有现成的教材，因此，我们根据该专业特点，自己编写了讲义，把运动生物力学、医用生物力学、骨伤科生物力学理论和方法及其在康复临床应用的最新成果综合成为一个新的课程体系，从1999年开始，率先在南京体育学院和南京中医药大学开设了运动康复生物力学这门新课程，建立了专门运动康复生物力学教学实验室。经过近十年的探索和教学实践，特别是毕业生从工作岗位上不断反馈的信息，我们反复调整，逐步完善了该课程体系，并且完成了教材编著工作。该教材紧扣运动康复生物力学教学内容，强调通用性、实用性和科学性。

运动康复生物力学课程主要包括理论、实验和应用三个部分。理论课程包括（第一章）绪论，主要阐述运动康复生物力学的概念、定义，介绍学科形成简史，学科研究的主要任务和内容；（第二章）主要介绍人体机械运动的生物力学参数和规律；（第三、四、五、六、七、八、九章）主要介绍人体运动系统（包括骨骼、关节、肌肉）的生物力学特性，及其运动对其结构、功能和力学特征的影响。实验部分（第十章）介绍运动康复生物力学的主要实验方法，包括影像解析、关节力量、测力平台、压力分布、肌电、生物材料等与人体运动康复有关的数据测量的实验课程。应用部分（第十一、十二、十三、十四章）介绍该学科理论和原理在运动动作和临床康复动作分析、步态、矫形器、人力轮椅等康复领域的应用。

通过课程教学，让学生构建全新的知识体系，增强综合运用知识的能力和创新能力，为学生在日后工作中进行动作分析、确定医疗方案、选择康复手段、制定运动处方时提供必要的生物力学知识保障。

2004年该课程获得江苏省二类优秀课程奖，并且在网络上公布该课程方案（获奖必要条件）。此后，南京医科大学、上海体育学院、北京体育大学等高校也纷纷借鉴并积极筹备开设这门课程。

本教材的编写以南京体育学院为主，美国田纳西州立大学、上海体育学院、西安体育学院、广州体育学院以及江苏省人民医院等院校专家、教授也参与了编写工作。各章节撰写人员分工为：第一章和第二章钱竞光、第三章和第四章钱竞光、宋雅伟；第五章钱竞光、唐潇；第六章张胜年；第七章宋雅伟、张胜年；第八章宋雅伟；第九章周里、宋雅伟；第十章钱竞光、叶强；第十一章钱竞光、李勇强；第十二章张松宁；第十三章宋雅伟、卞荣；第十四章邹亮畴、喻欣楠；全书由钱竞光、宋雅伟统审定稿。该书可以作为全国体育院校运动人体科学专业和医学院校康复专业的本科生、研究生的专业教材，也可作为体育教育、运动训练以及相关专业的学员的教学参考书。

在编写过程中得到王清研究员的指导，在此表示衷心的感谢。由于运动康复生物力学涉及面很宽，作者水平有限，缺点和错误在所难免，敬请读者指正。

作 者

2007 年 9 月

目 录

第一章

绪 论

运动康复生物力学是根据人体的解剖和生理特点及力学性质，用力学原理和方法探讨人体机械运动的规律，研究合理的运动动作技术，分析各种因素造成的运动功能障碍，以及运动损伤的原因、机理，为制订合理的治疗及康复方案提供依据，是研究人体在运动、运动损伤和疾病预防、治疗、康复过程中生物力学规律的科学，是生物力学的一个新的分支学科。

第一节 运动康复生物力学概况

生物力学是活跃在自然科学前沿的新兴交叉学科之一，是根据已经确立的力学原理研究生物体中力学问题的学科。生物力学是力学、生物学、解剖学等学科之间相互渗透的交叉科学，它将这些学科的基本原理和方法有机地结合起来，同时还广泛应用了物理学和应用数学的概念及方法。生物力学体现了近代科学的发展，它具有学科间彼此渗透、互相交叉、紧密联系的特点。生物力学具有不同的分类方法，按照研究对象可分为生物固体力学、生物流体力学、生物工程学。根据研究结果的实际应用情况，生物力学又可分为工程生物力学、医学生物力学和体育运动生物力学等。近年来随着国内外康复事业的快速发展，催生了运动康复生物力学这一新的分支研究领域。

运动康复生物力学要具体回答人体完成日常各种动作时是怎么样运动和为什么会运动的原因，以及运动对于组成人体各种生物材料的影响，同时也要研究影响人体运动的外界条件（如周围的环境、场地，以及各种医疗辅助器械、监护装置等）与运动的关系。根据生物力学原理和人体形态、机能的特点，结合对运动场地、器材、器具的利用和改进，为运动员确定合理的（包括最佳的）动作技术，预防运动损伤，促进损伤恢复；为患者恢复正常运动功能确定合理的手术方案；研究合理、有效的运动方法，以求达到最好的健身和康复效果。

第二节 运动康复生物力学学科的形成和课程创立

生物力学是古老课题之一，对它的应用和研究有着悠久历史。早在公元前古希腊的哲学家和自然学家亚里士多德（公元前 384—公元前 322 年）就对生物体的运动发生了兴趣，他注意到在日常生活中人和动物运动的力学问题。意大利著名医生加伦（公元 131—201 年）通过对动物解剖的实验证明，来自大脑的运动冲动沿神经传导至肌肉，使肌肉产生收缩而引起关节运动的理论。由于当时处于中世纪的黑暗时期，教会反动势力对任何涉及肉体的兴趣加以压制，因此根本谈不上研究人体的构造和运动。

15 世纪末，伟大的意大利科学家列奥纳尔德·达·芬奇（1452—1519 年）

对人体运动发生了浓厚的兴趣。他用人的尸体研究解剖学，非常重视在解剖学和力学的基础上研究人体的各种姿态和运动，并提出人体的运动必须服从于力学定律的观点。他认为，“力学之所以比其他科学更为重要和实用，那是因为所有能够运动的生物体都遵循力学的定律而运动”。但当时解剖尸体是违背教义的，为了避免教会的迫害，他不得不把自己的著作收藏起来，直至过了几百年，这些著作才被后人发现。

17 世纪，意大利人伽利略（1564—1642 年）1638 年首先发现施加载荷与骨形态之间的关系。意大利医生、解剖学家阿·鲍列里（1608—1679 年）进一步将力学和解剖学结合起来研究人体运动，他在 1679 年完成了《论动物的运动》一书，可谓是第一部生物力学著作。他在这部著作中发表了利用杠杆原理测定人体重心的实验材料，并将人和动物在空间的主动移位运动分为三种基本形式，即蹬离地面（走、跑、跳等）、蹬离周围介质（如游泳、飞翔）和拉引（攀登、爬杆等）。

19 世纪初，骨力学方面取得了一系列进展，1834 年，Bell 指出骨可以使用尽可能少的材料来承担载荷。1838 年 Ward 报告增加压缩载荷可以加快骨的形成。1852 年 Ludwig 论及重力和肌肉力对维持骨的质量是必要的。1862 年，两位德国研究人员各自独立地报告了加压对骨生长的影响。1867 年瑞士学者报告了骨的内部结构和外部形态一样，与其所承受载荷的大小及方向有直接关系。1892 年，德国医学博士 Wolff 发表了著名的《骨转化定律》一文，这一法则已得到临床和实验的支持。

由于军事训练的需要以及工业生产的发展，对骨的研究方法有了改进，德国生理学家维伯尔兄弟采用实验的方法对人体运动进行了研究。他们除用肉眼观察以外，开始用最基本的带尺和秒表来测量人体运动的空间和时间特性，积累了许多有关人体位移运动的定量数值资料，但当时还不能客观地描述运动的外形。19 世纪中叶，随着照相技术的出现，法国生理学家马勒（1838—1904 年）对客观描述人体运动的方法进行了大量的研究，为生物力学研究提供了许多新的手段。1877 年美国摄影师麦布里奇（1830—1904 年）第一次用 24 部照相机排成一列，按顺序拍摄了骑马奔跑的连续动作照片，这是影片分析的萌芽。为纪念他对生物力学的贡献，从 1987 年第 11 届国际生物力学大会开始设立了“麦布里奇”杰出贡献奖，以表彰那些在生物力学基础理论、研究方法及应用研究方面作出突出贡献的科研工作者。1882 年马勒首先用高速摄影和风力装置记录和研究运动并拍摄了鸽子、蜜蜂以及子弹的飞行情况，后来又与他的学生德美尼一起发明了定片运动轨迹照相法和运动轨迹连续光点照相法等，这种照相方法直到现在仍可用于研究人体运动的运动学特征。马勒在1895年研制出气压式测力台，他采用高速摄影影片测量方法，对人体步行时下肢运动学数据结合测力台数据进行步态分析研究。现代的步态分析方法就是建立在其工作基础之上。他还同时记录测力台和位移数据，以此分析研究人体原地纵跳动作。

20世纪初，德国学者布拉温和菲舍尔首次用解剖尸体的实验方法，测定了人体各部分的相对重量和重心位置，并采用测量速度、加速度和人体各环节重量推算引起加速度的力，开始从动力学方面研究人体运动。菲舍尔关于人体各环节相对重量和重心位置的资料，至今仍被用于计算人体重心。

俄国运动生物力学的奠基人谢琴诺夫（1829—1905年）最早提出对人体运动活动要从生理学和生物力学角度进行分析，他说："多式多样的大脑活动外部表现，最终只能归结于一种现象——肌肉的运动。"他在《人体功能运动概论》一书中阐述了人体运动器官的功能结构和骨骼杠杆装置，以及在运动中骨杠杆和肌肉拉力作用及神经支配等问题。列斯加夫特（1837—1909年）被誉为俄国运动生物力学的奠基人，他在1877年所著《身体运动理论》中，以人体形态、生理机能和生物力学观点阐述了学生身体练习的任务。苏联现代运动生物力学创造人之一的伯恩斯坦，从30年代开始强调从神经控制论观点来研究人体运动，他1947年所著《论动作的结构》一书就反映了系统论、控制论和信息论的观点。他认为对动作的控制可通过两个途径来实现，一是由大脑神经中枢发出指令完成各种动作任务；二是通过运动与感觉神经的反馈作用修正完成动作过程中的偏差。伯恩斯坦关于动作系统和运动行为结构的思想原则，以及运动感觉修正（信息系统）的理论，对于今后运动生物力学研究的发展具有重要意义。

20世纪30年代，著名的英国生理学家希尔因对肌肉的研究而获得诺贝尔奖，他取青蛙的离体缝匠肌进行实验得出著名的希尔方程，即肌肉收缩的力速方程。他对肌肉力学研究的成果，为生物力学研究奠定了基础。他还对人体运动时的空气阻力进行过研究，并提出估算空气阻力的经验公式。

20世纪初，由于科学的分化，阻碍了这门科学的深入发展。20世纪中叶以后，医学和生物学家们逐步认识到力的因素对解决本学科许多问题的意义，力学家们在寻求力学的发展和应用新领域时，也注意到生物体是运用力学的广阔天地。两者的合作促成了这门新兴边缘学科——生物力学的形成。

近30年来，生物力学引起了人们的广泛注意和研究，发展十分迅速。美、日、俄、澳、加、德等国均建立了专门研究机构。尤其美国发展最快，在许多大学、附属医院和专门机构中对生物力学在基础理论和实际应用领域都进行了广泛的研究。它们重视学科间的渗透，注意医学与工程学科的结合，并重视应用、基础理论与实验研究并举。

生物力学的国际学术交流日益频繁，从1967年瑞士苏黎世第1届国际生物力学大会开始，此后每两年举行一次，到2014年共召开了24届国际生物力学大会。在1973年第4届国际生物力学大会上正式成立了国际生物力学学会(International Society of Biomechanics)，简称ISB。它的成员包括解剖、生理、医学、力学、仪器制造和运动生物力学等许多方面的专家。由于大多数人对运动生物力学发生浓厚兴趣，为了扩大学术交流，1982年又成立了国际运动生物力学学会（International Society for Biomechanics in Sport，简称ISBS)。1983年在美国召开了第1届ISBS学术会议，此后每年召开一次，到2014年共召开了32届学术大会，其中第23届国际运动生物力学大会是2005年在北京召开的，这是我国举办的第二个国际运动生物力学会议（其中第18届学术会议在中国香港举行)。目前，世界上有40多个国家积极参加生物力学学术交流活动。美国、俄罗斯、德国等体育强国长期以来各项运动成绩大幅度提高，是与其重视生物力学研究分不开的。1980年12月我国成立了中国体育科学学会，同时成立了中国运动生物力学学会。1984年和1985年中国运动生物力学学会分别以集体会员的名义加入了ISB和ISBS，使我国的生物力学工作者与国际学术组织建立了经常性的联系和学术交流。目前，运动生物力学规定为体育院、系学生必修的专业基础理论课程，大多数体育科学研究所都非常重视运动生物力学研究室的建设，引进和研制了不少现代化的仪器设备，具有相当水平的研究能力。

20世纪后期，许多生物力学专家把生物力学的知识点应用到竞技体育和临床医疗领域，特别是骨伤、整形等领域的研究，逐步形成运动生物力学、医用生物力学、骨伤科生物力学等生物力学的分支学科，这些学科的不断发展，为运动康复生物力学奠定了一定的理论基础。

随着社会经济快速发展，生活条件的不断改善，人们对待疾病的态度也发生了变化，为了追求更高的生活质量，许多患者已经不满足于仅仅针对疾病的治疗，而越来越重视疾病以后的康复，希望能够恢复正常人的生活。我国从90年代以来，社会对康复的需求越来越旺盛，各大医院纷纷筹建康复科，不断扩大康复床位数，许多高校开设了康复专业。运动是康复的主要手段。运动处方是康复治疗的重要组成部分，因而，我国各体育学院纷纷开设了运动康复专业，1997年教育部把这个专业统一归并到运动人体科学学科中，到目前为止，我国13所独立体育院校都设有运动人体科学专业，培养运动康复专门人才。

社会对康复的需求，使得一些生物力学工作者开始关注临床康复过程中的力学问题，特别是运动负荷对患者骨骼、肌肉、关节等生物材料和结构的影响，步态、假肢、支具、轮椅等项目的研究，促进了运动康复生物力学这一新分支学科的形成。我们从1999年开始，收集这方面的研究成果，整理出相关的理论体系，初步确定了该理论体系的应用范围，提出了运动康复生物力学这一新分支学科的理念。

第三节　运动康复生物力学的任务

运动康复生物力学具体研究人体运动时在竞技、健身以及疾病的预防、治疗、康复过程中的生物力学原理和规律，是理论性和实践性较强的一门应用性学科。随着近年来康复事业的快速发展，这方面的研究越来越多，越来越深入。在对大量现有研究资料调查的基础上，通过对生物力学在健身指导、康复临床研究和应用现状及前景的分析，结合运动康复实际的需要，归纳总结出以下主要任务：

一、提出人体机械运动的基本力学原理

运动康复生物力学所研究的人体运动，包括日常生活活动、健身运动、康复锻炼和体育竞赛等人体的机械运动。

人体运动是自然界中最复杂的现象之一，它包括简单的机械运动和复杂的高级运动形式——思维活动。人体自身完成的一切动作，都是通过大脑的活动使肌肉收缩引起的外部表现形式，是一种有目的、有意识的运动行为。所以在研究人体的动作时，必须以力学和生物学的观点去探索运动的规律性，才能取得理想的效果。

人体的机械运动表现为两种形式，一是人体自身发生的形变，即人体各环节之间相对的位移运动；二是相对于其周围环境而发生的位移运动。牛顿力学定律适用于刚体运动，而生物体运动时会发生明显的形变（环节相对位置的改变和环节本身的形变）。因此，研究活体系统的运动时，必须注意各种力对生物体所做的功，既消耗于整体的运动又消耗于自身的形变，所以总是有能量的

损失和耗散。研究生物体的运动要有整体的和相互联系及相互制约的观点，不能孤立地去评价某项生物力学参数。在生物力学的研究中，应始终保持生物必须与环境相统一，整体必须与部分相协调，结构必须与机能相一致，个体必须与系统相依存的观点。

生物体虽然有其本身特殊的运动规律，但我们所研究的人体运动是属于宏观低速的位移运动，如在康复运动中的翻身、坐起、站立，以及各种竞技运动中的走、跑、跳等都是人体相对于地球做低速运动，完全可以用牛顿力学定律，结合生物学原理来研究人体的机械运动规律，确定动作技术原理和最佳运动技术。

动作技术原理是指完成某项动作技术的基本规律。最佳运动技术则是因人而异，即某运动员能获得最佳成绩的技术，以及某病人能达到正常人状态的动作技术。

二、探索骨组织在运动负荷作用下的力学特性和变化规律

为了确定骨受力后的情况，首先需要知道它的基本力学性质，其次是骨在受到拉伸、压缩、剪切等外力作用下的极限强度、极限应变、杨氏模量、泊松比、松弛和蠕变性能等。上述内容所得实验数据和函数关系受许多因素影响，如试件形状、尺寸、年龄、性别、职业、含水量、遗传和营养状况，即使同一人的不同部位骨的力学性质也不同，甚至差别很大，所以，只能给出统计结果。每个不同个体的相同部位骨的力学性质，只是它的一个近似。

与骨有关的运动康复生物力学原理是建立在已有的骨力学基础之上，以骨骼为研究对象，研究骨组织在运动负荷作用下的力学特性和变化规律，它的最终目的是剖析骨和骨骼系统的力学性质，揭示骨骼生长、发育、吸收和改建与负荷之间的相互关系，给出生命科学中这类力学问题的精确定量分析，为预防骨损伤、骨科疾患诊断治疗、骨矫形、骨移植等提供理论依据。骨力学的研究内容，主要是骨的力学特性、骨的微观结构与宏观力学效应的关系、骨的生长与断裂的力学问题及骨骼生长的控制论等。

目前，研究骨力学问题，仍然依照连续体力学的传统理论和方法，即在深入研究骨组织结构的基础上，把骨抽象为一种模型化了的工程材料，把它看做理想弹性体，或看做黏弹性体等力学模型。它可以是各向同性、正交各向异性、两相或多相复杂形式的复合材料。在某种特定情况下选好力学模型，是研究骨力学的首要问题，进而确定其本构关系，最终得到其近似规律。

三、寻找运动与脊柱结构、功能变化的生物力学规律

脊柱是人体运动中的主要受力结构，它的损伤和许多疾患都与其受力情况相关联，如椎间盘突出和纤维环断裂与脊柱受的压力及弯矩有关。椎骨骨折、脊柱侧凸等能用力学的观点加以说明，并指导治疗。对脊柱其他病变的防治和有关脊柱各种辅疗装置的研制都需应用运动康复生物力学知识。

由于脊柱结构较复杂，因此目前的研究水平还难以将全部元件力学特性都考虑进去，但对椎骨、椎间盘、韧带等脊柱元件的研究，已得出具有理论意义和临床价值的成果。椎骨力学特性和脊柱疾患的研究在我国也已开展。

四、研究关节与运动之间的关系

研究内容包括关节面、关节软骨、关节囊及关节腔等。各关节的结构、功能虽然不完全一样，但都有着共同的特性，即摩擦系数小，运动灵活，有一定的强度、刚度和稳定性。

形成关节疾病的原因是由于关节畸形、超出生理状态的载荷和环境影响，这些属运动康复生物力学研究的范畴。所以，运动康复生物力学可为分析关节疾病成因、提出治疗方案和预防措施提供有效手段，也为设计骨科医疗器械、假肢和人工关节及矫形外科用各种支具等提供理论依据。

五、建立运动状态下的骨骼肌本构方程

骨骼肌的力学特性与骨和其他软组织的不同之处在于，骨骼肌能使化学能在体温状态下做机械功，它通过自身的主动收缩使人体进行机械运动，而骨与其他软组织是被动的，不具有上述特性。骨骼肌力学研究的任务是了解骨骼肌的构成及原理，以及其收缩过程的力学规律，建立兴奋状态下骨骼肌的本构关系。

六、确定运动康复生物力学常规测试手段和实验方法

运动康复生物力学研究涉及多学科的理论和方法，如物理学、生物学、影像学的先进测试手段和电脑技术已经广泛应用于人体运动参数的采集、分析和

研究中。随着现代科学技术的进步，这些实验方法不断完善，并且不断精细化、专门化，逐步形成了该分支学科的测量和实验体系。其测量和实验方法既有常规的运动学和动力学测试手段，如影像解析、三维测力、肌电测量、肌肉力量测试等，也有专门的步态分析，足底压力分布，轮椅、支具测量分析，以及生物材料实验方法等。

第四节 运动康复生物力学研究与教学的主要内容

学科的任务是要通过不断地探索研究来实现和完成的，根据学科任务和目前国内外在运动康复生物力学研究领域发展现状，可以概括出该学科领域的主要研究内容和课程体系的主要教学内容。

一、竞技体育动作研究

运动损伤的预防、治疗和恢复是运动康复生物力学研究的重要方面，加强竞技体育动作技术的研究，对探讨损伤发生机理，改进动作技术，预防损伤和再损伤，帮助运动员恢复训练都有重要意义。

二、康复步态的研究

步行是人类活动的基础，车祸、疾病、意外伤害等各种因素都会造成患者步行能力受损，甚至丧失。通过生物力学的研究，分析不同因素（特别是疾病）造成典型步态的特点，寻找最有效的手术方案和训练手段，帮助患者恢复步行能力。

三、临床动作分析

包括健身、日常动作和患者动作分析，为健身锻炼和运动功能障碍患者恢复运动功能提供生物力学参数。临床上主要对中枢神经疾病的运动障碍患者进行翻身、坐起、站立等起居基本动作（甚至包括喝水、进食、穿衣等日常动作），以及部分肢体运动障碍患者进行动作分析，确定帮助他们恢复常人动作的有效途径。

四、轮椅研究

轮椅是腿部运动障碍患者的代步工具，其研究重点在于改变和提高轮椅适用性。另外，残疾人体育比赛中所使用的轮椅，现在已发展到具有高科技含量的比赛专用轮椅。最近的生物力学对轮椅的研究则集中于：产生推动轮椅的能量和动力；轮椅自身的技术成分和力学特性；轮椅及使用者的相互作用等。

五、支具（包括义肢）研究

生活中常见疾病和各种运动损伤，都会造成肢体运动障碍，为恢复正常运动功能，减少进一步的损伤，需要借助生物力学研究各种支具（包括义肢），使患者在运动过程中既尽可能少地影响其活动功能，又能起到支持、保护和替代的作用。

六、骨的力学性质研究

注重研究的是与工程材料不同的生物体特有的一些力学性质，如骨的功能适应性，断面愈合、修复与应力间的定量关系等反映生命特征的性质。

七、软组织力学性质研究

通过对肌肉、肌腱、筋膜、韧带、滑囊等软组织的力学性质和正常功能的研究，揭示其功能变化和病变之间的关系及其规律。

八、康复运动鞋的研究

通过对不同材料鞋的力学特性包括弹性、质量、强度等的测量，找出适合康复训练特点的鞋的一般规律，针对不同患者的特殊需要，研制合理的矫形鞋具。

九、骨折治疗和康复的生物力学研究

这类研究包括以下几方面：

1. 骨折的病因、病理、疗法研究。为新型医疗器械、假肢、人工关节的设计提供理论依据，并为它们的使用提供合理手术方案，确定符合骨愈合规律的治疗原则。

2. 骨矫形、延长和移植的手术方案和疗法。

3. 关于骨重建的反馈机理及骨生长的人为控制。目前关心较多的是骨断面愈合速度与断面应力间的定量关系，确定生理应力值的区间和最优值。

4. 伤筋和错骨缝的研究。它对继承发扬中医传统方法，把关节和软组织损伤的诊断和治疗提高到新水平有重要意义。

5. 现行骨伤疗法的改进和完善。例如，为使加压钢板符合骨修复规律，提出改进取出钢板时间，使用随时间推移刚度逐渐降低的材料(生物降解材料)或改进钢板截面设计等。

十、课程体系的主要内容

运动康复生物力学课程主要包括理论、实验和应用三个部分。第一部分为理论课程，包括绪论（第一章），主要阐述运动康复生物力学的概念、定义，研究的主要任务和内容，介绍其发展简史；第二部分（第二章）主要介绍人体机构运动的生物力学参数和规律；第三部分是教学主体内容（包括第三、四、五、六、七、八、九章），主要介绍人体运动系统（包括骨骼、关节、肌肉）的生物力学特性，及其运动对其结构、功能和力学特征的影响。实验部分（第十章）介绍运动康复生物力学的主要实验方法，包括影像解析、关节力量、测力平台、压力分布、肌电、生物材料等与人体运动康复有关的数据测量的实验课程。应用部分（第十一、十二、十三、十四章）介绍该学科理论和原理在运动动作和临床康复动作分析、步态、矫形器、人力轮椅等康复领域的应用。

第二章

人体运动生物力学原理

人体的运动包括日常生活活动、竞技运动、健身锻炼和康复练习等。运动康复生物力学是要从力学的角度来研究、认识这些运动的规律性，应用相关的力学参数和原理，分析动作、总结规律，指导运动实践。

分析人体动作时，经常用到的力学参数和原理可以分为运动学、动力学、静力学和转动力学四个部分。

第一节 人体运动的运动学参数

任何物体的机械运动都是在一定的空间和时间中进行，人体和器械的运动也不例外。

物体的运动在空间和时间等方面所表现出的差异特征称运动学特征。如物体运动的轨迹、路程、位移、角度、角位移等所描述的即空间特征。物体运动的先后次序，延续时间等特点为时间特征。运动学特征还包括速度、加速度和角速度、角加速度这一类派生的时空参数。人体运动的运动学任务就是通过这些时空参数，描述和研究人体和器械的位置随时间变化的规律或在运动过程中所经过的轨迹、位置等。

人体运动的运动学研究是以经典牛顿力学理论为基础。在研究人体运动时，为了突出主要矛盾，需要把人体和器械进行简化处理，即近似地看成质点（具有质量，但可忽略其大小形状和内部结构而视为几何点的物体。系由实际物体抽象出来的力学简化模型）或刚体（由相互间距离始终保持不变的许多质点组成的连续体，是由实际物体抽象出来的力学简化模型）。在运动康复生物力学中，还经常把人体简化为一个由躯干、头、手臂、腿等多个环节组成的多刚体系统。但人体的运动有别于非生命体，在研究人体运动时，应尽可能地考虑人的生命特征，这样，才能真正地研究人体的运动。

一、人体运动的空间参数

（一）位置矢量

当我们把人体或器械简化为质点M时，用位置矢量来描述其位置，即由坐标原点引向质点所在处的有向线段，通常用 $\boldsymbol{r}$ 表示，简称位矢或矢径（图 2–1）。在直角坐标系中

$$\boldsymbol{r}=x\boldsymbol{i}+y\boldsymbol{j}+z\boldsymbol{k}$$

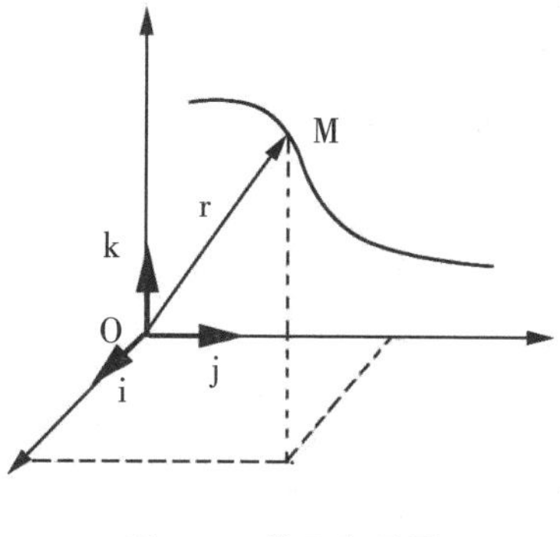

图 2–1 位置矢量图

（二）轨迹、路程和位移

1. 轨　迹

即质点运动的路径。

当我们把人体或器械简化为质点来描述其运动时，如果时间间隔较短，把代表人体的质点在一定时间内用位置矢量确定的矢端点连接起来，可以近似看成是人体或器械某质点的运动轨迹。例如，对患者恢复日常生活活动训练中的喝水训练，把杯子作为质点，那么该杯子的运动轨迹为近似直线运动。

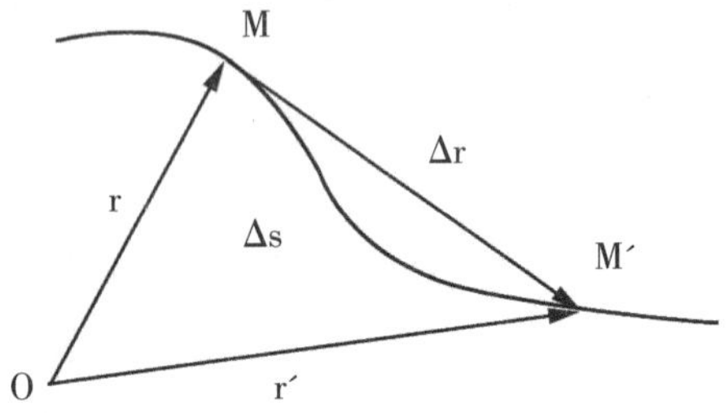

图 2–2　轨迹位移图

2. 路程和位移

路程和位移是用来描述物体运动范围的参数。

路程是指物体从一个位置移到另一个位置的实际路线的长度，是质点在空间运动所经历的轨迹的全长，恒为正，用符号 Δs 表示。路程数值的大小与质点运动的轨迹形状和在其间往返的次数有关。路程只有数值的大小，没有方向，是标量。

如上所述，在喝水训练中，杯子的运动轨迹全长即为路程。

位移是由起始位置指向终止位置的有向线段，也就是位矢 $\boldsymbol{r}$ 的增量 $\Delta\boldsymbol{r}$，即：

$$\Delta\boldsymbol{r}=\boldsymbol{r}'-\boldsymbol{r} \tag{2–2}$$

位移是矢量，只与始、末位置有关，与质点运动的轨迹及质点在其往返的次数无关。其大小等于质点运动的始点到终点的直线距离，其方向由始点指向终点，即矢量。

偏瘫病人患侧往往带有痉挛，完成喝水动作时，与正常人相比较，动作的位移相同，但所经过的路程有区别，原因在于偏瘫病人有动作冗余。因此，可以根据这些多余的动作轨迹，来判断病人的运动功能障碍。

（三）人体运动的空间特征参数

运动的空间特征仅反映运动在空间上的一些特点，而与时间的具体数值没有直接关系。例如，跑的动作空间特征参数包括关节点的位置坐标、关节的角度、重心的运动轨迹、各阶段重心发生的位移等。在文献资料中常出现的空间特征有着地角（着地时支撑点与重心连线与水平线所夹的锐角）、离地角（离地前一刻支撑点与重心连线与水平线所夹的锐角）、单步步长、着地距离（着地时着地点距重心的水平距离）、后蹬距离（离地时支撑点与重心之间的水平距离）、腾空距离（腾空时重心前移的距离）。因此对各种人体运动都可以通过不同的空间特征参数加以描述和评价。

二、人体运动的时空参数

（一）速率和速度

人体在运动时，其位置发生变化常有快慢之分，在力学上一般用速率和速度来反映运动的快慢程度。

1. 速　率

速率是路程与通过这段路程所经历的时间之比。这段时间内的平均速率为：

$$\overline{v}=\frac{\Delta s}{\Delta t} \tag{2-3}$$

2. 速　度

速度是位移与通过这段位移所经历的时间之比。这段时间内的平均速度为：

$$\boldsymbol{v}=\frac{\Delta \boldsymbol{r}}{\Delta t} \tag{2-4}$$

3. 瞬时速度

人体或物体在某一时刻或通过运动轨迹上某一点的速度称为瞬时速度，又叫即时速度，一般用速度矢描述其运动的快慢程度和方向。动点的速度矢等于它的矢径 r 对时间的一阶导数：

$$\boldsymbol{v} = \frac{d\boldsymbol{r}}{dt} \tag{2-5}$$

在直角坐标系中 $$\boldsymbol{v} = \frac{dx}{dt}\boldsymbol{i} + \frac{dx}{dt}\boldsymbol{j} + \frac{dz}{dt}\boldsymbol{k} = v_x\boldsymbol{i} + v_y\boldsymbol{j} + v_z\boldsymbol{k} \tag{2-6}$$

式中 $v_x = \frac{dx}{dt}$，$v_y = \frac{dy}{dt}$，$v_z = \frac{dz}{dt}$，分别指速度在 x 轴、y 轴和 z 轴的分量。

速率只反映运动体在某时间内运动的快慢，而不论其运动的方向；速度不仅反映运动体在某时间内运动的快慢，而且还表明了运动体的运动方向。故两者的区别在于速率是标量，而速度是矢量。

在体育实践中，经常提到的初速度、末速度都是瞬时速度。应当注意的是，初速度和末速度是相对而言的，随着研究问题的不同而在表述上有所变化。

在康复训练中，人们常常关心的是患者实际通过的路程和经历的时间，而不关心其位移的多少。有时运动中的路程是固定的，其运动方向也是事先规定的，此时在描述人体运动时，一般采用平均速率。事实上，许多人习惯将平均速率当成平均速度使用，因此，在采用这两个物理量描述运动时，要根据问题的具体情况加以具体分析。

（二）加速度

在变速运动中，速度是变化的，研究速度的变化规律时，要采用描述速度变化快慢的物理量——加速度。

加速度是速度的增加量与增加这个速度所经历的时间之比。这段时间内的平均加速度为：

$$\overline{a} = \frac{\Delta v}{\Delta t} \tag{2-7}$$

瞬时加速度是速度矢对时间的变化率，也是矢量，描述了速度快慢和方向的变化。动点的加速度矢等于该点的速度矢对时间的一阶导数，或者等于矢径 r 对时间的二阶导数：

$$\boldsymbol{a} = \frac{d\boldsymbol{v}}{dt} = \frac{d^2\boldsymbol{r}}{dt^2} \tag{2-8}$$

加速度的单位是“米 / 秒 ^{2}”，方向为速度矢端曲线的切线（把不同的瞬时速度矢平移到 O 点可得矢端曲线）。

在直角坐标系中

$$\boldsymbol{a}=\frac{dv_x}{dt}\boldsymbol{i}+\frac{dv_y}{dt}\boldsymbol{j}+\frac{dz_z}{dt}\boldsymbol{k}=\frac{d^2x}{dt^2}\boldsymbol{i}+\frac{d^2y}{dt^2}\boldsymbol{j}+\frac{d^2z}{dt^2}\boldsymbol{k}=a_x\boldsymbol{i}+a_y\boldsymbol{j}+a_z\boldsymbol{k} \tag{2-9}$$

式中 $a_x=\frac{dv_x}{dt}=\frac{d^2x}{dt^2}$，$a_y=\frac{dv_y}{dt}=\frac{d^2y}{dt^2}$，$a_y=\frac{dv_z}{dt}=\frac{d^2z}{dt^2}$，分别指加速度在 x 轴、y 轴和 z 轴的分量。

人体运动过程中的加速度值可以是正值、零值或负值。这三种情况反映了运动的性质，即取向右为坐标轴的正向，如果 $v_1>0$ ，$v_2>0$。

当 $v_2>v_1$ 时，表明运动速度增大，$a>0$。加速度与速度同向，为加速运动。

当 $v_2=v_1$，即 $a=0$ 时，表明运动速度不变。

当 $v_2<v_1$，即 $a<0$ 时，表明运动速度减小，加速度与速度反向，为减速运动。

加速度也是康复治疗的重要指标。例如，康复患者步态训练过程中脚的运动：离地到摆动中期为加速过程，摆动中期到足部落地是一个减速过程。通过对这些参数指标的分析，找出功能障碍的原因，配以合理的康复训练，可以有效提高患者的步行能力。

（三）人体运动的时空特征参数

1. 时间特征参数

运动的时间特征仅反映运动同时间的关系，并不牵涉空间的概念。例如，运动何时开始与结束、持续时间、运动的频率、动作的时间结构（节律）等。对于跑步而言，文献资料中常出现的时间特征有单步步频（单位时间里所跑的步数，单位是赫兹 Hz）、单步时间（它与单步步频互为倒数）、支撑时间、腾空时间、前支撑和后支撑时间、缓冲时间、蹬伸时间、单步时间节律、支撑时间节律等。

所谓运动的“节律”是指动作各阶段持续时间之比，反映动作各个阶段在时间上的相互关系。例如，单步时间节律是支撑时间与腾空时间之比；支撑时间节律是前支撑时间与后支撑时间或者是缓冲时间与蹬伸时间之比。

2. 时空特征参数

时空特征参数是人体（包括人体的某一部分）在空间位置随时间变化的快

慢，即速度（或称运动状态），以及运动状态随时间的变化，即加速度。对于跑步而言，文献资料中常出现的时间特征有单步的平均速度、起跑中的最大加速度、起跑结束时的速度、前支撑阶段的速度损失、摆动腿摆动的角速度等。

三、人体运动的形式

人体运动的形式是多种多样的。把人体简化为质量集中在质心的质点，按质点运动的轨迹可分为直线运动和曲线运动。

（一）直线和曲线运动

1. 直线运动

(1) 匀速直线运动：质点始终在一条直线上运动，而且在任何相等的时间内通过的路程都相等，例如，人体的步行、匀速慢跑等运动，其重心运动都可以看做匀速直线运动。当然，绝对的直线运动在人体运动中是不存在的。

(2) 变速直线运动：当质点在直线运动时，在任意相等的时间内通过的路程不等，如加速跑等。

2. 曲线运动

(1) 圆周运动：是曲线运动的一种特殊形式，匀速圆周运动是其中最简单的运动形式，此外还有速度快慢不恒定的变速圆周运动，以及螺旋曲线运动等。

(2) 斜抛物体运动：斜向上抛的物体在运动中形成的曲线轨迹是一条抛物线，有时也称弹道曲线。

（二）平动、转动和复合运动

1. 平　动

如果在运动过程中，刚体上任意两点的连线保持平行，而且长度不变，那么这种运动就叫做平动。在研究物体平动时可以将物体简化成质点处理。在康复训练时的坐站练习中，从上肢伸出到人体站立的过程中，上肢的运动属于平动。

2. 转　动

在运动过程中，如果物体上各点都绕同一直线（即转轴）做圆周运动，这种运动就叫转动。在研究人体转动动作时，可把人体简化成刚体来处理。同样在坐站训练中，站起时，髋、膝、踝都处于伸位，其运动过程即为转动。

3. 复合运动

人体的运动往往不是单纯的平动或转动，绝大多数为复合运动。复合运动可以分解为物体或刚体的平动和转动。在坐站训练中，对于整个人体来说，人的动作属于复合运动，既包括平动，又包括转动。

四、人体运动的描述方法

（一）运动方程

运动方程是人们根据对物体运动的研究加以总结，用数学公式（运动方程）描述物体运动的一种方式。对于人体运动，也可以在把人体简化为质点、刚体的条件下，给出能够反映其运动规律的运动方程，如短跑的起跑阶段，可以把人体质心运动近似看做匀变速直线运动。

建立一维（只有 X 轴）的坐标系，匀变速直线运动的运动方程为：

$$x = x_0 + v_0(t - t_0) + \frac{1}{2}a(t - t_0)^2 \qquad (2\text{–}10)$$

x_0、v_0 为质点在初始刻 t_0 的坐标和速度，a 为加速度，是一常数。只要确定了 x_0、v_0 和加速度 a，就可以由上面公式求出任一时刻质点的坐标。上式对时间求一阶导数即可得到质点在任一时刻的速度方程。

若质点的初始时刻 $t_0 = 0$，而且初始位置 $x_0 = 0$，则上述公式可简化为：

$$x = x_0 t + \frac{1}{2}at^2 \qquad (2\text{–}11)$$

对时间求一阶导数得： $v = v_0 + at$ (2–12)

两式消去 t，可得： $v^2 - v_0^2 = 2ax$ (2–13)

这是我们熟悉的三个匀变速直线运动基本方程。

人体原纵跳动作，从下蹲到最低点的重心高度到蹬地结束刚要离地时的重心高度，两者之间的距离叫蹬伸距离，在这段距离中，重心运动可以看做匀变速直线运动，可以用上述运动方程分析研究起跳的运动规律。

（二）图像法

描写运动的另一种方法是在坐标纸上绘制曲线。

1. 运动轨迹曲线

在一个坐标系上，将任何时刻人体运动的位置（也就是代表人体的点的位置）描记下来，然后连接这些位置点，就得到运动轨迹曲线。

2. 位移时间曲线

s 与 t 分别表示两个坐标轴，代表位移和时间。一般这种曲线又分为匀速和变速运动的位移时间曲线两种。

3. 速度时间曲线

速度时间曲线是以坐标系的 x、y 轴分别代表时间和速度描出的曲线，它一般可分匀速、匀变速和变速运动三种。

4. 加速度（非匀变速）曲线

用来表示质点速度变化的曲线叫加速度时间曲线，即用 x、y 坐标轴分别表示时间和加速度的曲线，这种曲线一般是仪器描绘出来的。

5. 各类曲线的特点

显然，采用图像的方法描述运动具有直观、形象的优点。不同的曲线具有不同的特点，这些特点代表一定类型的运动，可根据这些特点了解运动的情况。

例如，匀速运动的位移时间曲线、速度时间曲线都是一条直线，匀变速运动的速度时间曲线也是一条直线，这是它们的共同特点。而它们的不同之处，首先是坐标轴代表的生物力学量的不同，其次是直线的空间位置不一样（有水平与倾斜之分）。倾斜直线的倾斜度（即直线与 Y 轴的夹角），会由于运动的快慢而不同，因此，我们可以粗略判断其运动的快慢变化情况。

（三）表格法

表格法就是把待求量及已知量用表格列出。这种方法在体育研究中也常采用。它是用数据说明问题，并且具有准确和保留原始数据的作用。

例如，在自由落体运动中，以落体起点作为坐标原点建立坐标系，沿垂直向下为坐标轴 Os 的正方向，这时物体下落的位置可以用坐标 s 标记出来。列表可以记录自由落体的运动情况，对应各个位置 s 的时刻用 t 表示，这种表格叫做位置时刻表，或叫 s—t 表。

在人体运动动作研究中，往往将图像法和表格法结合起来使用。

（四）人体模型方法

1. 人体的多刚体模型及人体棍图的绘制

经典的牛顿力学研究对象是质点和刚体，而人体是一生物体，且很不规则，因此沿用经典的力学原理研究人体运动时，必须对人体进行抽象与简化处理，即建立人体运动的生物力学模型。在运动康复生物力学研究中，常把人体简化为多刚体（环节）通过铰链（关节）联结起来的多体系统，即多刚体模型。1964 年汉纳范（Hanavan）建立了由 15 个刚体部件组成的人体力学模型（图 2–3）。

多刚体模型的建立，应根据实验研究问题需要及侧重点的不同而定。对于简化的人体模型，对每一环节，用一直线代表，即绘成人体棍图。躯干是从肩轴中点到髋轴中点的连线（图 2–4）。

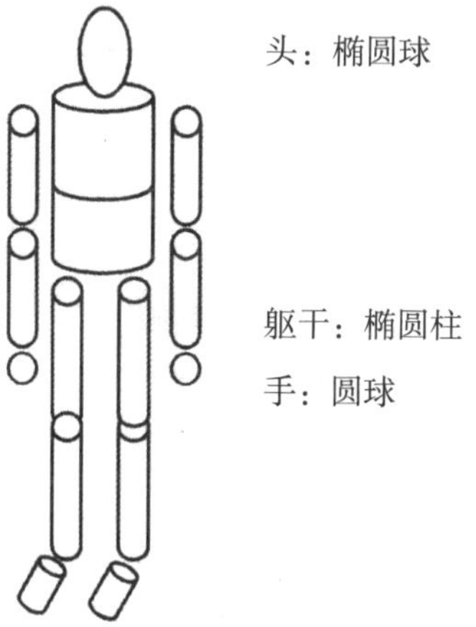

图 2–3　汉纳范多刚体模型

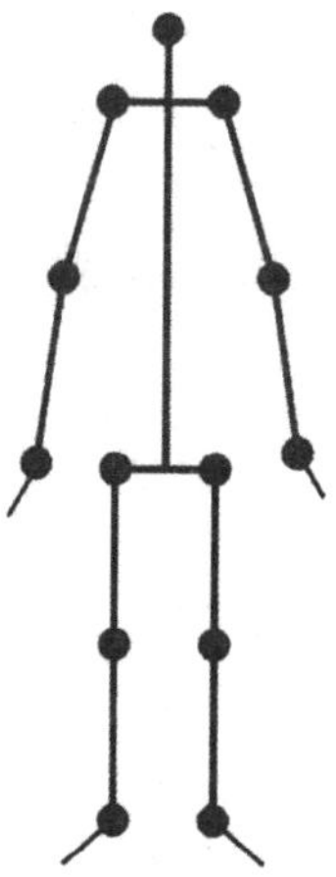

图 2–4　人体棍图

2. 人体关节中心位置的确定

(1) 肩关节中心：将上臂上端（包括肩峰）按轮廓视为一球形几何体，其球心可近似地定义为肩关节转动中心。

(2) 肘关节中心：正面观，肘横纹中点；
侧面观，肱骨下端内、外上髁；
后面观，尺骨鹰嘴隆起高度中心。

(3) 腕关节中心：尺骨茎突高度水平线中点或腕横纹中点。

(4) 手的中心：伸开时——掌心；
握拳时——拳心。

(5) 髋关节中心：正面观，腹股沟中点附近；
侧面观，大转子顶点。

(6) 膝关节中心：正面观，髌骨高度中点；
侧面观，股骨内、外上髁。

(7) 踝关节中心：正、后面观，腓骨外髁隆起至胫骨内髁下缘连线中点；
侧面观，腓骨外髁隆起或内髁下缘处。

(8) 第二跖关节：侧面观经常根据屈曲的跖趾关节来定位。

(9) 头的重心：左、右耳道连线的中点。

在人体运动动作的分析中，可以通过动作图像的测量，确定这些点的位置参数，建立人体运动棍图，用人体连续运动棍图，就能够直观描述出人体运动的整个过程。根据位置参数再进一步计算出速度、加速度等其他参数。

五、运动学参数的特性

根据前面的讨论，我们可以总结出运动学参数的几个特性：

（一）瞬时性

在研究人体和器械运动时，我们常常需要准确地讨论在某一时刻它们的运动情况，也就是求瞬时速度问题。采用的方法最关键的是取得最小的时间间隔(理论上是无限小)，以反映运动的瞬时特性。这在实践中很必要。因为我们常说的起跑时、投掷时、起跳时的速度，都包含这种瞬时性质。

（二）矢量性

在空间运动的人体和器械，其运动方向很重要，如速度的重要性不仅在于其大小和瞬时性，要取得好的效果在某种意义上还决定于这个量的方向。例如，短跑后蹬阶段蹬地力的大小和方向将影响向前运动速度的快慢和方向，而速度的快慢和方向又将直接影响运动员的成绩。又如器械出手的初速度方向对投掷远度的作用。前面讲的速度的合成和分解，对此问题已作了讨论。

（三）相对性

在讨论问题时，所涉及的坐标、位移速度、加速度等，是相对于选定的坐标而言的，只有确定了坐标系，这些量才有确切的意义。这一性质可概括为“相对性”。因此，在计算人体和器械运动之前，首先应确定参考系（坐标系）。

（四）独立性

独立性是指物体在空间运动时，在各个方向上独立保持自己运动的性质。它包含在运动的独立性原理之中。运动的独立性原理是矢量合成和分解的理论依据，利用它，可使计算更加简便。例如，我们可建立矢量的分量公式，研究需要了解的分运动情况。

以上四个特性不是孤立的，且往往在同一问题中同时出现。正确理解和掌握这四个特性，对于正确分析、理解并处理运动学问题是非常重要的。

第二节 人体运动的动力学参数

在人体运动学中，我们讨论了如何描述人体或器械在空间和时间上的运动状态及其变化规律，但这仅是从外部几何性质的现象来描述运动变化的原因。在人体康复运动过程中，不仅需要掌握各种动作在时间、空间上所表现出来的特征，而且更需要了解产生这些差异的内在原因，即研究人体或器械运动状态变化与引起这些变化的力之间的关系。只有这样，才能有效地确定动作的技术原理和改善运动技术的效果，这就涉及动力学的问题。用动力学的参数、原理、定律分析和解决人体运动中的实际问题，在运动康复生物力学中占有重要位置。

在分析过程中，仍然把人体简化成质点和刚体，具体分析时要注意其局限性。

一、人体运动中的力

（一）力的概念

人们对力的认识，首先是从日常生活中的肌肉紧张和疲劳的感觉中形成对力的初步认识，如举起一个重物，手臂肌肉会感到紧张，坚持久了，会感到疲劳，就认为手臂在用力。在生活实践中，人们进一步认识到，力不一定要与感觉联系在一起，不仅人的手可以对物体施力，物体之间也能相互施力。不仅人的手可以举起重物，拴在树上的绳子同样可以悬吊重物。经过长期的生活实践，人们认识到力是物体间的相互作用，力的作用离不开物体。

力作用在物体上产生一定的效应。用力推静止的小车，可使它运动起来；用不同部位击球可使球改变运动的速度和方向；当用力扣球时，不但使球改变了运动状态，而且使球的形状也发生了变化。所以，力的作用可使物体产生加速度和形变，这就是力的作用效应。前者称为外效应，后者称为内效应。影响力的作用效应的因素有力的大小、方向和作用点，称为力的三要素，只要改变其中任一要素，都会使力的作用效应发生改变。因此，在分析问题的时候，确定一个力的效应，必须确定力的三要素。

由于力是矢量，具有方向性，在几何上可将力表示为一段带箭头的线段。线段的长度表示力的大小，箭头所指的方向表示力的方向，线段的起点代表力的作用点。力的合成与分解遵守平行四边形法则。

（二）人体运动的内力与外力

内力与外力的划分与系统的选择有关。若将整个人体作为一个生物力学系统，那么人体内部各部分相互作用的力称为人体的内力。人体的内力一般为肌力、韧带张力、软骨的应力、骨的应力等。其中肌力是人体内力中的主动力，又称可控力。由于内力是系统内各部分之间的作用力，虽可引起系统内部各部分的相对运动，但不能改变整个系统质心的运动，因此当人体腾空时只受到重力作用，这时人体内力虽然可以引起身体各环节的运动，做出各种腾空姿势，但不能改变身体总质心的运动轨迹。

当把人体看成一个生物力学系统，那么来自人体外界作用于人体的一切力都称为人体的外力，因此人体运动时所受的重力、支撑反作用力、摩擦力等均属外力。

（三）人体在运动中所受到的外力

1. 重　力

重力是指地球上的物体所受到的地球引力，重力加速度为：

$$g=\frac{GM}{R^2} \tag{2-14}$$

其中：R 和 M 为地球半径和质量，G 为万有引力常数。

在地面上的人和物，都不可避免地受到重力的作用。如果物体的质量为 m，则物体所受的重力大小为 $W=mg$，即物体受到的重力与物体的质量成正比，其中 g 为重力加速度。重力的方向与重力加速度的方向一致，垂直于水平面指向地心。

重力的大小也叫重量。物理学中，重量与质量是两个不同的概念。它们的区别在于质量是物体内含物质的多少，是惯性大小的量度，是物质本身的属性，其大小不随物体位置的变动而变动；重量是物体所受地球吸引力的大小，其大小随物体位置的改变而变化。同一物体在不同的纬度或高度上，其重量稍有不同。

2. 摩擦力

相互接触的两物体，在接触面上发生的阻碍相对运动或相对运动趋势的相互作用力，称为摩擦力。物体所受到的摩擦力的方向总是与其运动（趋势）的方向相反。

摩擦力分为静摩擦力和滑动摩擦力两种。

（1）静摩擦力：相互接触的两物体有相对滑动趋势，而在保持相对静止时，在接触面上产生阻止其出现相对滑动的力，称为静摩擦力。

一般情况下有：$0\leqslant F_s\leqslant F_{max}$，其中 F_{max} 为最大静摩擦力，其计算公式：

$$F_{max}=f_sN \tag{2-15}$$

其中：f_s 为静摩擦系数，其大小与接触面的光滑程度及材料的性质有关；N 为相互接触的两物体通过相对作用的正压力。最大静摩擦力 F_{max} 是指一个特定状态，即从相对静止到相对滑动的临界状态下的静摩擦力。一般情况下静摩擦力的数值在 0 与 F_{max} 之间，究竟等于多大，一般应作为未知数，根据静力学方程求解（注：静摩擦力不可能由运动学方程求解）。

例如，在股骨颈骨折患者的固定手术中，经常采用骨针方法。骨与骨针间摩擦力的计算：

$$F_{max}=f_s\cdot\sigma\cdot s=f_s\cdot\sigma\cdot d\cdot\pi\cdot h \tag{2-16}$$

其中：S 为骨与骨针间的接触面积；f_s 为骨与骨针间的静摩擦系数；σ 为弹性挤压应力；d 为骨针直径；h 为骨针穿过骨的长度。

根据实验获得 f_s 和 σ 的数据（表 2-1），以及进入股骨头骨针的情况，即可以计算出摩擦力量值，进而分析固定效果。

表 2-1　不同骨质的接触面积与摩擦系数

	松质骨区	过渡区	密质骨区
f_s	0.3142	0.3142	0.264
σ（MPa）	2.32	6.047	10

(2) 滑动摩擦力：当两个物体相互接触并发生相对滑动时，在两物体的接触面上产生阻碍物体相对滑动的力，称为滑动摩擦力。

$$F_k=f_k N \tag{2-17}$$

其中：f_k 为滑动摩擦系数，其大小由物体性质和接触面状况决定；N 为相互接触两物体之间的正压力。

由此来看，改变摩擦力的大小有两种途径：其一是改变两物体间的正压力，其二是改变接触面性质以改变摩擦系数。

摩擦力在康复治疗中有广泛应用，为了提高动作稳定程度，可采用增加静摩擦力的方法。例如，拐杖前的橡皮垫，增加摩擦系数从而达到增加摩擦力的效果；矫形器内侧面增加纹路以增加摩擦力，使患侧更加吻合，防止损伤；斜板站立中注意斜板角度的变化从而引起摩擦力的变化，应在保障患者安全的同时达到牵拉小腿三头肌的效果。对于动摩擦力，在二级肌力患者的肌力练习中，患者将患肢放于近似光滑的平面上，调整其接触面的摩擦系数或角度，以改变动摩擦力，从而达到增加肌力的目的。

3. 弹性力

发生形变的物体，要恢复原来的形状而作用在与其相接触的物体上的力，叫做弹性力。弹性力发生在直接接触的物体之间，并以物体发生形变为先决条件。例如，在人体作用下的跳水跳板、撑竿跳高中的弹性竿、体操中的单双杠及高低杠等体育器械都会发生一定的形变。产生的弹性力可作用在人体上，加大人体运动的速度或动作幅度。

实验证明，在弹性限度内，弹性力 F 与弹性形变（伸长或缩短）ΔX 成正比：

$$F = K\Delta X \tag{2-18}$$

弹力的方向与形变方向相反，此规律叫做虎克定律。公式中 K 称为刚度系数，其大小与弹性物体的材料及形状有关，其单位为“牛顿 / 米”。ΔX的单位为米，F 的单位为牛顿。

弹性力在人体运动过程中有很重要的作用，人体肌肉、肌腱、筋膜都具有弹性，在肌肉收缩前被拉长，收缩时弹性力释放出来参与收缩过程。当一肢体做屈伸或伸展运动时，其相反方向的组织包括皮肤、皮下组织、肌肉、筋膜、关节囊等均受到牵拉，由于这些组织存在弹性张力或黏滞性可以产生各种阻力，其中最重要的是拮抗肌的张力，此时必须做相应的松弛，否则会明显限制肢体活动。

在体育运动中，还可以借助器械的弹性力来提高运动成绩，如体操单杠的“振浪”动作、撑竿跳高的“尼龙竿”技术等。

4. 器械的其他阻力

肢体推动器械进行锻炼时，除要克服器械重力外，还常需克服器械的惯性力、摩擦力或弹力所产生的阻力，其大小与肢体推力相等，方向相反。

各种外力经常被用来作为康复训练的负荷，这种负荷要求肢体运动的方向和力量与之相适应，从而选择投入工作的肌群及其收缩强度，这是肌力训练的方法学基础。

5. 支撑反作用力

在静止状态下，地面或器械通过支撑点作用于人体对重力的反作用力，称为静力支撑反作用力。其大小与重力相同，方向相反。人体做加速度运动时所受的支撑反作用，还要加上与运动力的大小和方向相反的反作用力，称为动力支撑反作用力。

地面反作用力就是地面（支撑表面）对于作用于其表面的身体环节的反应。它代表了这些作用的合力效果（resultant effect），以及身体质心相应加速度的变化。

行走时地面的反作用力在垂直方向有两个峰值，但跑步时通常只有一个。产生以上差别的原因是支撑相腿的运动。跑步中，支撑相一开始膝关节为了抵抗质心位移的下降是伸展的，并在接近支持阶的中段达到一个最小值。接着，在支持阶末期膝关节伸展使得身体上升。纵观整个支撑相，膝关节伸肌（股四头肌）和小腿屈肌（比目鱼肌、腓肠肌）参与了活动，这些都加速了质心的上升。由于整个支撑相包含伸展方向的纯肌肉活动，所以地面反作用力是一条单峰值曲线。

6. 流体作用力

人体在流体中运动时所承受的流体阻力，称流体作用力。它的大小与相对运动速度、流体密度成正比，故在水中运动所受的阻力较空气中大。但因流体的浮力抵消了大部分的重力，故人体在水中运动比较省力。康复治疗中的水疗就是很好地运用了这一原理。

（四）人体运动中肌力的作用

1. 肌肉收缩时产生的力称为肌力，这种力通过骨的附着点，根据力偶、力矩、分力、合力等力学规律和杠杆原理产生相应的运动和维持人体姿势。

肌肉能利用化学能作机械功。动物的运动是由肌肉力支配的。肌肉由大量纤维组成，当肌肉兴奋时能够收缩。肌肉收缩产生肌张力，并在腱的附着点产生对骨的拉力，从而使肢体产生运动或保持一致。决定肌肉力的因素是多方面的，它既与生理条件、解剖条件有关，也与力学条件有关。肌肉在运动器官中的作用，表现为肌肉的收缩力，它有使肌肉两端彼此接近的趋势。一块肌肉全部肌纤维收缩力的合力就是这块肌肉的拉力。这个合力应有一定的大小、方向和作用点。它们与纤维的数量、排列位置和走向有关。

从力学上看，人体的各种运动是以骨为杠杆，关节为枢纽，肌肉的收缩为动力而形成的，因此对形成运动来说，肌肉是主动部分，而骨和骨连结则是被动部分。

对于肌肉收缩力所产生的力学效应，实际分析中是根据其肌肉拉力线同关节轴之间的关系来确定。所谓肌肉拉力线，是指肌肉收缩合力的作用线。肌肉拉力线对于无转弯的肌肉，其拉力线是从止点到起点的几何中心的连线；对于肌纤维转弯的肌肉，是从止点几何中心到转弯处的切点的连线。

肌肉与其他生物材料不同，它能把化学能转变为机械能。

肌肉力的大小与肌纤维的数量成正比。就一块肌肉而言，与它的纵轴垂直的横断面叫做解剖横断面，与所有的纤维垂直的断面叫做生理横断面。显然，肌肉力 F_m 的大小应与生理横断面的面积 S 成正比，即：

$$F_m = \lambda S \tag{2-19}$$

其中 λ 为肌力系数。

测量生理横断面面积较为准确的方法是用肌肉的体积 V 与肌纤维平均长度 L 的比值计算，即：

$$S = \frac{V}{L} \tag{2-20}$$

或者通过测量肌肉的质量 m、密度 q 和肌纤维的平均长度 L 来确定。因 $m = qv$ 故得：

$$S = \frac{m}{Lq} \tag{2-21}$$

将后两式代入第一式，得：

$$F_m = \frac{\lambda V}{L} = \frac{\lambda m}{Lq} \tag{2-22}$$

此式表明，在相同状态下（即 λ 相同），体积或质量相同的两块肌肉（假定密度也相同），肌纤维平均长度短的，生理横断面积大，因而肌肉力也大。

由上式还可看到，在相同状态下，两块肌肉的肌肉力比为

$$\frac{F_{m1}}{F_{m2}} = \frac{S_1}{S_2} \tag{2-23}$$

或

$$\frac{F_{m1}}{F_{m2}} = \frac{V_1 L_2}{V_2 L_1} = \frac{m_1 L_2}{m_2 L_1} \tag{2-24}$$

利用这两式可以确定两个肌肉力的比值，这对对抗肌群中合理肌肉力量的确定和动作技术诊断是很有用的。例如，短跑运动员的大腿前后肌群比在 1 左右，即伸肌群和屈肌群的力量基本相当。但我们在实际测量中发现，不少运动员后肌群力量明显偏小，在训练和比赛中，很容易造成后肌群拉伤，对这些运动员预防损伤的运动处方就是后肌群的力量训练。

另外，在康复治疗中，经常有脑瘫患者小腿三头肌、腓肠肌处于挛缩状态，踝关节屈伸肌群严重失调，使脚跟无法触地，造成踮脚跛行的步态。临床上常采用胫骨后肌群松弛术（切断部分肌纤维），降低挛缩肌群的紧张程度，调整肌力比，恢复患者正常步态。

肌肉力的大小、方向与其构造有关，构造最简单的梭状肌的肌纤维与肌肉的纵轴近似平行排列，其生理横断面与解剖横断面相同（图 2–5a）。梭状肌力的方向沿着肌肉的纵轴，作用点位于肌肉的抵止点。扇形肌的肌纤维相交于一点，其生理横断面与解剖横断面不一致（图 2–5b）。根据力的平行四边形法则，把每条肌纤维的拉力相加，可以确定扇形肌力的方向应沿着扇形角的平分线，作用点位于抵止面的中心。羽状肌的肌纤维分为两组，每组肌纤维自行平行，而两组肌纤维成一定的角度，其生理横断面比解剖横断面大许多（图 2–5c）。同样，根据力的平行四边形法则，可以求出羽状肌力的方向应沿着肌肉的纵轴，作用点位于纵轴上的抵止点。半羽状肌的肌纤维是平行排列的，但与肌腱成一定角度，其生理横断面也大于解剖横断面（图 2–5d）。半羽状肌力的方向与肌纤维平行，作用点位于抵止面的中心。

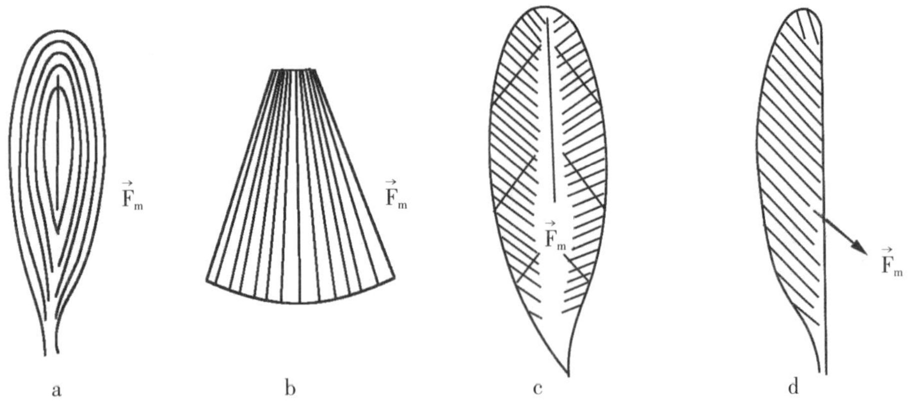

图 2–5　肌纤维与肌肉的纵轴方向

可见，在体积相同的情况下，羽状肌比梭状肌的肌力大了许多。然而，肌纤维短，收缩的幅度就小，因而产生的肢体运动不灵巧。因此，羽状肌多分布于运动力量大的下肢，而梭状肌多分布于活动灵巧的上肢。这些特点也是功能适应性决定的。上面只是根据几种形状的肌肉的解剖学特征，讨论了肌肉力的方向和作用点。那么，在一个特定的动作中，一块肌肉的肌肉力究竟有多大？这要根据给定的力学条件来确定。虽然在一个特定的动作中，肌肉力要由各方面的条件来决定，但是，肌力系数 λ 必定有一个最大值。这个单位生理横断面积所能产生的最大肌力叫做绝对肌力。许多学者研究和报道了这个问题，但结果很不统一。德国生理学家艾克报道是 588 ~ 980kPa，美国的莫里斯（Morris）报道是男性为 901kPa，女性为 696kPa，中国的程国庆报道为 588 ~ 686kPa。

2. 各组织间的被动阻力。当一肢体做屈伸或伸展运动时，其相反方向的组织包括皮肤、皮下组织、肌肉、筋膜、关节囊等均受到牵拉，由于组织内存在各种张力或黏滞性可以产生各种阻力，其中最重要的是拮抗肌的张力，此时必须做相应的松弛，否则会明显限制肢体活动。

3. 各内脏器官的摩擦力。例如，肠胃蠕动时肠系膜间的摩擦力，心脏搏动时与肺、纵膈和胸廓间的摩擦力等。

4. 血管淋巴液在管道内流动时产生的流体阻力，在分流时产生的湍流等。

二、牛顿运动定律及其应用

牛顿定律只适用于质点模型，只在惯性系中成立，只在低速（v<<c）宏观的条件下适用。

（一）牛顿第一运动定律及其应用

又称惯性定律，是指任何物体，在不受力的作用时，都保持静止或匀速直线运动状态。对于平动状态的任何物体，若不受外力的作用（或受的合外力为零），将保持静止或匀速直线运动，直到有外力作用改变其运动状态为止。惯性不仅仅限于静止的物体，运动着的物体也同样具有惯性。惯性的大小用物体的质量来量度，质量越大，惯性越大。保持一定的速度比改变速度要容易和省力，牛顿第一定律指出了任何物体都有惯性，运动无需力来维持，力是改变物体运动状态的原因。

康复和体育运动中很多动作都是借助惯性完成的，巧妙地利用惯性，不但省力，少消耗能量，而且还可以使肌肉得到间隙地放松，减少运动中的疲劳，因此在运动中应注意以下几点：

1. 注意动作的连贯性

特别注意动作的连贯性，尽可能避免频繁地改变运动速度，以减少不必要的负荷。我们知道，任何物体都具有惰性，因此物体从静止到运动是困难的，但当物体获得速度后，保持这个速度相对要容易。因此，运动中保持用力的连贯性和动作间的连续性很重要。

2. 注意肌肉用力的顺序

任何一个动作都是连续用力克服负荷的过程，如何调动人体的肌肉使之按一定顺序工作十分重要。研究表明，大块肌肉先用力，以克服物体的惰性，便于启动；在此基础上中等肌肉紧接着发力，使物体进一步加速；小块肌肉最后发力，一方面是增加动力，另一方面是控制物体的运动方向。肌肉的用力顺序按照这样的大—中—小原则是比较科学的。

3. 长距离竞技项目应匀速完成

在长跑、长距离游泳、划船、自行车赛等运动中，运动员应根据自己的身体素质选择合适的速度，并始终保持这一速度完成全程是最科学的。这是因为在运动中可充分利用人体或器械的惯性，既节省能量其运动效果也好。如果在运动过程中时快时慢经常变速，则在每次加速启动时身体各器官系统就要额外多消耗能量。

（二）牛顿第二运动定律及其应用

当一个物体受到的合外力不为零时，物体运动的加速度与合外力成正比，与其质量成反比，加速度的方向与合外力的方向一致。用公式表示为：

$$\sum \boldsymbol{F} = m\boldsymbol{a} \tag{2-25}$$

注意，对质点，方向性，力的单位：牛顿

牛顿第二定律确定的是力与加速度之间瞬时的矢量关系，而质量是物体惯性大小的量度。把加速度矢等于矢径 r 对时间的二阶导数代入牛顿第二定律，得到质点的运动微分方程：

$$m\boldsymbol{a} = \sum_{i=1}^{n} \boldsymbol{F}_i \quad 或 \quad m\frac{d^2\boldsymbol{r}}{dt^2} = \sum_{i=1}^{n} \boldsymbol{F}_i \tag{2-26}$$

F_l 表示质点受到 n 个力 F_1、F_2 ···，F_n 的作用

这就是矢量形式的运动微分方程。

把它投影到直角坐标系的三个轴上，可得三个方向的运动微分方程：

$$m\frac{d^2x}{dt^2}=\sum_{i=1}^{n}F_{xi}\qquad m\frac{d^2y}{dt^2}=\sum_{i=1}^{n}F_{yi}\qquad m\frac{d^2z}{dt^2}=\sum_{i=1}^{n}F_{zi}\tag{2-27}$$

质点动力学的运动微分方程可以解决两类基本问题：其一是已知质点的运动求力，其二是已知作用在质点上的力求运动。

用牛顿第二定律解释人体进行直线运动时速度变化的力学条件，则是力的方向与人体运动方向一致时加速度为正，力为动力。如若力的方向与人体运动方向相反，则加速度为负，此时力为制动力，人体做减速运动。若力为常量，则人体运动为匀加速；而力为变量则人体运动为变加速。

牛顿第二定律在康复运动的应用时，要强调运动中的任意时刻。力和加速度必须是同一时刻的瞬时量，如果物体受恒力作用沿直线运动，第二定律瞬时性的重要意义则不突出。反之，如果受的是变力作用，那么瞬时性就很重要。

在康复运动中，牛顿第二定律的应用是很广泛的。这是由于人体各种动力性的动作都具有加速度，有加速度就必然有力的作用。公式中质量 m 在实践中是比较容易测定的。问题的焦点往往集中在解决 F 和 a 上，如果我们能确切地知道二者中的一个，那么，根据公式，另一个就十分容易确定。因此，确定 F、a 往往是解决问题的关键。实践中，还可以运用运动学方法确定加速度。随着测力台等仪器的出现，已可以测定一些动作中人体所受到的力。

应用牛顿第二定律应注意的以下几点：

1. 合外力

物体做加速度运动是由于力的作用结果。这里指的力不是内力而是外力，不是部分力而是合力。因此，应该明确牛顿第二定律中所讲的力是外力的合成或合外力。

2. 受　力

物体运动的加速度与作用于物体上的外力有关。引起物体加速度运动是该物体受到外界力的作用结果。因此，不是施力，而是受力，受到外力或合外力而使该物体运动状态发生变化。因此，可以用隔离法明确受力物体以及对所受力进行分析。

3. 瞬时性

瞬时性是指物体受到的合外力 F 的瞬时性，即瞬时力，同时使物体运动状态发生改变的瞬时性，即瞬时加速度。由此应该得出 F 和 a 必须是同一时刻的瞬时量。

4. 矢量性

$F=ma$ 反映第二运动定律的矢量性。若施一个力于该物体，物体将沿外力方向加速运动，如果施几个力于该物体则合外力为几个力的矢量和：

$$F=F_1+F_2+F_3+\cdots+F_n$$

在合力作用下，物体得到加速运动，这与几个力分别作用在物体上所产生的几个加速度的矢量和是相等的。

必须指出，牛顿第二定律只适用于质点，因为当合力作用于物体时可以使该物体转动，但是，该物体的所有质点并不都具有相同的加速度。

（三）牛顿第三运动定律及其应用

若物体 A 对物体 B 作用一力 F_{AB}，则物体 B 同时以力 F_{BA} 反作用于物体 A，两力的大小相等，方向相反，并在同一直线上，即 $F_{AB}=-F_{BA}$。

1. 正确理解和应用牛顿第三定律

(1) 作用力和反作用力分别作用在不同的物体上，分别产生各自的效应。

(2) 作用力和反作用力互为存在条件。

(3) 作用力和反作用力必是同种性质的力。

(4) 作用力与反作用力等值反向，沿同一直线这一规律不受相互作用的两物体运动状态的影响。牛顿第三定律指出作用力与反作用力总是成对出现，作用力与反作用力是属于同一性质的。

2. 牛顿第三定律在康复运动中的应用

重要的是提高肌肉收缩速度和力量，以加大蹬地力从而得到一个大的反作用力，使人体运动状态发生变化。

运用牛顿第三定律要注意以下几个方面：

(1) 作用力与反作用力分别作用在两个物体上。

(2) 所用力与反作用力大小相等，但各自产生的效果可能不同。蹬地时，人体运动而地球不动。作用在两个物体上（人与地球）的力大小相反，但所产生的效果相差很大。

(3) 作用力与反作用力是性质相同的力，如作用力是地球对物体的引力，那么另一力也一定是物体对地球的引力。如果作用力是摩擦力，那么反作用力也一定是摩擦力。

(4) 无论两物体运动或平衡，只要相互作用，作用力与反作用力都是成立的。

(5) 作用力与反作用力同时存在，同时消失，因此，它们也同样是瞬时关系。

人体各种静止姿势，如站立姿势，地球对人体的吸引力作用在人体，人体同样对地球也发生吸引，作用于地球球心上。由于人体被地面托住不能向下运动，发生形变，产生托力，作用于人体并与重力相平衡，而托力的反作用力即对地面的正压力。

人体走路、跑步，使其不断前进，决定于地面反作用力大小对人体作用的效果。当然，地面给人体反作用力的大小，又取决于人体肢体肌肉收缩相互配合对地面作用力的大小。因而要提高人体运动效果，重要的是要提高肌肉收缩速度和力量。

根据作用力与反作用力大小相等、方向相反，作用在两个不同物体上，为取得好的效果，人体与所接触的物体需要较坚硬，便于人体对地面作用力不致减弱，从而地面对人体的反作用力也不会减小（如跑步时的地面）。

假设测量一个人跑步时所受的力的大小和方向，根据力的作用力和反作用力定律，当他推压地面时，地面会给他一个反作用力，要想了解这个反作用力有多大，第一步首先要画出系统受力图，如图 2-6 b 就是人体的自由体受力图。这些力包括重力，以及物体与周围环境接触产生的力，如地面的反作用力。第二步是用箭头正确地标出力的大小和方向。在图 2-6c 中，F_a 是空气

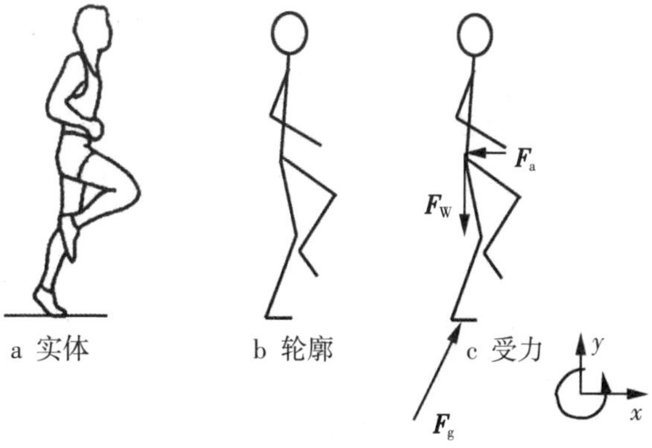

图 2-6　人体跑步的自由体受力图

阻力，F_w 是重力，F_g 是地面的反作用力。

（四）人体或人体局部受力分析

分析研究对象受力时，首先应将研究对象单独画出，即从与其他物体的联系中分离出来，其次再解除约束，这就要根据各种约束性质，用约束反力替代约束对物体的作用。同时，还将物体所受的主动力也一并表示在研究对象上，这种被分离出来的物体称为研究对象，画有分离体与其所受的各种力的图就称为受力分析图。画受力分析图是力学分析中很关键的一步，它对所得结论的正确与否、有何意义，以及规律性的反映都是密切相关的。

在画受力分析图时，必须明确下列各点：

1. 实际的物体系统都以一定的形式相互联系着。例如，人的骨骼系统就可视为一系列杠杆的组合，且一般都比较复杂，较难着手处理。所以必须根据研究的目的、要求与其所受的各种环境因素，以“抓住主要矛盾，忽略次要矛盾”为原则，将实际的情形去伪存真，去粗取精，抓住本质，尽力使具体的实物抽象而简化为一力学模型。然后再确定该模型的已知条件和待求量，从与问题有关的骨骼或器官中，选择研究对象与其周围的肌肉、韧带、肌腱、筋膜、血压、血流量等的相互作用，配合人体的运动机能和生理要求，对其进行受力分析，画出受力分析图。画受力分析图实质也是一个抽象简化模型的过程。力学模型建立的正确与否和解决问题的精度直接有关，同时它对培养分析问题的能力和逻辑思维的能力大有好处。

2. 在自然界，一般是由几个物体互相联系而组成一个系统，称为物体系统。在物体系统中，一个物体所受的力是与其他物体相联系的，而系统整体的受力又与局部相联系。因此，在力学中的力除了分为主动力和约束力外，也可分为外力和内力。所谓外力就是指系统以外的物体作用于系统内物体的力，而内力就是系统内物体之间相互作用的力。根据作用力与反作用力定律，内力总是成对出现，分别作用在两个物体上。外力和内力随着物体系统的选取不同而相互转化，例如，在宇宙中，以整个太阳系作为物体系统，而太阳对地球的引力是内力，但若以地球和月球为物体系统，则太阳对地球的引力就变成了外力。又如将整个人体作为研究对象，则由外部施加于人体的力就是外力，而人体内各环节间相互作用的力是内力。但如取上肢为研究对象，则躯干作用于上肢的肌力是外力，而上臂与前臂、前臂与手之间的肌力就是内力。

3. 由于考虑的研究对象是物体系统，因此系统内相互之间作用的对象，根据作用与反作用定律确定。成对的内力实质是作用力和反作用力，它们是一个矛盾的两个方面，相互联系、相互制约、同时产生、同时消亡，一方消失，另一方就不复存在。在画受力分析图时，要经常用到这一定律。

三、动量定理、动量守恒定律及其应用

（一）动量和冲量

1. 动　量

运动的人体或者物体都具有一定的“运动量”，在人体运动中出现碰撞、打击时，这种“运动量”就会改变或者传递，如人的蹬跳和击球等，力学上就定义为速度与物体（简化成质点）质量的乘积作为物体“运动量”的量度，称为动量，即 $k=mv$。

动量描述物体在一定运动状态下所具有的“运动量”。在碰撞问题中，物体动量的变化反映了物体对其他物体产生的机械效果，在由相互作用而引起的机械运动传递中，是以动量来变换的。

动量是矢量，其方向与速度一致，单位为千克·米/秒。

2. 冲　量

在力学中，如果作用于物体上的外力是一个衡量，这个外力与其作用时间的乘积，定义为力的冲量：

$$I=F\cdot\Delta t \tag{2-28}$$

冲量的单位是“牛顿·秒”（N·S）

当力恒定时，在力随时间变化的曲线图上表现为水平线段。根据定义冲量值就恰为这条水平线下所围城的矩形面积大小。

在实际研究中，通常力是随着时间变化的，在微小时间间隔 dt 内，力 F 的冲量称为元冲量，即 $dI=Fdt$，而力 F 在作用时间 t 内的冲量是力矢量对时间的积分：

$$I=\int_0^t Fdt \tag{2-29}$$

力 F 表现为一条曲线，冲量的大小等于曲线和横坐标所围成的面积。

（二）动量定理

动量定理，是描述物体机械运动状态变化规律的基本定理之一，物体在运动过程中，其动量的增量等于作用于物体上的元冲量，即：

$$d(mv) = Fdt \tag{2-30}$$

积分的上下限取时间由 0 到 t，速度由 V_0 到 V，得：

$$mv - mv_0 = \int_0^t Fdt = I$$

如果在 Δt 时间内，力是衡量，则 $F\Delta t = mv_t - mv_0$ (2–31)

动量定理具有矢量性，在建立坐标系以后，可将矢量表达式向坐标轴投影，得到动量定理的坐标系分量式：

$$\begin{aligned} \sum Fx \cdot \Delta t &= mVx - mVx_0 \\ \sum Fy \cdot \Delta t &= mVy - mVy_0 \\ \sum Fz \cdot \Delta t &= mVz - mVz_0 \end{aligned} \tag{2-32}$$

（三）动量定理在康复运动中的应用

1. 在某些投掷练习时，为了增加器械的出手速度，即增加器械的出手动量，应增加在最后用力阶段对器械的冲量。

正确的做法是，在保证发挥肌肉最大用力的同时，通过延长力的作用距离来延长作用时间，以获得更大的作用效果。例如，偏瘫患者患侧的肩关节半脱位的肌力训练就应用了这一原理。

2. 若要减少对人体的冲力，就得延长冲力作用的时间，康复矫形器中的各种缓冲鞋垫就应用了这一原理。竞技体育中各种落地缓冲动作也是典型的例子。

3. 运用动量定理还可以计算人体运动中的一些力学参数。用测力台测出踏跳力随时间的变化曲线，就可以求出人体所受的冲量。

在康复平衡恢复中，动态平衡的训练常常采用抛球的练习，对于所抛球的质量，往往按照从小质量到大质量的原则选取。这是由于球体抛出的速度相对一定，球的质量相对增大，动量逐渐增加，所以作用于人体的冲量也逐渐增加，因此可以使患者的平衡能力逐渐提高。

（四）动量守恒定律及应用

任何物质系统在不受外力作用或受外力之和为 0 时，其总动量保持不变，这就是动量守恒定律。

在该定律中，$mv_t - mv_0 = 0$ 或 $mv_t = mv_0 =$ 常量

如果系统所受合外力为 0，则系统总动量保持不变。系统内力只能使动量在系统内部各物体之间传递转移，人体是由多环节组成的生物力学系统，各个环节的动量矢量和等于人体的总动量。因此，人体内部在未受到外力作用时，内力只能改变各环节的相对位置，改变各环节的动量值，是某环节动量的改变量传递到其他环节，这在分析运动技术动作时具有重要的意义。例如，上、下肢的鞭打动作，通过大环节带动小环节，借助近侧环节的制动，加大远侧环节的速度，其力学机理就是在相邻肌群收缩力的作用下，使动量从近侧环节转移到远侧环节。

四、人体运动中的功能关系

在人体的运动过程中，肌肉收缩力牵引骨杠杆发生机械移位，从而对外做功。其结果或是改变人体运动的速度、人体的姿势和位置，使人体的能量状态发生改变，或是改变器械的运动速度或空间位置，使器械的能量状态改变。这些过程实质上是人体在中枢神经系统的支配下，体内储存的化学能量转化成机械能和热能的过程。即使人体完成静力性工作，虽然没有改变人体或器械的机械能量状态，但也消耗了体内的化学能，以热量的形式散发掉。因此普遍地讲，人体的运动过程就是能量的转换过程。掌握人体运动的功能关系及能量转换特点，对正确认识人体运动的规律，分析研究运动技术，以提高运动成绩是十分重要的。

（一）机械功

功的大小等于与物体沿力的方向所发生位移的乘积。如果恒力 F 与直线位移s 成夹角 α，那么所做的功为：

$$W = FS\cos\alpha \tag{2-33}$$

功的单位是“焦耳”；1 焦耳（J）=1 牛顿·米（N·m）。功只有大小，没有

方向，因此是标量。在运动动作分析中经常讲到的正功和负功，只表示外力对物体做功，或物体克服阻力（物体反抗外力）而做功。正功或负功也表明力与位移同向或是反向，并不是功有方向。

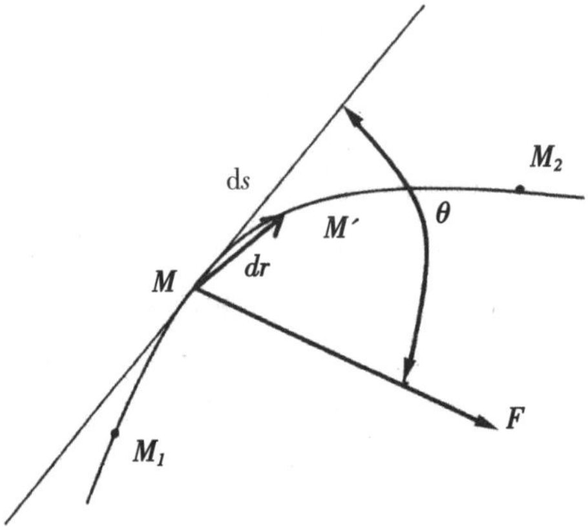

图 2–7 变力做功图

如果是变力做功，质点 M 在变力 F 作用下沿曲线运动（图 2–7），力 F 在无限小位移 dr 中可以看成是恒力，经过一小段弧长 ds 可看做直线，dr 可看做是沿点 M 的切线。在无限小位移中力做的功称为元功 δW，于是：

$$\delta W = F\cos\theta\, ds \tag{2–34}$$

力在全路程做的功等于元功之和：

$$W = \int_0^s F\cos\theta\, ds$$

写成矢量点乘形式：

$$\delta W = F dr$$

$$W = \int_{M_1}^{M_2} F dr \tag{2–35}$$

显然，人体运动做功的大小不仅与力有关，也与位移的积分（总路程）有关，因此，在运动中要使人体做更大的功，可以尽可能加大作用力，同时尽可能延长力作用的距离。例如，在投掷运动中各种“超越器械”的技术，就有利于延长力作用的距离，达到增加对器械做功的目的。

（二）机械功率

以上仅讨论了功的大小问题而没有涉及做功的快慢问题。在实践中，有些运动项目用做功的快慢来评定更有意义。在力学上为了反映做功的快慢程度，引入功率的概念，即设在 Δt 时间里所做的功为 Δw，那么在 Δt 时间里的平均功率的定义为：

$$P = \Delta W / \Delta t \tag{2–36}$$

为了更准确地反映出每一瞬间时做功的快慢，可用瞬时功率表示，即在无

限小位移 dr 中力完成的元功 δW，其功率为：

$$P=\frac{\delta W}{\mathrm{d}t} \tag{2-37}$$

因为 $\delta W=Fdr$，所以功率可以写成：

$$P=F\frac{\mathrm{d}r}{\mathrm{d}t}=F\cdot v \tag{2-38}$$

其中 v 是力作用点的速度。由此可见，某一瞬时功率等于瞬时速度在力方向上分量与力的乘积。功率的单位是“瓦特”，1 瓦特 =1 焦耳 / 秒。

在人体运动中，要提高功率，并在短时间内完成更大的功，就要尽量提高用力的速度，即“爆发力”。

（三）机械能

物体因机械运动所具有的能量叫做机械能。机械能包括动能和势能。

1. 动 能

飞行的子弹将墙壁打穿，水流可冲动水轮机。物体由于本身的运动而具有的能量叫动能。如果物体的质量为 m，平动速度为 v，则它所具有的平动能为：

$$E_k=\frac{1}{2}mv^2 \tag{2-39}$$

同样，转动的物体也具有能量。如果物体的转动惯量为 I，转动角速度为 ω，那么，其转动能为：

$$E_\omega=\frac{1}{2}\mathrm{I}\omega^2 \tag{2-40}$$

2. 势 能

由互相作用的物体间的相对位置决定的能量叫势能。它包括重力势能和弹性势能两种。

(1) 重力势能：一个静止的物体，只要它处于一定的高度，当其下落时，就可以做功。这种能量是由于物体与地球的相对位置发生变化而具有的，叫重力势能。一个质量为 m 的物体，距地面的高度为 h，那么它具有的重力势能为：

$$E_g=mgh \tag{2-41}$$

显然，物体所处的位置愈高，其重力势能愈大。

(2) 弹性势能：拉满的弓能将箭射出，压弯了的尼龙竿能把人弹出，这表明发生弹性形变的物体也可以对外做功，因而具有能量。物体由于发生弹性形变所具有的能量叫做弹性势能。在弹性限度内，如果弹簧的刚度系数为 K，伸长量为 s，那么它所具有的弹性势能为：

$$E_e = \frac{1}{2}KS^2 \tag{2-42}$$

只要是弹性体，发生形变时就有弹性势能。例如，篮球、排球、足球、乒乓球、网球等在外力作用下形变时，都具有弹性势能。能量是标量，其单位与功的单位相同，为“焦耳”。

（四）功能原理

功是能的表现，能是做功的本领。功与能之间是可以相互转化的，能的量值是通过做功来确定的，力对物体做的功等于物体机械能的增量。除重力、弹性力以外的力对研究对象所做的合功，等于研究对象的机械能的增量，这个结论就叫功能原理。其中机械能的增量包括动能、重力势能和弹性势能。

（五）机械能守恒和转化定律

如果系统只有保守力（重力、弹性力）的作用，其他合外力为零，则系统总机械能保持不变：

$$\frac{1}{2}mV^2 + mgh + \frac{1}{2}KS^2 = \frac{1}{2}mV_0^2 + mgh_0 + \frac{1}{2}KS_0^2 \tag{2-43}$$

这一规律叫机械能守恒规律。在这种情况下，系统的势能和动能可以相互转换，但机械能的总量保持不变，它在体育运动中大量存在。手与杠杆间的摩擦力、空气阻力、肌肉收缩力也不做功。

在人体运动中，严格的机械能守恒是不存在的。因为在运动中，人体所具有的机械能可以通过肌肉活动而增加，也可以有克服摩擦力产生热量而消耗一部分机械能，但自然界总的能量是守恒的。在这个前提下，各种形式的能量可以相互转化，但能量不能创造，也不能消灭，只能以一种形式转换为另一种形式，这是自然界最普遍最重要的规律，即普遍的能量守恒和转换定律。

在体育中为了使人体获得更大的速度，具有更大的动能，或者跳得更高，从功能原理的角度出发就要增加人与器械之间作用力所做的功。这可以从增加力值和做功距离两方面来考虑。为了获得更大的力，跳马的踏跳、空翻时的毽子等都采用“打击”式起跳，同时在踏跳腿蹬伸前，膝关节的缓冲有利于增加蹬伸距离，以便蹬地时做更大的功。

在只有保守力做功的情况下，机械能守恒。这时，可以通过动、势能的转换来完成动作，如单杠、高低杠的大回环，在下摆阶段是势能变动能阶段，而上摆阶段则是动能向势能转换阶段。在技术分析中，我们可以根据机械能原理来确定某一时间人体重心位置、速度等参数，从而对动作进行技术诊断。还可以根据机械能守恒原理分析动作技术，找出某些动作的最佳时机。例如，单杠单臂大回环，由双臂动作过渡到单臂动作，放开一只手的时机非常重要。如果在杠上倒立，或杠下悬垂时放手，重力和另一只手的支撑反力都会形成人体倒力偶矩，使人体失去平衡。但随着人体下摆，重力在径向的分力越来越小，而速度越来越大，需要的向心力越来越大。当人体下摆到重力在径向的分力正好等于向心力时，人体就处于“无重时相”，即手臂上既无拉力，又无顶力，这就是脱开一只手的最佳时机。这样只要根据机械能守恒定律，列出方程组，就能求出脱开一只手的最佳时机是在杠上 41.8° 左右，具体数值取决于人体转动速度，如果人体在杠上处于倒立时，已具有一定的初速度，则最佳角就要更大。

第三节　人体运动的静力学参数

静力学是研究物体或物体体系在外力作用下处于平衡状态的性质和行为的力学分支。体育运动中人体运动的静力学主要讨论人体在完成静力性动作，即处于相对静止的姿势（或称平衡状态）时的受力情况，以获得平衡和维持平衡的力学条件。

一、人体平衡

（一）平衡动作的定量分析

1. 力矩、力偶和力偶矩

(1) 力矩：亦称“转矩”（力对点之矩）。表示力对物体作用时产生转动效果的物理量。物体受力绕某点或定轴转动时力的转动效果除了取决于力的大小和方向外，还取决于绕定点或定轴到力的作用线的距离。

物体受力绕定轴转动时通常规定，从轴的正面观察，力使物体按逆时针方向转动时，力矩为正，力使物体按顺时针方向转动时，力矩为负。

力矩的单位用牛顿·米表示。

(2) 力偶和力偶矩：在研究力对物体的转动作用时，我们还会遇到这样一种情况，即大小相等，方向相反，作用线互相平行但不重合的两个力作用在物体上，物体同样会产生转动，这一对力称为力偶。

通常我们把两个大小相等，方向相反，但不在同一直线上的 F 及 $-F$ 这一对力称为力偶。

力与力偶臂的乘积称为力偶矩。使物体产生逆时针方向转动的力偶矩取正值，反之为负值。通常力偶矩用符号 M 表示：

$$M = \pm F\mathrm{d} \tag{2-44}$$

2. 受力分析

在研究人体或器械的平衡问题时，首先要对研究的对象进行受力分析，即确定研究对象受到哪些力的作用、力的作用点和方向等。

3. 力的平移定理

在分析运动时，往往需要了解力对整个人体的作用情况，通常将力平移到重心上加以分析。可以将力平移到重心上，并且不改变对身体的作用效果，但必须附加一个力偶，此力偶等于原力对重心之矩。这种分析方法也叫力向重心简化。

4. 平衡的力学条件

当物体保持平衡时，作用在物体上的一切外力相互平衡，也就是物体所受合外力为零，所受合外力矩为零。对于人体，这些条件也同样适用，它的数学表达式为：

$$\sum F_{\mathrm{i}} = 0 \tag{2-45}$$

$$\sum M_{\mathrm{i}} = 0 \tag{2-46}$$

公式 2–45 是物体不产生平动的力学条件，公式 2–46 是物体不产生转动的力学条件。如果某物体同时符合上面两个条件，则物体既不发生平动，也不发生转动，而处于平衡状态。

5. 人体运动的杠杆原理

人体运动以骨骼为支架，关节为枢纽，附着于骨的骨骼肌产生动力。人体运动遵循杠杆原理，各种复杂动作都可以分解为一系列的杠杆运动。人体杠杆运动系统的基本组成包括骨骼是杠杆、关节是支点、骨骼肌是杠杆运动的动力。

(1) 杠杆作用的名词解释

• 支点：是指杠杆绕着转动的轴心点。在肢体杠杆上支点是关节的运动中心。

• 力点：动力作用点称为力点。在骨杠杆上力点是肌肉的附着点。

• 阻力点：阻力在杠杆上的作用点称为阻力点。是指运动节段的重力；运动器械的重力；摩擦力或弹力，拮抗肌的张力，以及韧带、筋膜的抗牵拉力所造成的阻力。在一个杠杆系统中的阻力作用点只有一个，即全部阻力的合力作用点为唯一的阻力点。

• 力臂：从支点到动力作用线的垂直距离称为力臂。

• 阻力臂：从支点到阻力作用线的垂直距离称为阻力臂。

• 力矩：表示力对物体转动作用的大小，是力和力臂的乘积。

• 阻力矩：阻力和阻力臂的乘积为阻力矩。

力矩和阻力矩的作用方向一律用“顺时针方向”和“逆时针方向”。习惯上将顺时针方向的力矩规定为正力矩，逆时针方向的力矩规定为负力矩。规定正、负力矩之后，几个力矩的合成就可用其代数和来计算。

(2) 杠杆的分类

根据杠杆上支点、力点和阻力点的位置关系，可以将杠杆分成平衡杠杆、省力杠杆和速度杠杆三类。

• 平衡杠杆：特征是支点在力点与阻力点中间，如天平和跷跷板等。在人体中，这一类杠杆较少，如头颅与脊柱的连接，支点位于寰枕关节的额状轴上，力点（如斜方肌、肩胛提肌、头夹肌、头半棘肌、头最长肌等的作用点）在支点的后方，阻力点（头的重心）位于支点的前方。此类杠杆的主要作用是传递动力和保持平衡。

• 省力杠杆：特征是阻力点位于力点和支点之间，如一根一端支在地上，向上撬动重物的棍棒。在人体上，这类杠杆在静态时极为少见，只有在动态时可以观察到，如站立提踵（脚跟）时，以跖趾关节为支点，小腿三头肌以粗大的跟腱附着于跟骨上的支点为力点，人体重力通过距骨体形成阻力点，在跟骨与跖骨构成的杠杆位于支点和力点之间。这类杠杆的力臂始终大于阻力臂，可用较小的力来克服较大的阻力，故称为省力杠杆。

• 速度杠杆：特征是力点位于阻力点和支点之间，如镊子的使用。此类杠杆在人体中最为普遍，如肱二头肌通过肘关节屈起前臂的动作，此时支点在肘关节中心，力点（肱二头肌在桡骨粗隆上的止点）在支点和阻力点（手及所持重物的重心）的中间（图 2–8）。此类杠杆因为力臂始终小于阻力臂，力必须大于阻力才能引起运动，所以不能省力，但可以使阻力点获得较大的运动速度和幅度，故称速度杠杆。

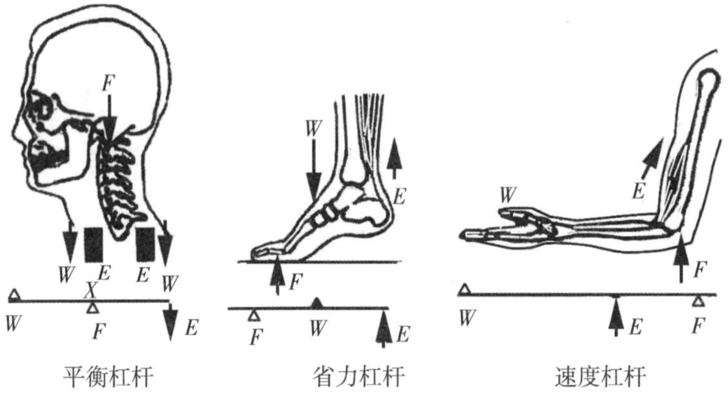

注：W 为重（阻）力点；E 为力点；F 为支点。

图 2–8　人体的各类杠杆

(3) 杠杆原理在康复医学中的作用

• 省力：要用较小的力克服较大阻力，就要缩短阻力臂或延长力臂。在人体杠杆中肌肉拉力的力臂一般都很短，人体有一些补偿机制可以使之增大。通过籽骨能增长力臂，如髌骨就延长了股四头肌的力臂。此外，通过肌肉在骨上附着点的隆起，延长力臂，如股骨大转子就增大了臀中肌、臀小肌的力臂，小转子则延长了髂腰肌的力臂。一个活动多、肌肉强壮的人，其骨骼上的粗隆、结节也较明显，说明运动锻炼不仅能增强肌力，而且能增大力臂来增加力矩。同样，缩短阻力臂也能够省力，如提重物时，重物越靠近身体越省力：举杠铃的技术关键也是让杠铃尽可能贴近身体。

• 获得速度：许多动作不要求省力，而要求获得较大的运动速度和幅度，如投掷物体、踢球、挥拍击球等。为使阻力点移动距离和速度增大，就要增长阻力臂和缩短力臂。人体中大多数杠杆虽属速度杠杆，有利于获得速度，但运动中为了获得更大速度，常需使几个关节组成一个长的杠杆臂，这就要求肢体伸展，如掷铁饼时，就要先伸展手臂。有时甚至需要附加物体延长阻力臂，如利用球棒或球拍来延长阻力臂。

• 防止损伤：根据杠杆原理，速度杠杆不利于负重和载荷，而人体肌肉杠杆大都属于速度杠杆，因而可以理解阻力过大容易引起运动杠杆各环节的损伤，特别是其力点和支点，即肌腱系统和肌肉止点以及关节的损伤。为减少此类损伤，在运动训练或康复治疗中应特别强调增强肌肉锻炼，同时应适当控制阻力和阻力矩。此外，局部或全身休息可使肌力降低，避免易损组织劳损，这也是非常重要而有效的防治手段。

（二）人体平衡动作的定性分析

1. 根据平衡人体重心与支撑点的位置关系，平衡种类可分为上支撑平衡、下支撑平衡和混合支撑平衡三类。

(1) 上支撑平衡：支撑点在重心上方的平衡，如各种悬垂类动作。这类平衡比较稳定，在康复运动时可以利用拐棍，将支撑点从地面移到腋下，形成上支撑平衡，增加患者行走的稳定程度。

(2) 下支撑平衡：支撑点在重心下方的平衡，如手倒立等，这类平衡需要一定的技巧。人体站立也是下支撑平衡，脑和神经的损伤、疾病，都容易造成其技巧丧失，因此，在康复中常见此类平衡。

(3) 混合支撑平衡：既非完全上支撑，又非完全下支撑的平衡，如肋木侧平衡。在患者行走的康复训练中，经常采用扶双杠行走练习，也是混合支撑平衡的事例。

2. 平衡物体受到外力作用偏离其平衡位置时，根据物体保持其平衡的可能性，分为稳定平衡、不稳定平衡、随遇平衡和有限度稳定平衡四类。

(1) 稳定平衡：物体的平衡位置无论有多大偏离，当去掉破坏平衡的力后，物体就能恢复到原来的平衡状态，如玩具不倒翁。此类平衡的特点是当物体偏离平衡位置时，其重心升高，产生使物体恢复到原来状态的重力矩（稳定力矩）。

(2) 不稳定平衡：物体稍偏离平衡位置后，当去掉破坏平衡的力时，不能再恢复到原来的平衡位置。在这种平衡中，其特点是当物体偏离平衡位置时，重心降低，这时出现的重力矩将增大物体的偏离程度，使其不能再回复到原来的位置上，这种情况仅在下支撑中出现，且是点支撑或线支撑，其平衡多属于不稳定平衡，如康复训练中的单脚站立。

(3) 随遇平衡：物体在任何位置上都能保持平衡，如放在水平面上的匀质小球。在这种平衡中，当物体偏离平衡位置时，其重心高度不发生变化。无论物体移到哪一位置，其重力都通过支点，支撑力也通过重心。物体所受的合外力和合外力矩均为零，物体在每一位置上都能获得平衡，这类平衡在人体运动中少见。

(4) 有限度稳定平衡：物体对平衡位置的偏离有一定的范围，只要不超过一定限度，则可恢复到原有的平衡状态，否则将失去平衡。这常见于有一定支撑面积的下支撑平衡，如康复训练中的拐杖行走就是人体的下支撑动作。对下支撑平衡，当物体稍发生倾斜，若重力作用线尚未超出支撑面的边界，其重心升高，势能增大，这时重力对翻转支点产生的力矩为恢复力矩（稳定力矩），可使物体恢复到平衡位置。但若物体继续倾斜，重力作用线超出支撑面的边界时，倾斜将使重心降低。重力对翻转支点产生的力矩变为倾倒力矩（或称翻转力矩）加大物体的倾斜，最后使物体失去平衡而倾倒。在这类平衡动作中，人体主要承受压缩负荷，肌肉力主要起固定关节，调节控制人体平衡的作用。

（三）人体平衡的特点

1. 人体不能处于绝对静止的状态

人体在维持平衡的过程中，不可能是绝对静止的。呼吸系统和血液循环的存在造成了人体总重心在一定的范围内波动，肌肉的张力在任何时候都不可能恒定，因此身体姿势的维持不可能严格不变。当维持平衡的时间较长，肌肉出现疲劳时，这种不稳定性就更加明显。

2. 人体内力在维持平衡中的作用

在某些静力性姿势中，维持平衡的不仅仅是重力和支撑反作用力，而是由重力矩与肌肉和韧带的拉力矩共同维持。

3. 人体的补偿动作（补偿、恢复、改变支撑面）

人体在完成或维持静力姿势的过程中，当重心发生偏移有失去平衡的倾向时，人体能借助于补偿动作在一定范围内“中和”或“抵消”重心的不适宜移动。

4. 人体具有自我控制、调节和恢复平衡的能力

人体不仅能维持平衡，而且在出现失去平衡的趋势时，通过视觉和本体感觉，在大脑皮质的控制调节下，通过肌肉收缩造成平衡的力学条件，恢复和维持平衡。

5. 人体的平衡受心理因素的影响

在一些特殊场合下，患者由于心理紧张，加之环境的影响，心理负担很大，致使反射性协调机制失调从而造成平衡动作的失败。因此，对患者康复训练的同时也需要加强心理方面的训练。

6. 人体的平衡动作消耗肌肉的生理能

从力学的角度看，静止状态不能引起机械功，因为力的作用没有引起任何位移。刚体的平衡不消耗能量。然而，人体的平衡离不开肌肉的收缩作用，必消耗一定生理能，长时间的平衡，能量消耗增多，肌肉出现疲劳会使人体控制平衡的能力降低。

（四）人体平衡的稳定性及跌倒

人体的平衡能力是指中枢神经系统对感觉系统接受信息进行整合，通过运动系统对身体的姿态、运动等做出的适应性控制与调节。它反映了人体静态下的控制与稳定能力，动态下的控制、调节与协调能力。简单来讲，平衡稳定性反映了人体维持原有平衡状态和抵抗倾倒的能力。人体平衡、姿势控制的稳定性大小，对人体的运动及防跌倒有着重要影响。总体来讲，人体平衡控制能力的大小、跌倒的可能性发生，往往体现在人体各种运动状态转换控制的稳定性上，如从静态到动态（行走、跑动的起式）、姿态变换（从坐位到立位）、从直行到转向、从快速运动状态突然变为静止状态（体操、武术等的动作连接与结束动作）、突然失衡的调控（突遇障碍）。

平衡能力是人类乃至生物界最基本的生活能力之一。人的平衡能力，在一生中经历了“提高——稳定——衰退”这样一个自然的、不可逆转的生理过程。影响人体平衡与控制的因素很多，如年龄、性别、神经控制能力、肌肉力量、身体状况（如特殊疾患）、药物使用、运动疲劳等。本章仅限于人体的下

支撑类动作，从力学的角度对其影响因素进行分析与总结。

1. 影响人体下支撑稳定性的因素

(1) 支撑面：在下支撑物体的平衡中，都有一定的支撑面。支撑面积愈大，物体平衡的稳定性也愈大。支撑面积是由各支撑部位的表面及它们之间所围的面积组成。当具有多个支撑部位时，它们之间的距离愈大，支撑面积也愈大，因而稳定性也大。因此，两脚开立比两脚并拢的稳定性大；两脚站立比单脚站立的稳定性大；单臂手倒立比双臂手倒立难度大。

(2) 重心高低：重心高低对稳定性也有影响。一般地讲，重心愈低，稳定性就愈大。

以上两点只能一般地说明物体的稳定性大小，而不能反映不同方向上稳定性的差异，如马步动作，人体在前后方向上的稳定性就比左右方向上差。如果前后方向上受到力的作用，则容易失去平衡。由此发现，平衡的稳定性还决定于重力作用线在支撑面中相对的位置。若重力作用线接近支撑面边缘，那么物体在这一侧的稳定性就小。反之亦然。而在短跑的蹲距式起跑及游泳的出发姿势中，都尽量使身体前移以使重力作用线接近支撑面的前缘，目的就是为了减小向前的稳定性，以便听到枪声或口令时及时失去平衡，有利于起跑和出发。

(3) 稳定角：所谓稳定角就是重心垂直投影线（或称重力作用线）和重心至支撑面边缘相应点的连线间的夹角。稳定角愈大，物体的稳定程度愈大，即物体在某方位上平衡稳定性的储备能力愈大。稳定角能说明物体在多大范围内倾倒时，重力仍产生恢复力矩使物体回复到原来的平衡位置上。一旦物体倾斜角度大于稳定角时，重力就产生倾倒力矩使物体倾倒。稳定角综合地反映了支撑面积的大小、重心高低及重心垂直投影线在支撑面内的相对位置这三个因素对稳定性的影响。如果要增大某方位的稳定性，则要增大在此方向上的稳定角，反之亦然。

(4) 平衡角：平衡角等于某方位平面上稳定角的总和。平衡角在不同的方位平面上可能是不同的。它可以说明物体在某方位上总的稳定程度，通常称为稳度，即物体失去平衡的难易程度。

(5) 稳定系数：一个物体是否失去平衡，取决于该物体重心垂直投影线是否落在支撑面内，如果落在支撑面内，就保持平衡；落在支撑面之外，就失去平衡。

一般可根据稳定系数来判断：当一个支撑平衡的物体受到一个使其倾倒

的力矩作用开始倾斜时，随着物体的倾斜，重力产生一个使物体恢复到原来平衡位置的恢复力矩。恢复力矩等于重力的大小乘以重力到支撑面边缘（支点）的距离。在倾倒的过程中，如果恢复力矩大于倾倒力矩，则使物体恢复到原来的位置上。反之，倾斜加大，重力随倾倒的加剧，恢复力矩不断减少，当倾倒使重力作用线移出支撑面时，重力矩变为倾倒力矩起着加剧倾倒的作用。若有一倾倒力作用在物体上，倾倒力矩为倾倒力乘以其对倾倒支点力臂的乘积。稳定系数就定义为倾倒力开始作用时稳定力矩与倾倒力矩的比值：

$$K=\frac{M_{稳}}{M_{倾}}=\frac{P_{\mathrm{r}}}{F_{\mathrm{h}}} \tag{2-47}$$

K 为稳定系数，当 $K>1$ 时，物体本身的重力所产生的恢复力矩足以抵抗倾倒的作用，即稳定力矩大于倾倒力矩，此时倾倒力矩不能使物体倾倒失去平衡。当 $K<1$ 时，物体稳定力矩对抗不了倾倒力矩，倾倒力将使物体倾倒，平衡被破坏，即静力姿势的改变。从此角度看，物体越重，其稳定力矩越大，抵抗倾倒作用的能力也越强。

2. 老年人的跌倒问题

人至老年，随着平衡控制及身体机能等方面的衰退，跌倒致伤、致残甚至死亡的现象并不少见。据加拿大 1991 年报道的调查资料：15 ~ 49 岁跌倒死亡率为 3.2/10 万；70 ~ 79 岁为 27.3/10 万；80 岁以上达 185.8/10 万。80 岁以上较之 15 ~ 49 岁这个阶段高 58 倍。在美国老年护理院，平均每年有一半以上能行走的老年人发生跌倒。在中国上海中山医院调查老年患者意外死亡的 738 例中，因跌倒而引起死亡的占 48.2%；北京积水潭医院 13339 例骨折资料表明，生活伤（其中以跌倒多见）占 51.9%。可见，随着人体机能的下降，尤其是身体平衡与控制能力衰退，跌倒问题是影响老年人的身体健康、生活质量乃至死亡的重要因素之一。

老年人跌倒的客观因素多种多样，但就其跌倒的力学机制方面，目前认为主要是与“神经–肌肉控制能力、前庭感受能力、肌肉力量”等方面的机能衰退有关。加强适当的力量训练，是预防老年人跌倒的最有效方法之一。近年来，老年人的跌倒问题已引起老年医学、康复医学的高度重视，但相关研究还有待于深入。

二、人体平衡在康复训练中的应用

（一）坐位平衡训练

练习坐位平衡时，为了使患者获得躯干的控制能力和头向健侧屈的姿势反应能力，应指导患者拉长患侧颈部和躯干的侧屈肌，抬高肩胛带，同时与上肢负重结合起来。开始可用前臂支撑，或在治疗师的帮助下活动上躯干，然后在整个上肢伸展负重时进行（图 2–9）。以身体重心向侧方移动为训练目标时，应兼顾健侧和患侧的双向练习。

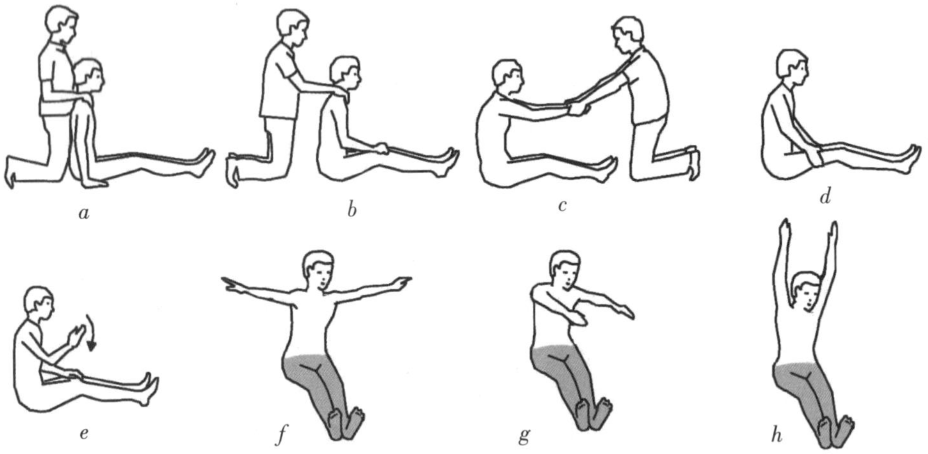

图 2–9　长坐位平衡训练

（二）偏瘫康复治疗中坐站起立动作

站起和坐下都是最小能量的消耗，使身体从一个支撑面转移到另一个支撑面。站起时，单脚或双脚向后移，给重心前移提供一个支持基础。伸直的躯干在髋部向前倾斜，随着双膝前移带动重心移至双脚组成的支撑面上，进而髋、膝伸肌群克制性收缩，使身体的重量向前、向上移动完成站起动作（图 2–10）。如果椅子妨碍双足后移足够距离的话，躯干就不得不进一步前倾或患

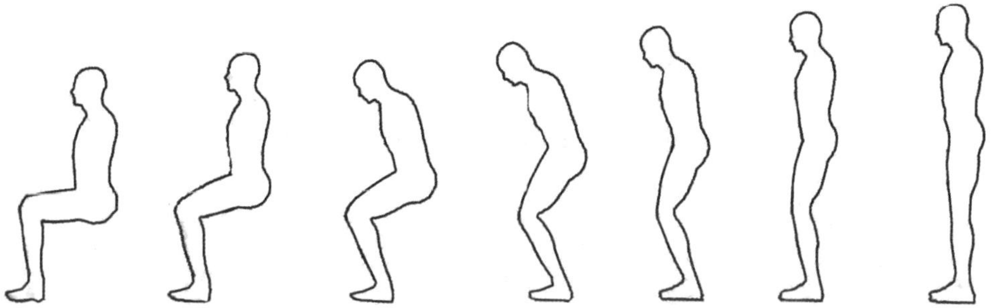

图 2-10 站起成分及其发生的顺序

者必须坐在靠近椅子的前沿。坐下时，髋和膝屈曲，躯干前倾使重心后移。通过伸肌群的退让性收缩使身体重心下降到椅子上，这是通过屈曲髋部使躯干前倾和前移膝部使骨盆向后、下移向椅子的过程。

第四节 人体转动的力学参数

人体各环节的运动都是绕关节轴的转动。因而，转动是人体最常见的运动，是运动动作技术研究的重要方面。为了研究人体运动的规律性，必须在一定条件下将人体当做刚体处理。

一、康复中转动动作的类型

（一）转动轴与转动的类型

刚体转动时，刚体上的各点都做圆周运动，形成大小不等的同心圆，各圆的中心都位于同一直线上，这条直线叫做转动轴。可分为定轴转动和动轴转动。

1. 定轴转动

绕相对于某参考系固定轴的转动。

2. 动轴转动

相对于某参考系其转动轴的位置方向是变化的。

（二）人体转动的转动轴

体外的转动轴称为实体轴，体内的转动轴称为非实体轴。

1. 实体轴

当人体绕固定在地面上的运动器械转动时，器械就是人体转动的实体轴。康复训练中的手摇车和功率自行车训练的转动动作中的这些器械，就是人体转动的实体轴。

2. 非实体轴

非实体轴是人体局部肢体或整体转动时所绕的位于人体内部的某特定的直线。等速肌力各关节的训练就是绕非实体轴做运动。

（三）人体转动动作的基本形式

1. 有支点有实体轴的转动，如肩周炎患者手扶墙牵伸。
2. 有支点无实体轴的转动，如肩周炎患者上肢大回环。

二、转动运动学

（一）角位移

如果要分析人体的转动动作时，必须将人体简化成刚体。对转动刚体而言，其上各点的半径在相同时间内转过相同的角度。因而，转动物体空间的位置可用角度来描述。物体在一定时间内，从一个角度转到另一个角度，其角度差就是角位移，通常规定逆时针转动角位移为正值，顺时针转动角位移为负值。常使用度、弧度、周等作为角位移的单位。但是，在力学计算中，更多的是使用弧度（rad）作为角位移的单位。一弧度角的大小等于长度与半径相等的圆弧所对的圆心角。因半径为 R 的圆周的周长为 $2\pi R$，所以，一周（360°）相对应的弧度为 $2\pi R/R=2\pi$（弧度），一弧度等于 $360°/2\pi \approx 57° 18'$。

人体的运动都是由肢体绕关节轴的转动组成的，所以角度、角位移是描述人体运动最常用的力学参数。

在平动运动学中常用的物理量有时间、位移、速度、加速度，常称之为线量。在转动运动学中与之相对的时间、角位移、角速度、角加速度，称之为角量。角位移是评定关节活动度（ROM）的重要参数。

（二）角速度和线速度

分析人体的转动动作时，不仅要看转过的角度，还要考查其转动的快慢程度。物体在单位时间内转过的角度叫角速度，角速度是描述物体转动快慢的参数，单位为“弧度 / 秒”。

平均角速度：$\bar{\omega}=\dfrac{\Delta\varphi}{\Delta t}$

瞬时角速度是角位移 φ 对时间的一阶导数：

$$\omega=\frac{\mathrm{d}\varphi}{\mathrm{d}t}，线速度\ V=\omega\cdot R$$

当角速度一定时，线速度 v 与半径 R 成正比，即离开转轴越远的点，其线速度越大。当半径 R 一定时，线速度 v 与角速度 ω 成正比。角速度描述整体转动快慢，线速度描述具体点运动快慢。

在康复训练中，用 Bydex（等速肌力测试仪）进行力量锻炼和测试时，仪器控制关节转动，角速度恒定，而关节末端线速度与转动半径 R（肢体长度）有关，其效果是因人而异的。

（三）角加速度

人体运动多是由肢体的转动组成的，而这种转动常常又是非匀速的，如步行过程中肢体的摆动都是变速转动。对运动员单杠大回环的研究表明，各阶段的角速度也是变化的，大时可达到 9.8 弧度 / 秒，小时为 3.4 弧度 / 秒。如果深入研究，就必须引进描述角速度变化的物理量——角加速度。

角加速度：如果在 Δt 时间内物体转动角速度的增量为 $\Delta\omega$，则平均角加速度为 $\beta=\dfrac{\Delta\omega}{\Delta t}$ (2–48)

瞬时角加速度等于该物体的转动角速度对时间的一阶导数，或者等于角位移。对时间的二阶导数：

$$\beta=\frac{\mathrm{d}\omega}{\mathrm{d}t}=\frac{\mathrm{d}^2\varphi}{\mathrm{d}t^2} \tag{2–49}$$

角加速度的单位为“弧度/秒²”。

（四）人体环节和关节转角运动描述

1. 运动环节角位移

通过人体运动图像的测量，可以获得关节点的坐标。在确定关节点的坐标后，用固定于环节上下两端关节点的连接线（环节的纵轴），与垂直（Y）轴夹角的变化描述该环节（刚体）的角位移。设 a 和 b 为该线段上的两个关节点，于是运动刚体的方位角 ϕ 与点 a 和 b 的坐标（x_a，y_a），（x_b，y_b）之间存在如下关系：

$$\Delta\phi\ (\Delta t_i) = \Delta\phi_i = \mathrm{arctg}\,\frac{x_a - x_b}{y_a - y_b} \qquad (2\text{-}50)$$

$$(i=1，2，\cdots n)$$

这样就可以确定人体每个环节与 Y 轴的夹角，从而获得人体转动的角度参数，进一步获得角速度、角加速度的参数。

2. 刚体转动的瞬时角速度

$$\Delta\omega\ (\Delta t_i) = \Delta\omega_i = arctg\,\frac{\phi_{i+1} - \phi_{i-1}}{2\Delta t} \qquad (2\text{-}51)$$

$$(i=1，2，\cdots n-1)$$

3. 刚体转动的瞬时角加速度

$$\Delta\beta\ (\Delta t_i) = \Delta\beta_i = arctg\,\frac{\phi_{i+1} - 2\phi_i + \phi_{i-1}}{\Delta t^2} \qquad (2\text{-}52)$$

$$(i=1，2，\cdots n-1)$$

在获得人体转动运动学参数的基础上，可以对其转动动作规律进行分析研究，进而对其动作技术作出评价和诊断。

三、转动动力学参数

（一）形成人体转动的力学条件

从力学条件出发，人体转动的条件是，作用在人体上的外力对某一转轴力矩的矢量和不为零，即 $\sum M \neq 0$。

1. 绕实体轴的转动条件是对该轴的合外力矩不为零。

2. 局部肢体绕关节轴的转动条件是肌力矩、阻力矩之和不为零。

改变肢体的转动效果，通常采用以下途径：

（1）改变肌肉对骨杠杆的拉力矩。髌骨再造的目的就是增加股四头肌的拉力距。

（2）改变机体的转动惯量。在肌力训练中，增加负重，以此增加转动惯量，达到训练效果。

3. 对于人体整体的转动，翻身动作是绕人体基本轴的转动。在偏瘫患者的翻身训练中，利用惯性翻转上半身，身体侧卧位，健腿带患腿到床边，健手支撑起床，这一动作利用动量矩的转移加大转动动作的效果，达到翻身起床的目的。

（二）人体的转动惯量

平动的物体具有惯性，惯性的大小用物体的质量度量。转动的物体同样具有惯性。在力学中，物体转动惯性的大小用“转动惯量”表示。

1. 转动惯量的概念

转动惯量的大小与物体的质量有关，还与质量分布及转轴的位置有关。质量越大，分布离轴越远，转动惯量也就越大。物体的转动惯量是描述物体转动时保持原来运动状态的物理量。转动惯量越大，转动状态越不容易改变。例如，对不同的刚体，要得到同样的角加速度，则转动惯量越大的刚体所需的外力矩越大。

理论上，对于质量为 m 的质点，如果它离轴的垂直距离为 r，那么这个质点对该转动轴的转动惯量为 $I=mr^2$。

一般物体可视为质点的集合。其转动惯量就等于各质点对转轴转动惯量的总和。

$$I=\sum M_iR_i^2 \tag{2-53}$$

值得注意的是，对于转动轴的不同，转动惯量也不同，因此在指出转动惯量的大小时，须同时指明是相对于哪一转轴。

对于一般的刚体，如果转动轴确定，转动惯量也就不会改变。对于形状规则的物体，可通过积分计算转动惯量的大小。

匀质细杆对于 Z 轴的转动惯量（图 2–11）：杆长为 L，单位长度的质量为

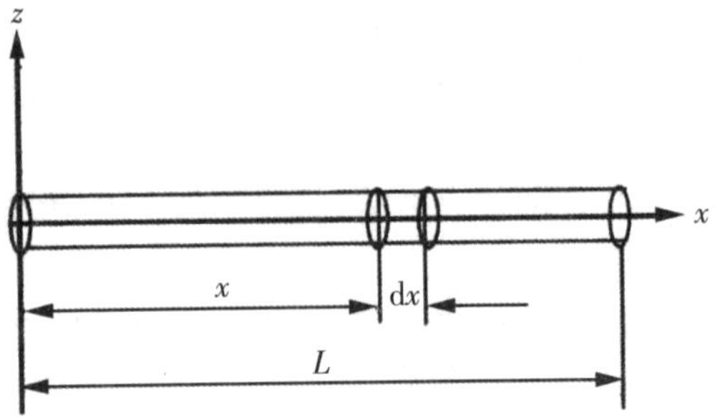

图 2-11　匀质细杆转动惯量

ρ_l，取一微段 dx，其质量为 $\Delta m=\rho_l\,dx$。它对于 Z 轴的转动惯量为 $\rho_l\,dx\cdot x^2$ 则此杆对于 Z 轴的转动惯量为所有微段转动惯量的总和，即：

$$J_z=\int_0^L(\rho_l\,dx\cdot x^2)\quad 积分得：J_z=\rho_l\cdot\frac{L^3}{3}$$

杆的质量 $m=\rho_l l$，于是 $J_z=\frac{1}{3}mL^2$　(2-54)

一般规则物体的转动惯量见表 2-2。

表 2-2　不同刚体的转动惯量

刚体	轴的位置	转动惯量
细杆 质量：m 杆长：l	通过中心与杆垂直 通过端点与杆垂直	$\frac{1}{12}ml^2$ $\frac{1}{3}ml^2$
实心圆盘或实心圆柱体 质量：m 半径：r 厚度（高）：2a	通过中心，与母线平行 通过中心，与母线垂直	$\frac{1}{2}mr^2$ $\frac{1}{12}m(4a^2+3r^2)$
实心球体 质量：m 半径：r	任一直径	$\frac{2}{5}mr^2$
空心柱体厚壁圆柱 质量：m 内径：r 外径：R	通过中心，与母线平行	$\frac{1}{2}m(R^2-r^2)$
矩形板 质量：m 长：a 宽：b	通过中心与版面垂直	$\frac{1}{12}m(a^2+b^2)$

表 2–2 中对于均匀球体，绕任一直径转动惯量为$\frac{2}{5}mr^2$。均匀圆柱体，绕其纵轴的转动惯量为$\frac{1}{2}mr^2$，绕通过重心与轴垂直的转动惯量为$\frac{1}{12}m\ (4a^2+3r^2)$。

2. 平行轴定理

刚体对某轴 0 的转动惯量，等于其通过质心且与 O 轴平行的 I 轴的转动惯量，加上刚体的质量与两平行轴之间距离平方的乘积。这就是转动惯量的平行轴定理。

若一 I_0 表示对 0 轴的转动惯量，I_c 表示刚体对质心轴 I 轴的转动惯量，d 为两轴之间的距离，m 为刚体的质量，则平行轴定理表示为：

$$I_0 = I_c + md^2 \tag{2-55}$$

例如，通过棒的质心 C 并与其纵轴垂直的轴的转动惯量为$\frac{1}{12}ml^2$。现将转动轴向左移到一端，到 0 点的距离为 d，这时，棒对通过 0 点并于纵轴垂直的轴的转动惯量为 I_0，因此：

$$I_0 = Ic + md^2 = \frac{1}{12}ml^2 + m\ \left(\frac{l}{2}\right)^2 = \frac{1}{3}ml^2$$

这个结果与表 2–2一致。

由此定理，只要知道物体绕某一轴的转动惯量，绕任何与此轴平行的其他轴的转动惯量也可求出。此定理还可以得知，在所有相互平行的转轴中通过质心的转动惯量最小。

在研究人体转动问题时，对于人体躯体并非规则的几何体，很难列出相对于某转动轴的数学表达式。此外，人体虽是连续分布的介质，但质量分布不均匀（骨、肌肉、脏器的密度互不相等）。直接按定义应用积分计算人体相对于某转轴的转动惯量是相当困难的。在生物力学研究中，为了抓本质因素，而抛开一些影响不大的次要因素，对研究对象进行简化，采用人体力学模型的方法，把人体简化为多个刚体通过铰链（关节）连接起来的刚体系统。1964 年汉纳范（Hanavan）建立了由 15 个刚体部件组成的人体力学模型（图 2–3），即 1 头、2 上躯干、3 下躯干、4 右手、5 左手、6 右上臂、7 左上臂、8 右前臂、9 左前臂、10 右大腿、11 左大腿、12 右小腿、13 左小腿、14 右足、15 左足。假设各刚体部件具有理想化几何外形（1 椭球，4 和 5 为球，2 和 3 为椭圆柱，其他为圆锥）和均匀分布的质量，然后根据这些特殊形状的刚体，计算各部件的转动惯量 I_1、$I_2 \cdots I_{15}$，并根据平行轴定理计算出各部件对某个转动轴（如身体纵轴）的转动惯量，最后求和就得到整个人体对某个转动轴（如身体纵轴）的转动惯量。

(1) 回转半径：在实际问题中，通常都是用刚体的整体转动惯量。假设绕某轴转动的物体的全部质量集中在离轴某一距离的点上，那么就用这个点来代表整个物体的质量。这时它的转动惯量恰好与原物体相对于此轴的转动惯量相等，则称这个距离为回转半径（R）。用公式表示为：

$$I=\sum M_i r_i^2=MR^2$$

$$R=\sqrt{I/M} \tag{2-56}$$

如果知道了转动物体的转动惯量和质量，利用以上公式求回转半径（也可通过测摆的周期T求回转半径），其公式为：

$$R=\frac{1}{4\pi^2}\cdot T^2gr \tag{2-57}$$

其中：r为重心半径，T为悬挂物体摆动周期。

(2) 人体转动惯量的特点：物体转动惯量的大小由三个因素决定：一是全部质量；二是全部质量的分布情况，也就是物体的形状和大小；三是转轴的位置。同一质量的质点离开转轴的垂直距离r，如果扩大两倍，它的转动惯量就扩大四倍，由此可知物体的大小形状对它的转动惯量有很大的影响。必须注意，即使是同一物体，如转轴位置改变，它的转动惯量也要跟着改变。

人体环节绕通过环节重心的纵轴转动，其转动惯量要比绕通过环节重心的横轴转动时的转动惯量要小得多。环节绕通过其重心的横轴转动时，它的转动惯量约为绕通过其近侧端的横轴转动时的转动惯量的三分之一。

整个人体转动时，其转动惯量的大小除受转轴位置的影响，如上述环节的情形外，人体姿势的改变也大大影响转动惯量的量值，因此，人体的转动惯量可用变更身体各部分相互位置的方法加以改变。身体各部分距转轴越近，它的转动惯量就越小，反之就越大。人体绕纵轴转动时，两臂平举，两腿弯曲或外展，则转动惯量就大。两臂下垂，身体和下肢伸直，转动惯量就小（图2–12）。人体绕横轴转动

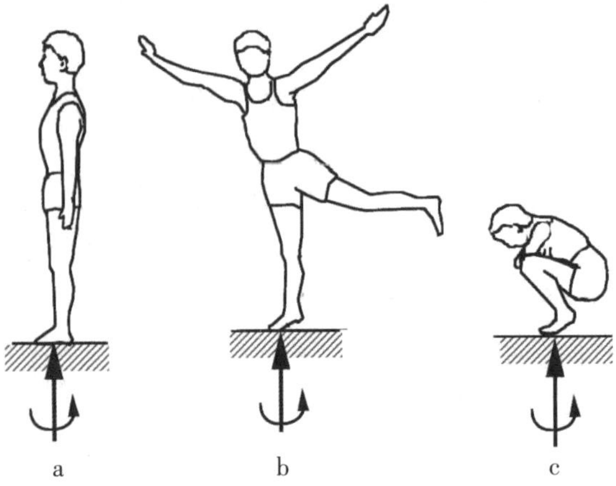

图 2–12

时，身体伸直则转动惯量大；身体蜷曲，转动惯量约减少三分之二（图2-13）；如图2-14所示，坐姿时约为卧姿时的三分之一。

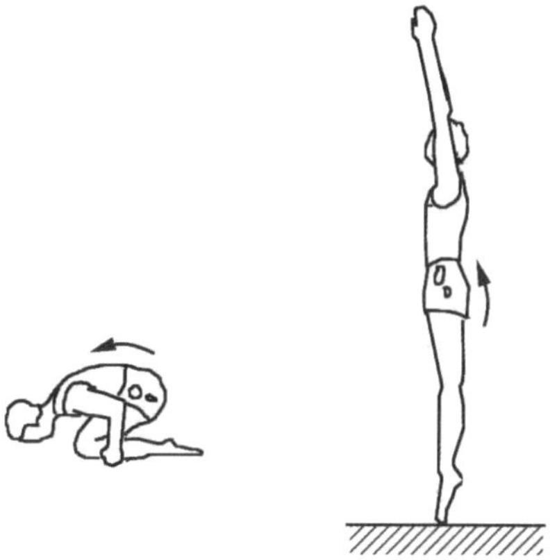

图 2-13

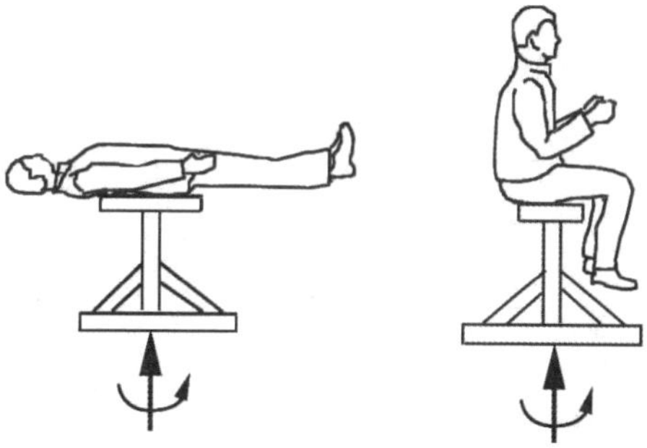

图 2-14

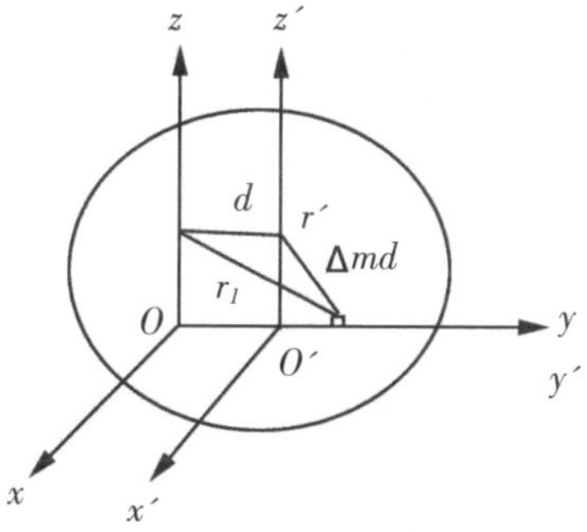

图 2-15

利用人体转动惯量的可变性，可以通过变换转动周数或通过改变人体姿势改变转动惯量，完成各种高难度动作。

表 2-3 物体和人体对不同轴的转动惯量

物体质量为 m，密度均匀	转轴	转动惯量 $kg \cdot m^2$
细棒长度为 l	通过棒中心并与其垂直	$\frac{ml^2}{12}$
	通过棒的端点与其垂直	$\frac{ml^2}{3}$
薄矩形板长 2a 宽 2b	通过重心与面平行、垂直	$\frac{ml^2}{3}$；$m\frac{(a^2+b^2)}{3}$
薄圆板，半径为 r	通过中心与板面垂直	$\frac{mr^2}{2}$
	直径	$\frac{mr^2}{4}$
圆台、高 2a、半径 r	圆台的轴	$\frac{mr^2}{2}$
	通过重心与轴垂直	$m\frac{(4a^2+3r^2)}{12}$
球半径 r	直径	$\frac{2mr^2}{5}$
人体四肢（长度）	通过近侧端关节	$0.3ml^2$
	通过重心的横轴	$0.1ml^2$
立正人体	通过重心的竖直轴	1.2
躺卧的人体	通过重心的竖直轴	17

（3）转动定律：在刚体绕定轴转动时，刚体对轴的转动惯量 I 与角加速度的乘积在数值上等于刚体所受的合外力矩 M（M、I 都是在同一条轴上）。这一结论叫做刚体绕定轴的转动定律，其数学表达式为：

$$M = I\beta \tag{2-58}$$

这一公式表述了刚体在合外力矩作用下绕定轴转动的瞬时效应，即某时刻的合外力矩将引起该时刻刚体转动状态的改变，亦即使刚体获得角加速度。当合外力矩为零时，角加速度也为零，刚体处于静止或匀角速转动状态；若合外力矩为一恒量，则刚体作匀角加速转动；若合外力矩是变量，则刚体将做变角加速转动，即

$$M = I\frac{d\omega}{dt} \quad 或 \quad M = I\frac{d^2\theta}{dt^2} \tag{2-59}$$

● 如果作用于刚体的主动力对转轴的矩的代数和不等于零，则刚体的转动状态一定发生变化。

● 如果作用于刚体的主动力对转轴的矩的代数和等于零，则刚体做匀速转动；如果主动力对转轴的矩的代数和为恒量，则刚体做匀变速转动。

● 在一定的时间间隔内，当主动力对转轴的矩一定时，刚体的转动惯量越大，转动状态变化越小；转动惯量越小转动状态变化越大。这就是说，刚体的转动惯量的大小表现了刚体转动状态改变的难易程度。因此，转动惯量是刚体

转动时惯性的度量。

四、动量矩定理

（一）动量矩定理

刚体的转动惯量与其转动角速度的乘积为该转动刚体的动量矩（H_0），作用其上的合外力与合力到同一转轴的距离的乘积为作用在刚体上的合外力矩，力矩与其作用时间的乘积为冲量矩。在经过时间$\triangle t$后，刚体转动角速度由ω_1变为ω_2，则其外力矩的冲量矩就等于刚体动量矩的增量，即

$$M \cdot \triangle t = I_2\omega_2 - I_1\omega_1$$

这就是动量矩定理。

写成质点系动量矩定理的矢量形式

$$\frac{dH_0}{dt} = M_0$$

质点系对任一固定点的动量矩对时间的导数等子质点系所受外力对同一点的矩的矢量和。

如果质点系所受外力对某一固定点或轴的矩始终为零，则质点系对该点或轴的动量矩保持不变，这就是质点系的动量矩守恒定律。

$$\frac{dH_0}{dt} = 0 \quad 或 \quad I_2\omega_2 - I_1\omega_1 = 0$$

根据动量矩原理，在康复运动或者体育锻炼中，如果我们要使人体获得更大的动量矩，就采用合理的技术来加大力矩和延长力矩作用的时间。增大力矩，一方面可增大作用力，另一方面，可增大力到转轴的距离，从而获得更大的力矩。

例如，在患者轮椅使用训练中，一方面要加强患者上肢的力量训练，提高作用在轮缘上的力矩，另一方面要让患者掌握持续用力的技巧，增加每次推轮的冲量矩，提高使用效率。

在竞技体育中，运动员采用合理的动作技术，可加大动力矩增加人体转动的动量矩。例如，在单杠下摆过程中，就有两种技术可增大重力矩，一是人体充分顶直，脚尖远伸走最大的弧线，使重心远离支点，从而获得更大的重力矩；二是在杠上垂线后，脚面下压弯曲髋关节，使重心迅速外移，有效地增加重心与单杠之间的水平距离，从而达到尽快加大重力矩的目的。这就是属一伸

一屈的“盖式”振浪技术。

（二）动量矩守恒定律及其应用

如果质点系所受外力对某一固定点(或轴)的矩始终为零，则质点系对该点(或轴)的动量矩保持不变，这就是质点系的动量矩守恒定律。

人体在转动过程中，如果受合外力矩为零，则人体的转动动量矩为一常数，即

$$\sum M=0,\ I_1\omega_1=I_2\omega_2=\text{常数}$$

在人体所受合外力矩为零时（如腾空状态），整个人体的动量矩守恒，这时可以通过改变身体姿势来增大或者减小转动惯量，达到减缓或者加快转动速度的目的。

在竞技体育的腾空动作中，根据动量矩守恒定理，人体总动量矩 $I\omega$ 保持不变，但转动惯量的大小则可通过屈伸、抱紧、展开等技术来调整，因而，可以通过团身、抱紧等技术来加速空中的翻转。在要落地时又可以通过伸展身体来减慢翻转速度，有利于落地站稳。

同样，动量矩守恒定理为“晚旋”动作的原理提供可靠的理论依据。“晚旋”动作人体腾空时，和对于人体的三个惯量主轴是对称的，惯量积都为零，而腾空后由于手臂的相对运动，造成人体的不对称运动，即惯量积不为零，这时总动量矩必须守恒，必然产生人体纵轴旋转。这就是“晚旋”动作的动量矩守恒理论依据。

在康复运动中，根据动量矩守恒原理，经常可以采用相向运动的方法来维持人体的平衡。

(1) 在步态分析中，肩轴同髋轴的相向转动。

(2) 在平衡训练中的晃板练习时，患者有失去平衡趋势时，通过上肢摆动，帮助其恢复平衡。

第五节　人体多体系统动力学建模和仿真

在人体运动康复研究中，经常根据科研需要对人体进行简化，以建立相应的运动学或动力学方程，对动作技术进行定量研究。对运动过程中人体重心的运动状态进行研究分析时，可以把人体简化成一个质量全部集中在质心的质

点，对人体的翻转运动过程进行研究时，可以把人体简化成一个刚体，这样使得研究过程大大简化，从而能运用一般力学原理对动作技术进行一些定量的分析。当然，由于人体动作和结构的复杂性，质点和刚体都不能反映出人体运动的详细特征，无法精细地研究人体由于局部肢体的相对运动而对人体整体运动的影响，这就需要应用比质点或刚体更能反映人体运动真实情况，而又能用数理方法进行计算和求解的模型来进行研究，这就是多体系统动力学的方法。用该方法把人体简化成由多个刚体和弹性体组成的一个力学系统，用它来模拟和研究人体的运动。

在人体运动的研究中，经常把人体简化成由手、臂、头等多个环节，通过关节连接在一起的一个树状结构的模型，其中每一个环节都可以用一个形状相近似的几何体来表示。例如，头可近似看是椭球、躯干可看作是圆柱体、大腿可看作圆台等。这样就可以把人体看作是质量均匀分布的、由许多几何体组成的多体系统。每一个环节都可以根据几何形状，计算出其质量、质心位置、转动惯量等力学参数，这就是人体数学模型，如美国汉纳范（Hamavan）在 1964 年就建立了由 15 个刚体组成的人体数学模型（图 2–16）。这样对每一个人都可以通过测量其身高、体重、肢体长度、臂围、腿围等 25 个数据，就能根据人体数学模型，计算出每一个环节的质量、重心，以及分别绕三个轴的转动惯量等力学参数，这就为影片解析方法中，通过人体运动的影像测量来确立人体重心位置、速度、加速度，以及肢体角度、角速度等力学参数，提供了模型基础。同时又建立人体多体系统动力学模型提供了数学模型基础。随着人体数学模型研究的深入，其精度越来越高，计算越来越方便。20 世纪 80 年代后，苏联 B·M 扎齐奥尔斯基，通过一百多名活人体的 r 射线密度测试，提出了利用

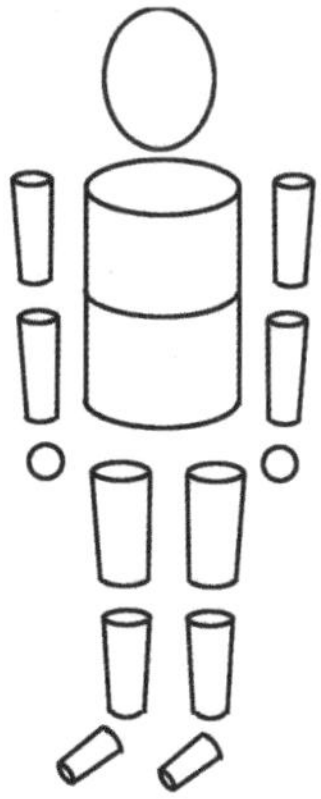

图 2–16　汉纳范人体数学模型

身高、体重计算各环节力学参数的回归方程，使得参数精度和计算方便程度都有了很大的提高，近年来我国科研工作者也建立了适合中国人体形态特点的人体数学模型。

在康复动作研究中，把复杂的人体简化成质点、刚体或刚体系，用动力学方程来描述和研究人体运动规律的方法，就是人体动力学模型方法。在对人体进行简化、建立动力学模型时，首先要求模型要能反映研究对象的主要特征和客观规律，其次要求模型能够，并且便于建立动力学运动微分方程。

一、人体简化为质点的动力学模型

在分析人体动作时，如果只研究人体平动的规律性时，可以把人体简化成一个质量全部集中在质心的质点。这时就能用牛顿第二定律，即 F=ma 来描述其运动过程中的动力学规律。如果这个点在三维空间运动（图 2–17）位置矢量为 r，则其速度就是位置矢量对时间的一阶导数，$\frac{dr}{dt}=v=\dot{r}$，其加速度就是位置矢量对时间的二阶导数，$\frac{d^2r}{dt^2}=\frac{dv}{dt}=a=\dot{v}=\ddot{r}$。牛顿动力学方程应为：$m\ddot{r}=F$。其三维分量式为:

$$\begin{cases} m\frac{d^2x}{dt^2}=F_x \\ m\frac{d^2y}{dt^2}=F_y \\ m\frac{d^2z}{dt^2}=F_z \end{cases} \quad 即 \quad \begin{cases} m\ddot{x}=F_x \\ m\ddot{y}=F_y \\ m\ddot{z}=F_z \end{cases}$$

这组方程就是描述一个质点动力学模型的动力学方程。

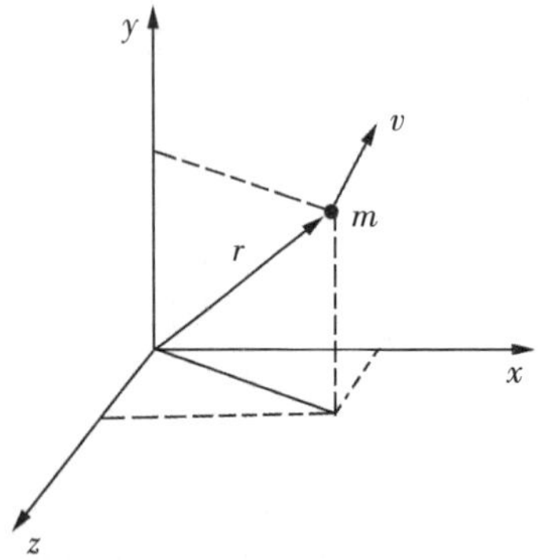

图 2–17　质点的空间运动

二、人体简化为刚体的动力学模型

在康复运动中，人体运动常有复杂的翻转动作，这时只用一个质点代表人体的运动，就无法对其翻转过程进行研究，因而需要用一个刚体来模拟人体的运动。这样人体在空间的运动可看作是随质心的平动和绕质心的转动。对于质心的平动，可用质点动力学方程来描述。对转动，如果角位移为 θ，则角速度为角位移对时间的一阶导数，$\frac{d\theta}{dt}=\omega=\dot{\theta}$，角加速度为角位移对时间的二阶导数，$\frac{d^2\theta}{dt^2}=\frac{d\omega}{dt}=\beta=\dot{\omega}=\ddot{\theta}$，如果人体质量为 M，转动惯量为 I，则直角坐标中人体的动力学方程可表达为：

$$\begin{cases} M\ddot{x}_c=F_x \\ m\ddot{y}_c=F_y \\ m\ddot{z}_c=F_z \end{cases} \qquad \begin{cases} I_x\ddot{\theta}_x=L_x \\ I_y\ddot{\theta}_y=L_y \\ I_z\ddot{\theta}_z=L_z \end{cases}$$

这两组方程，就是描述一个刚体动力学模型的动力学方程。在力学中常用欧拉角来描述刚体的运动，欧拉角是把刚体的转动分为自转、进动、章动，把进动角速度沿着直角系中的 X 轴方向，把欧拉角转化到直角系中，就可得到欧拉动力学方程。

三、多刚体系统动力学模型

人体是一个由多环节组成的系统，在康复动作研究中，常需要研究肢体间的相对运动，以及这些相对运动对整体运动的影响。这就涉及多体系统动力学的问题，即把人体简化为由若干刚体组成的一个系统，这样如果用牛顿欧拉定律来建立动力学方程就比较复杂。例如，如果采用汉纳范 15 个环节组成的人体数学模型来建立动力学模型，就需要建立包含 90 个微分方程的方程组，其方程组的求解非常复杂，甚至无法求解。随着分析力学方法和多体系统动力学方法的发展，为建立人体动力学模型提供新途径。

【拉格朗日动力学方程】

如果把进行康复运动的人体简化成若干个刚体组成的模型，就需要采用分析力学中的拉格朗日方程:

$$\frac{d}{dt}\left(\frac{\partial L}{\partial \dot{q}}\right)-\frac{\partial L}{\partial q}=Q$$

可以推导出刚体系统的运动微分方程。其中 q 是根据系统自由度的个数选取的广义坐标，它可以是线量、角量和其他量。Q 是对应于广义坐标的广义力，可以是力、力矩和其他的量。L 是用广义坐标表达的系统动能和势能的拉格朗日函效，$\dot{q}$是广义速度。

例如，建立人体悬垂摆动的动力学模型。为了使问题简化，把人体简化为由上肢和下肢两个环节组成，并通过手固联于支点的多体系统。因为人体悬垂摆动是一个平面运动，所以整个系统只有两个自由度 θ_1 和 θ_2。 如图 2–18。

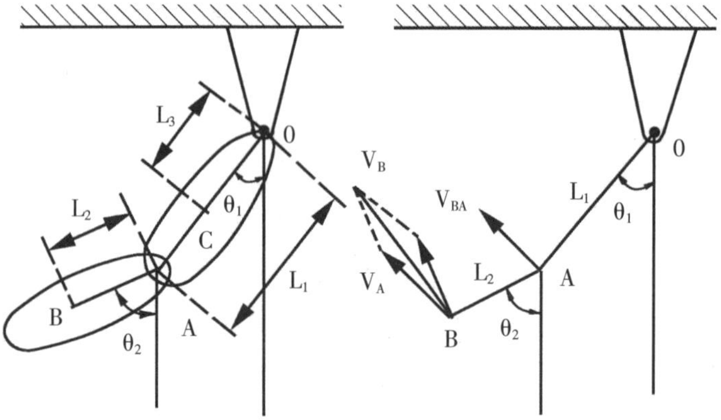

图 2–18　由两个环节组成的单支点系统

根据拉格朗日方程推导得出：

$$\begin{bmatrix} J_0+m_2l_1^2 & m_2l_2\cos(\theta_2-\theta_1) \\ m_2l_1^2\cos(\theta_2-\theta_1) & J_B+m_2l_2^2 \end{bmatrix}\begin{bmatrix} \ddot{\theta}_1 \\ \ddot{\theta}_2 \end{bmatrix}=\begin{bmatrix} Q_1+m_2l_1l_2\sin(\theta_2-\theta_1)\dot{\theta}_2^2-(m_1l_3+m_2l_1)g\sin\theta_1 \\ Q_2-m_2l_1l_2\sin(\theta_2-\theta_1)\dot{\theta}_1^2-m_2gl_2\sin\theta_2 \end{bmatrix}$$

令：

$$a_{11}=J_0+m_2l_1^2 \qquad a_{12}=m_2l_1l_2\cos(\theta_2-\theta_1)$$

$$a_{21}=m_2l_1l_2\cos(\theta_2-\theta_1) \qquad a_{22}=J_B+m_2l_2^2$$

$$b_1=Q_1+m_2l_1l_2\sin(\theta_2-\theta_1)\dot{\theta}_2^2-(m_1l_3+m_2l_1)g\sin\theta_1$$

$$b_2=Q_2-m_2l_1l_2\sin(\theta_2-\theta_1)\dot{\theta}_1^2-m_2gl_2\sin\theta_2$$

简化得：

$$\begin{bmatrix} a_{11} & a_{12} \\ a_{21} & a_{22} \end{bmatrix}\begin{bmatrix} \ddot{\theta}_1 \\ \ddot{\theta}_2 \end{bmatrix}=\begin{bmatrix} b_1 \\ b_2 \end{bmatrix}$$

这样，就推导出了人体由两个环节组成，与外界有一个铰接点的动力学微分方程组，其中，人体肢体长度、质量、转动惯量，以及有关角度、角速度、角加速度都可以通过人体数学模型和影片解析方法获得，把这些数据输入计算机，就可以算出每个时刻的关节力矩从而动态模拟人体运动的全过程。另外，它还可以通过调整和改变力矩的输入设计新动作，预测动作改进的结果。

同理可推导出由 n 个环节组成的人体动力学微分方程：

$$[a_{ij}][\dot{\theta}_i]=[b_i] \quad \begin{matrix} i=1, \cdots\cdots, n \\ j=1, \cdots\cdots, n \end{matrix}$$

当然，从理论上讲无论人体简化成几个环节或十几个环节，都能用分析力学的拉格朗日方程推导出其运动微分方程组，来动态地描述人体运动的全过程。但随着环节数目的增加，其推导过程和最终结果，以及方程的求解都非常复杂，而且不利于计算机求解。

因而，在人体动作的动力学模型研究中，更多地采用多体系统动力学的方法。常用的有凯恩方法、罗伯逊方法等。

四、多刚体系统动力学模型应用研究

随着多体系统动力学的发展和计算机的普及，人体动态模型方法越来越多地应用于运动训练和康复临床实践。例如，在体操创新动作科研中，结合不同项目和所需研究问题的特点，根据多体系统动力学原理，建立所需的人体动力学模型，推导出人体动力学方程，运用数值分析方法，在计算机上编写出其方程组的求解程序。用高速摄影机拍摄体操运动员的动作，并进行影片解析，获得运动员运动过程中的位置、速度、加速度、角度、角速度、角加速度等运动学参数，与由人体数学模型获得的人体惯性参数一起输入计算机程序，可求出对应于各个广义坐标的关节力矩和力，再通过力矩和力的输入对微分方程组进行积分求解，来模拟和控制模型的动态过程。

用影像解析方法对体操动作技术进行研究时，一般只能对已经出现的动作进行技术分析、研究和诊断，而采用多体动力学计算机模拟方法，可对未知的新动作进行研究，从而指导运动员的创新训练。在建立了人体数学模型，并在计算机上完成动态模拟的动力学方程求解程序，通过对动力学方程组力矩输入的调整，控制人体动态模型的运动，设计新动作。1991 年解放军队许志强以单杠后摆后空翻的动作为基础，通过影像解析获得其动作运动学数据和人体数学模型数据，输入计算机动力学方程组，获得一组其运动过程中各关节的力矩数据，通过调整力矩输入，达到创新动作的目的。用这一方法，提出了单杠后摆后空翻再握这一世界上尚未出现的新动作（图 2–19），通过屏幕把该动作动态地显示出来，并对动作的技术难点、关键环节和完成的可行性进行了研究。根据研究结果指导江苏队赵志强进行创新尝试，获得初步成功。虽然赵志强力量素质尚有不足，而未能高质量地完成动作，但仅两个星期的科研训练，就使得他完成的这个动作初具雏形，获得与计算机模拟相接近的结果。另外，采用同样的方法，用直体“特卡切夫”动作数据，模拟了前摆前空翻向后越杠再握这一世界上尚未出现的创新动作（图 2-20），并进行了初步的实验训练，获得预期的效果。

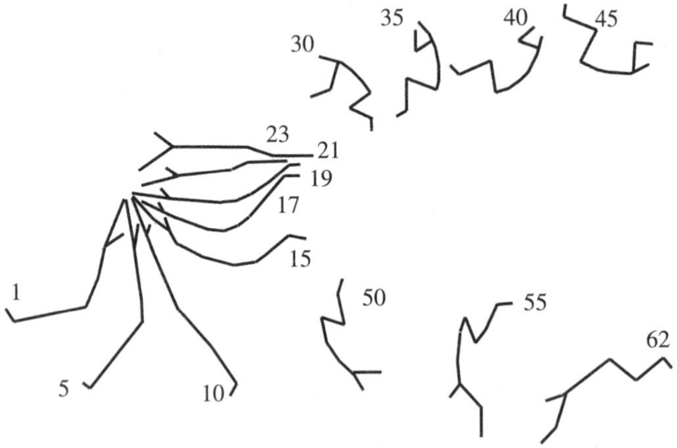

图 2-19　单杠后摆后空翻再握

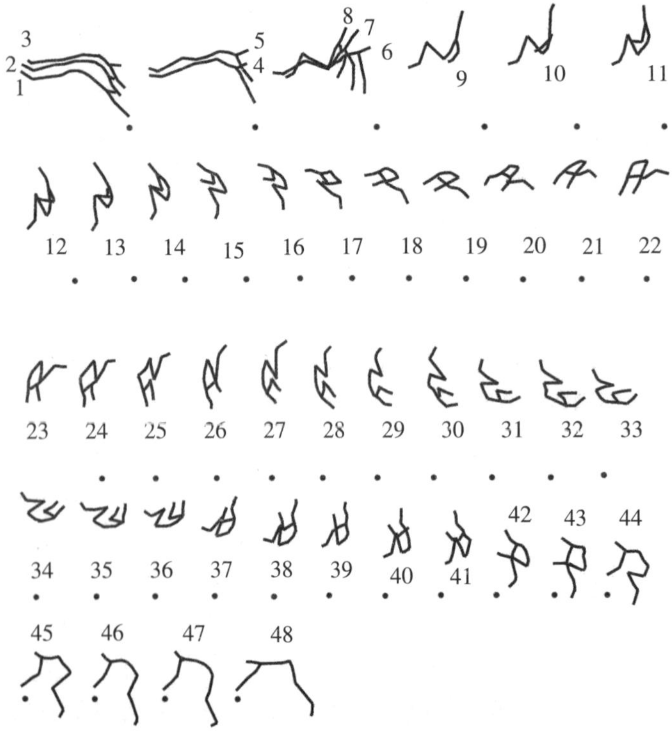

图 2-20　前摆前空翻向后越杠再握

五、人体步态的动力学建模和仿真

随着计算机仿真软件功能的不断开发，数字仿真将传统的建模方法和计算机模拟合为一体，通过计算机的虚拟模型进行虚拟试验，为运动生物力学研究及应用开辟了一条新的途径。当前开发的一些特色软件平台，能够进行基于图形的交互式骨骼肌肉建模和仿真。美国生物力学研究小组在 MSC 公司研发的 MSC.ADAMS 机械系统动力学仿真分析软件基础上进行的二次开发，专门用于分析人体动力学的 LIFEMOD 生物力学仿真软件。

1. 步态影像解析

采用 MOTION ANALYSIS 影像解析系统，对一名志愿者的步行动作进行拍摄和图像解析。根据多刚体动力学仿真软件 LIFEMOD 的动作捕捉要求，在拍摄动作时，给实验对象贴上固定标记点，共 31 个点。具体位置分别是前额左侧 LFHD、前额右侧 RFHD、后脑左侧 LBHD、后脑右侧 RBHD、C7、T10、胸骨柄 CLAV、剑突 STRN、肩胛骨 RBAK、左肩 L.Shoulder、左肘关节L.Elbow、左手 L.Hand、右肩 R.Shoulder、右肘关节 R.Elbow、右手 R.Hand、左侧髂前上棘 LASI、右侧髂前上棘 RASI、骶骨左侧 LPSI、骶骨右侧 RPSI、左股骨外侧 L.Thigh、股骨外上髁 L.Knee、小腿外侧 L.Shank、踝 Ankle、足跟 Heel、足趾 Toe、右股骨外侧 L.Thigh、右股骨外上髁 L.Knee、右小腿外侧 L.Shank、右踝 Ankle、右足跟 Heel、右足趾 Toe。解析系统记录的是这 31 个点的运动学数据，包括速度、位移和加速度，从而得到整个人体的运动情况。

2. 步态 LIFEMOD 动力学建模

动作数据捕捉完成后，还需重新整理，制作成 LIFEMOD 能读取的格式，把步态数据制作成 SLF 格式的文件后才可使用。

LIFEMOD 建模和分析的过程如下：

(1) 建立人体骨骼模型。

(2) 建立关节连接。

(3) 建立肌肉模型。

(4) 建立运动副（图 2–21）。

(5) 运行平衡分析（图 2–22）。

(6) 创建脚和地面之间的接触（图 2–23）。

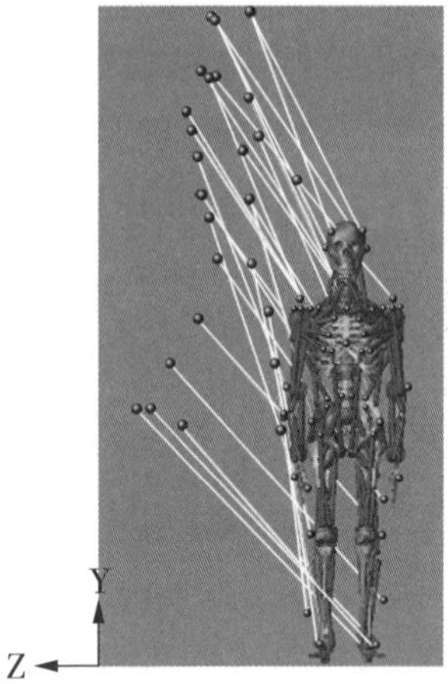

图 2–21　添加运动副的模型

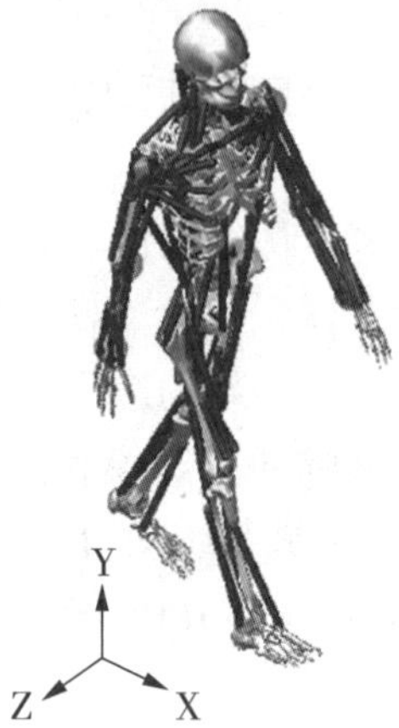

图 2–22　平衡分析后模型

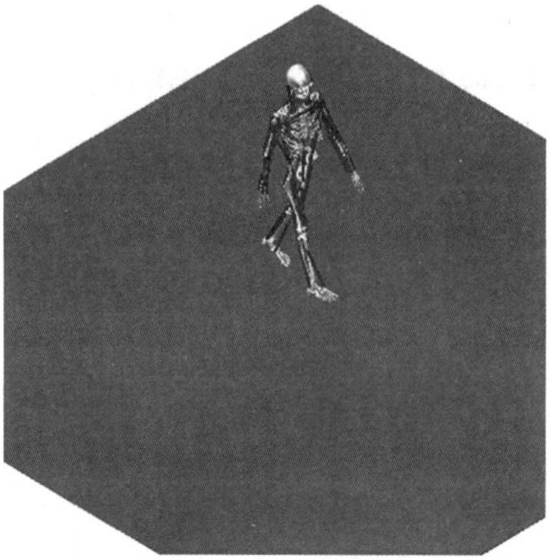
图 2–23　模型与地面的接触

（7）运行逆向动力学分析。

（8）运行正向动力学分析，并进行结果处理。

为了验证多刚体动力学软件 LIFEMOD 模拟步态得到股骨所受关节力、肌肉力是否合理有效，需结合已有文献进行比较。由于以往研究只考虑关节力，忽略肌肉力，因此，主要比较关节力情况。文献中得到日常生活中男性步态的关节接触力最大为 2.18 倍体重。本文志愿者体重 60kg，即 600N，因此文献中的关节力最大为 1308N。本文计算得到的关节力最大为 1236N，误差为 5.5%，计算结果在合理范围之内。因此，模拟结果符合实际经验情况，可以在此基础上继续模拟其他工况。

3. 步态仿真和应用

利用 LIFEMOD 软件进行步态动力学模拟，通过逆向动力学仿真，可以再现研究对象步态动作的全过程。正向动力学计算后，得到人体在步行过程中骨骼所受的关节力和肌肉力，为康复临床研究人体运动施加于人体自身关节、骨骼等部位的载荷，定量化地研究运动效果提供了可能（图 2–24）。

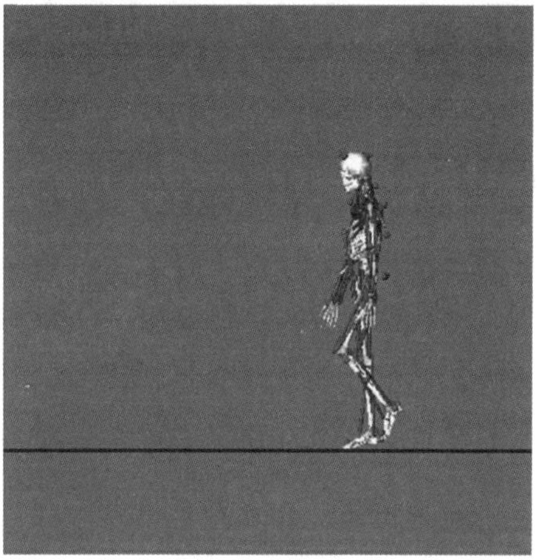

图 2–24　步行过程仿真

通过人体动力学建模和仿真，可以计算出人体运动过程中的关节力和肌肉力，并将其作为载荷施加到人体骨骼、关节等相关器官上，就可以定量研究运动对人体器官的影响，探讨其健身效果和规律。例如，为了探讨预防股骨颈骨折的锻炼方法，选择步行、下蹲、单腿站立、前后弓步、左右弓步等一系列日常生活中常见的健身动作，进行拍摄、图像解析和动力学建模。选取人体左侧股骨为研究对象，计算出左侧股骨所受到的关节力和肌肉力，把其作为载荷施加于股骨颈有限元模型，研究股骨颈部位应力变化的规律。通过研究发现，步行以及向前弓步走，可以有效提高股骨颈区域应力，是预防股骨颈骨折最简单易行的锻炼方法。

第三章

骨的生物力学性质与损伤

骨的种类很多，从组织结构来看，可分为密质骨和松质骨。成人的206块大小、形状、功能不同的骨，借助韧带、肌肉或骨组织连成一个骨骼系统。骨骼通过关节及骨骼肌的收缩受到不同载荷的作用并产生不同运动，首先须讨论的是外力对骨骼的作用。

第一节 骨的载荷、内力和变形

一、外力和变形

外力又称载荷，是一物体对另一物体的作用。这种外界作用力可分为体积力和面积力，简称体力和面力。体力是作用在人体体积内每一点上的力，如重力、惯性力等。面力是作用在人体表面上的力，如撞击力、挤压力等。面力在作用面积较大时称为分布力或分布载荷，有均匀分布与不均匀分布之分。在外力分布的面积远小于物体表面积时，可以将这个外力简化为集中作用于一点，这种外力称为集中力或集中载荷。

外力对物体产生的外部效应引起运动或平衡，对物体产生的内部效应则引起物体的变形，甚至使物体发生破坏。变形的大小不仅与作用在物体上的外力有关，而且也与物体的几何尺寸以及材料的物理性质有关。物体所以发生变形，是由于在外力作用下，组成物体的各微粒间的相对位置发生了变化。我们把物体在引起变形的外力除去后能即刻恢复它的原有形状和大小的这种性质，称为弹性。若物体在外力除去后能完全恢复原状，则称为完全弹性体；不能完全恢复原状的物体则称为部分弹性体。部分弹性体的变形有两部分：一是随着外力除去后而完全消失的弹性变形；二是外力除去后不能消失而残留下来的变形，这部分变形称为塑性变形，也称残余变形。物体具有塑性变形的性质，称为塑性。自然界中并没有完全弹性体，一般的变形固体既具有弹性，也具有塑性，骨骼也是一样。

骨骼形状复杂其受力也较为复杂，为便于认识其变形规律，将骨骼按其几何特征作一分类：第一，一个方向的尺寸远大于其他两个方向的尺寸，例如，长度远大于宽度和高度的物体称为杆件。四肢长骨属杆件类。垂直于杆件长度方向的截面，称为横截面。横截面形心的连线称杆轴。如果杆轴是直线，则称为直杆，轴线为曲线称为曲杆。各横截面尺寸不变的杆，称为等截面杆；横截面尺寸大小不同的杆称为变截面杆。长骨一般属变截面直杆。第二，一个方向的尺寸（如厚度）远小于其他两个方向的尺寸，呈平面形状的称为板如肩胛骨；呈曲面形状的称为壳。第三，三个方向尺寸都差不多的物体称为块，如椎骨。在本节主要研究属杆件的长骨受力和变形问题。由于外力常以各种不同的方式作用在杆件上，尽管产生的变形各种各样，但是，这些变形总不外乎是以下四种基本变形中的一种，或者是它们中几种变形的组合：

（一）拉伸或压缩

这种变形是由作用线与杆轴重合的外力所引起，表现为杆件的长度发生伸长或缩短，如图 3–1a 所示。

（二）剪　切

这类变形是由大小相等、方向相反，作用线垂直于杆轴且相距很近的一对外力引起的。受剪杆件的两部分沿外力作用方向发生相对的错动，如图 3–1b 所示。

（三）扭　转

这种变形是由一对大小相等、转向相反，作用面都垂直于杆轴的力偶引起，表现为杆件的任意两个横截面间发生绕轴线的相对转动，如图 3–1c 所示。

（四）弯　曲

这种变形是由于垂直于杆件轴线的横向力作用，或作用于杆轴平面内的力偶引起，表现为杆件的轴线由直线变为曲线，如图 3–1d 所示。

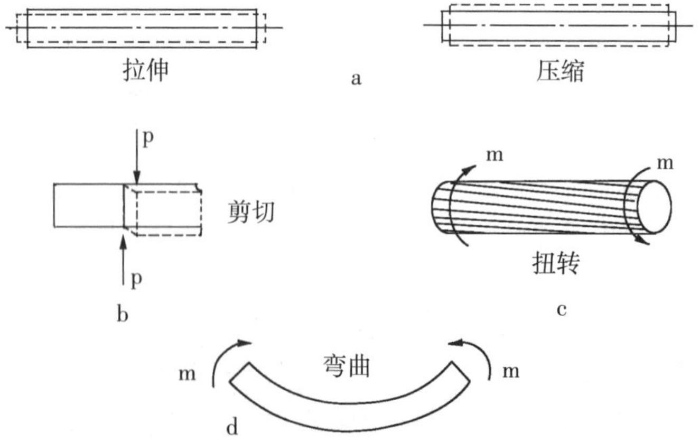

图 3–1　杆的变形形式

二、内力、截面法

（一）内　力

当外力使物体发生变形，质点间产生相对位移时，质点间的相互结合力也就有所改变。这种因外力作用而引起的质点结合力的改变称为附加内力，简称内力，其作用使各质点恢复其原来的位置。如果外力增加，物体变形也进一步增加，因此附加内力也随之增加。对于每一种材料附加内力的增加都有一定的限度，超过这个限度，物体就会破坏。我们知道，物体在未受外力作用时，其中已有内力存在，正是这些内力，使各质点之间保持一定的相对位置，使物体维持一定的形状。研究骨骼变形和破坏的规律，所讨论的问题只涉及附加内力。

（二）截面法

物系内两物体之间相互作用的力总是成对存在，要显示和计算它们必须将两物体拆开。同样，为了显示和计算杆件的内力，必须假想用一平面将杆件在需求内力的截面处“切开”，分成两部分，这样就可将两部分在“切开”处互相作用的内力以外力的形式显示出来，然后用静力平衡条件求出杆件“切开”处截面上的内力，这种方法称为截面法。

设一物体在外力作用下处于弹性平衡状态，如图 3–2a 所示，为了寻求 m–m 截面上的内力，可在此截面处假想将杆切成两部分，留下一部分，移去一部分，如图 3–2b 所示：b 为留下 A 部分，移去 B 部分，移去部分对保留部分的作用，用内力来代替。由力的作用与反作用定律可知，部分 B 对于部分 A 作用的内力必定与部分 A 对部分 B 的内力大小相等而矢向相反，如图3–2c 所示。因此，当分析物体某一截面上的内力时，可随意选取任意部分来研究。由

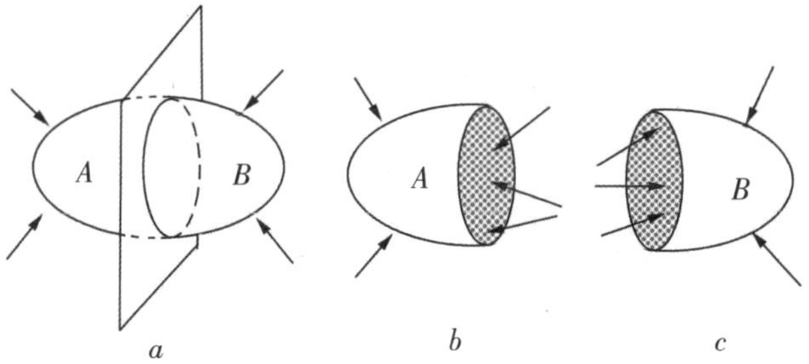

图 3–2　截面法

于整个物体原来处于平衡状态，切开后各部分仍应维持平衡。若对保留部分建立静力平衡方程，则可得作用在保留部分截面上的内力的合力。一般内力的合力是一个过截面形心的力和一个力偶，在特殊情形下，可能是一个力或一个力偶。

1. 轴向拉压时横截面内力——轴力

沿杆轴作用一对外力 P，使直杆承受轴向拉伸（图 3–3a）。为求杆内 m–m 截面上的内力，在该截面处，将杆件假想切开成两部分，留下左部分，弃去右部分，弃去部分对保留部分的作用，用合力为 N 的内力代替（图 3–3b）。根据留下部分的平衡条件求出该截面的内力 $N=P$。

如果再次运用截面法求 m–m 截面的内力，但留下右侧部分（图 3–3c），这时 N' 代表左侧部分对右侧部分的作用力，同样可得 $N'=P$。

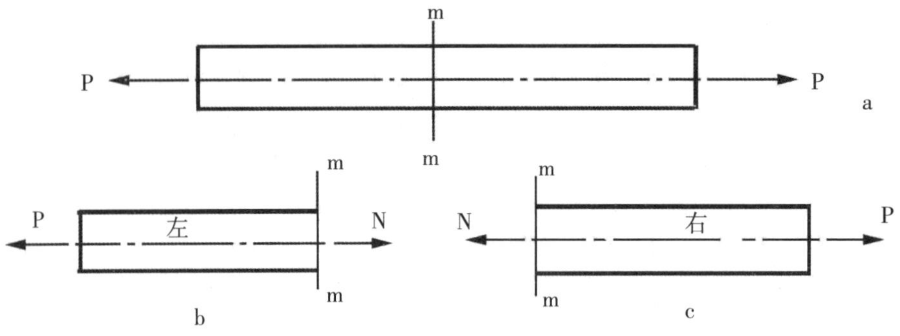

图 3–3　拉伸内力

将沿杆轴线方向的内力合力称为轴力，并规定当杆件受拉伸，即轴力 N（或 N'）背离截面时为正号（图 3–3b），反之，杆件受压缩，即 N 指向截面时为负号。这样的符号规定，用截面法无论取截面的哪一侧，求得轴力的符号都是一致的。

2. 扭转时横截面内力——扭矩

一圆截面杆在一对大小相等、转向相反的外力偶作用下产生扭转变形时，横截面上产生的内力如图 3–4–1a 所示。

采用横截面法，用一个垂直于杆轴的某一截面 m–m 处假想地将杆件切开，若取左段为研究对象（图 3–4–1b），由于 A 端作用着一个矩为 m 的外力偶，为了保持平衡，在截面上必然存在一个内力偶与它平衡。由平衡条件 $\sum Mx=0$ 即可求得这个内力偶矩的大小 $Mn=M_A$。

此内力偶矩 Mn 成为扭矩。如果取杆的右段图 3–4–1c 可得到同样的结果。扭矩的正负作如下规定：采用右手螺旋法则，以右手的四指表示扭矩的方向，则拇指的指向离开截面时扭矩为正，如图 3–4–2a 所示；拇指指向截面时扭矩为负，如图 3–4–2b 所示。扭矩的正负号是根据变形而规定的。

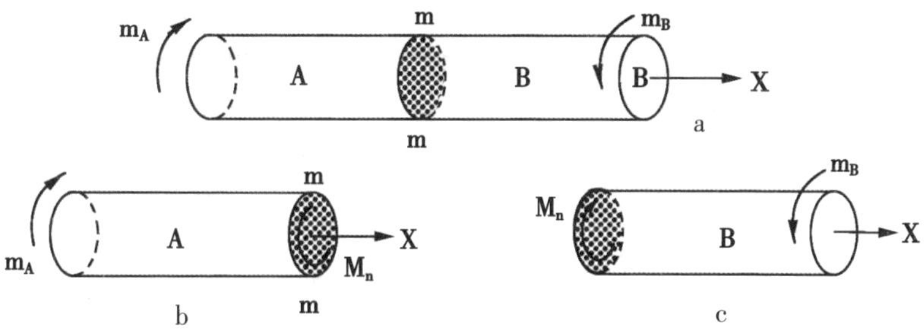

图 3–4–1　扭转内力

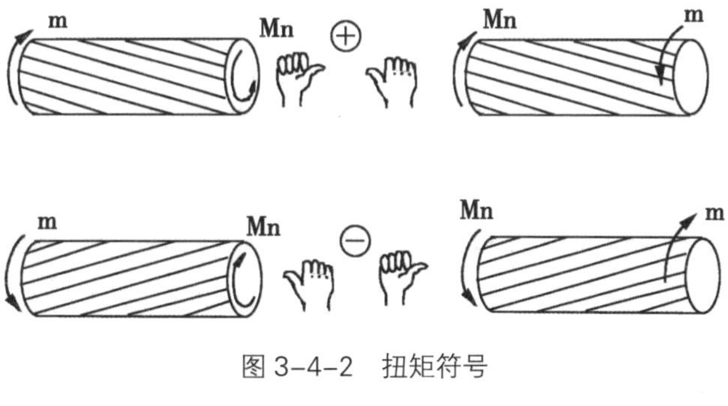

图 3–4–2　扭矩符号

3. 弯曲时横截面内力——剪力和弯矩

杆受到横向力的作用后产生弯曲变形，这时产生的内力也可利用截面法求得。现取两端铰支，跨中受集中力 P 作用的受弯杆件，为简支梁。如图 3–5 所示，利用截面法求 1–1 截面的内力。先用平衡方程，求出其支座反力为 $Y_A=Y_B=\frac{P}{2}$，然后假想在距杆 A 端为 a 的 1–1 截面处切开，保留左段（图 3–5b）并研究其平衡。左段受向上外力 $Y_a=\frac{P}{2}$ 的作用，因此必有一个向下的、与 Y_A 平行的内力 Q 作用在 1–1 截面上。但 Y_A 与 Q 又有使杆做顺时针转动的趋势，因此在 1–1 截面上必然还有着一个反时针转向的内力偶 M 与之平衡。于是，移去的右段对左段的作用可以用内力 Q 和内力偶 M 来代替，如图 3–5c 所示。所以，杆变曲时，横截面上有两种内力：平行于横截面上的内力 Q 称为剪力；位于外力作用平面的内力偶矩 M ，称为弯矩。

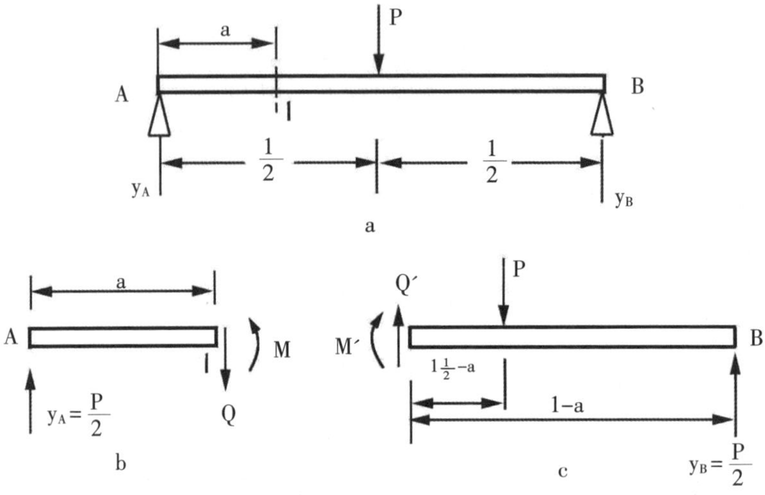

图 3–5　弯曲内力

由左段的平衡条件 $\sum Y=0$ 得 $Y_A-Q=0$，再对 1–1 截面形心 O 取矩，$\sum M_0=0$，得 $-Y_A\cdot a+M=0$

$$\therefore\ M=Y_A a=\frac{P}{2}a \tag{3–1}$$

Q、M 均为正值，说明 Q 的方向和 M 的转向与所设的一致。

如果保留右段，在截面上假设左段给右段的作用力 Q' 和力偶 M'，如图所示。由平衡条件 $\sum Y=0$。得 $Q'+Y_B-P=0$

所以 $Q'=P-Y_B=\frac{P}{2}$ (3–2)

再对 1–1 截面的形心 O 取矩 $\sum M_0=0$ 得：

$$-M'-P\left(\frac{1}{2}-a\right)+Y_B(1-a)=0$$

所以 $M'=Y_B(1-a)-P\left(\frac{1}{2}-a\right)=\frac{P}{2}a$ (3-3)

比较保留左段和保留右段的计算结果，可知 Q'、M' 分别与 Q、M 数值相等，而方向（或转向）却相反。因此，统一用 Q 表示截面上的剪力，用 M 表示截面上的弯矩。

剪力 Q 和弯矩 M 的符号根据杆的变形情况来规定。剪力的符号规定如图 3-6-1 所示，但也可作如下解释：在图 3-6-1a 左截面上的剪力 Q 是向下的，因此左段上的外力必然是向上的；右截面上的剪力 Q 是向上的，那么右段上的外力必然是向下的。这样，截面左、右段的错动趋势将如图 3-6-1c 所示，所以正剪力对应的错动趋势是“左上右下”。同样，在负剪力时（图 3-6-1b）对应的错动趋势是“左下右上”。弯矩的符号规定如图 3-6-2 所示，但也可作如下的解释：在图 3-6-2a 的情况下，在截面附近截取的微段将向下弯（下凸），即正弯矩对应的弯曲变形是下凸的（图 3-6-2c）。同样，负弯矩（图 3-6-2d）对应的弯曲是上凸的。

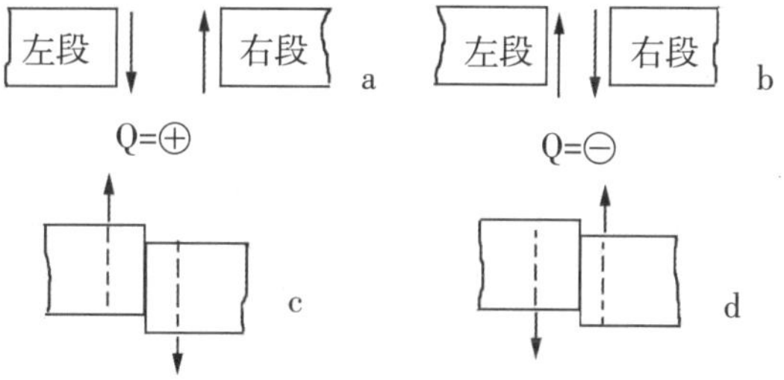

图 3-6-1

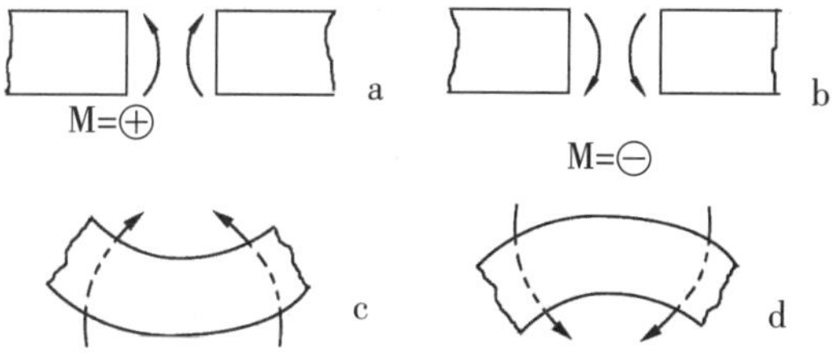

图 3-6-2

图 3-6 弯矩符号

三、应力、应变及其之间的关系

（一）内力的集度——应力

只知道截面上内力合力的大小是不够的，还不足以判断该物体是否会被破坏，以及如果破坏是从截面上哪一点开始的，因此必须知道内力在截面上各点的分布情况及其密集程度。由于内力是物体在外力作用下随着变形而产生的，因此必须根据物体在受力后变形的具体情况来确定内力的分布。假定内力在截面上的分布是连续但不均匀的，考察面 m–m 上某一点（图 3–7），并围绕该点取一微面积 ΔA，其上作用有某内力 ΔP。把内力 ΔP 对微面积 ΔA 的比值称为微面积 ΔA 上的平均应力，以 P_m 表示，即 $P_m=\dfrac{\Delta P}{\Delta A}$　(3–4)

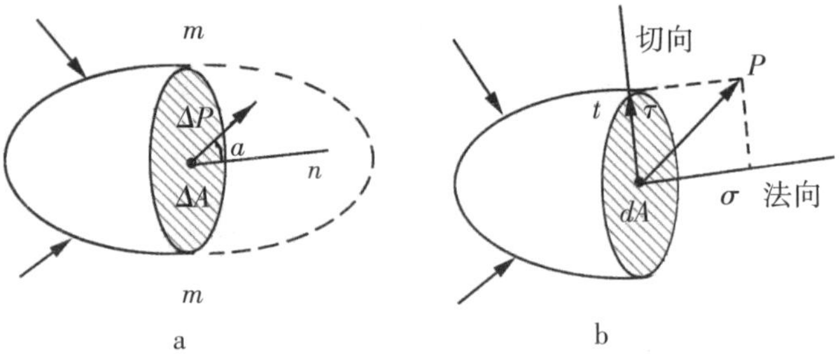

图 3–7　点的应力

平均应力就是单位面积上的内力，它表示 ΔA 内各点内力集度的平均值。

如果要知道截面上某一点内力集度的大小，则应将微面积 ΔA 缩小趋于一点，在极限情况下得：

$$\lim_{\Delta A\to 0}\frac{\Delta P}{\Delta A}=\frac{\mathrm{d}P}{\mathrm{d}A}=p \tag{3-4}$$

P 称为截面上某一点的全应力，是矢量。

把全应力 p 分解为两个分量：沿截面上某点处法线方向的力称为正应力，“σ” 沿切线方向的力称为剪应力 τ（图 3–7b）。在计算时可将集中于微面积上的内力 ΔP 分解为垂直与平行于该微面积的力 ΔN 与 ΔT，从而得出：

$$\left.\begin{aligned}\sigma &= \lim_{\Delta A \to 0} \frac{\Delta N}{\Delta A} \\ \tau &= \lim_{\Delta A \to 0} \frac{\Delta T}{\Delta A} \\ p &= \sqrt{\sigma^2 + \tau^2}\end{aligned}\right\} \tag{3-5}$$

在国际单位制中，力用牛顿（N）；面积单位用平方米（m^2）；应力的国际单位为帕斯卡（简称帕，代号为 Pa），1 帕 =1 牛顿 / 米 ^{2}（N / m^2）。此外，也常用兆帕（MPa）或吉帕（GPa），即 1MPa = 10^6Pa，IGPa = 10^9Pa。

（二）变形程度的度量——应变

为了研究杆件截面上内力分布的规律，必须对杆件内一点处的变形作深入的研究。设想将杆件分割成无数微小的正六面体，在外力作用下这些微小正六面体的边长将发生变化。图 3-8a 表示从受力杆件的某一点 A 的周围取出的一个正六面体，其与 x 轴平行的棱边 ab 的原长为 Δ_X。变形后 ab 边的长度变为（Δ_X+Δu），Δu 称为线段 ab 的绝对变形（图 3-8b）。由于 Δu 的大小与原长 Δx 的长短有关，因此不能完全表明线段 ab 的变形程度。如果在线段 ab 内各点处的变形程度相同，则比值为：

$$\varepsilon = \frac{\Delta u}{\Delta x} \tag{3-6}$$

表示线段 ab 上每单位长度的伸长或缩短，称为线应变或相对变形。如果在线段 ab 内各点处的变形程度并不相同，则以上比值只是线段 ab 内的平均线

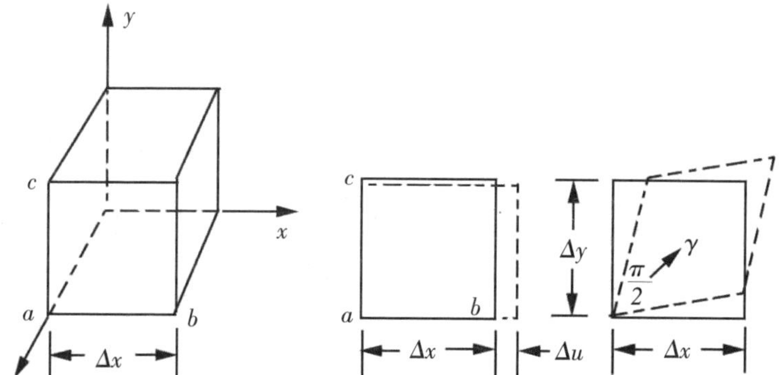

a　　b　　c

图 3-8　线应变和剪应变

应变。若使微小正六面体的边长无限缩小，当ΔX趋近于零时，极限值为：

$$\varepsilon=\lim_{\Delta x\to 0}\frac{\Delta u}{\Delta x}=\frac{du}{dx} \tag{3-7}$$

即为A点处沿X轴方向的线应变。只有线应变才能表明一点处沿某方向长度改变的程度。在小变形的杆件中，ε是一个极其微小的量。上述微小正六面体，当其各边缩小为无穷小时，称为单元体。对单元体每一棱边上各点处的线应变，可以认为是相同的。

物体变形后，其任一单元体不但棱边的长度改变，而且原来相互垂直的两根棱的直角夹角也将发生变化（图3-8c）。角度的改变量γ称为剪应变或角应变。γ也是一个极其微小的量，用弧度度量。

线应变ε和剪应变是度量杆件内一点处变形程度的两个基本量。若设想将杆件分割成无数单元体，则每一单元体只是上述长度和角度这两种基本变形。把这些变形后的单元体组合起来，就形成构件的整体变形，从而得到变形后杆件的形状。

（三）应力、应变关系

单元体的长度和角度这两种基本变形，分别与单元体上作用的应力相对应。图3-9a所示的单元体在左右侧面上受到均匀分布的单向正应力σ的作用时，沿x方向和y方向分别产生线应变。

$$\varepsilon=\frac{du}{dx} \qquad \varepsilon'=\frac{dv}{dy} \tag{3-8}$$

在单元体的各面上只有剪应力τ_x、τ_y而无正应力的纯剪切状态（图3-9b），此单元体只产生剪应变γ。

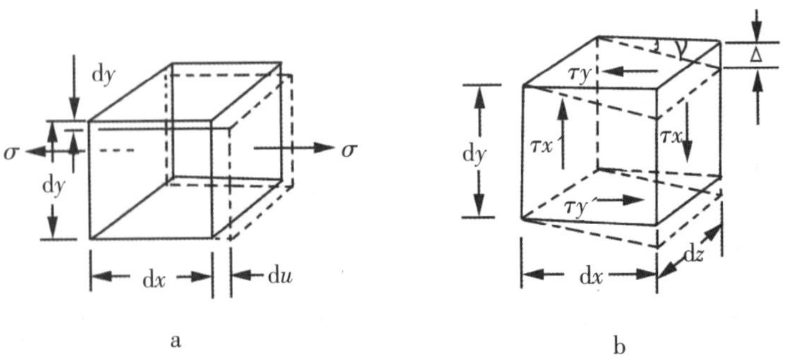

图3-9　应力应变关系

实验表明，当材料在弹性范围内并在小变形下，正应力 σ 与线应变 ε 成正比。引入比例常数 E，则得到 $\sigma = E\varepsilon$　　(3–9)

其中，E 称为材料的弹性模量。正应力与线应变成正比的规律就是胡克定律。同时横向应变 ε'与纵向应变 ε 成比例关系，即

$$\varepsilon' = -\mu\varepsilon \tag{3–10}$$

其中，$\mu = \left|\frac{\varepsilon'}{\varepsilon}\right|$是一个无量纲的比例常数，称为泊松比或横向变形系数。

实验结果也指出，材料在弹性范围内，剪应力 τ 与剪应变 γ 成正比关系，这就是剪切胡克定律，可写为 $\tau = G\gamma$。

其中的比例常数 G，称为材料的剪切弹性模量。胡克定律中的弹性模量属于材料的力学性质，它反映材料弹性变形的能力。G 和 E 的量纲与应力相同，常用 MPa 或 GPa 为单位。

上式揭示了弹性范围内应力与应变之间的物理关系或称本构关系。服从胡克定律的材料称为胡克材料。但是，大部分生物材料，不服从胡克定律。

（四）剪应力互等定理

现在研究单元体的长度和角度这两种基本变形，将分别与单元体上作用的应力相对应。图 3–9（a）所示的单元体在左右侧面上受到均匀分布的单向正应力 б 的作用时，沿 x 方向及沿 y 方向分别产生线应变。

图 3–9b 所示纯剪切单元体的静力平衡条件：假设单元体四个侧面上的剪应力分别为 τx、$\tau x'$、τy、$\tau y'$，由 $\sum Fx = 0$，有

$$\tau_y \cdot dx \cdot dz - \tau'_y \cdot dx \cdot dz = 0$$

$$所以\ \tau_y = \tau'_y \tag{3–11}$$

由 $\sum Fy = 0$，则有

$$\tau_x \cdot dy \cdot dz - \tau' x \cdot dy \cdot dz = 0$$

$$所以\ \tau_x = \tau'_x$$

由 $\sum Mz = 0$，则有

$$(\tau_x \cdot dy \cdot dz) \cdot dx - (\tau_y \cdot dx \cdot dz) \cdot dy = 0$$

$$所以\ \tau_x = \tau_y \tag{3–12}$$

由此可知，作用在单元体的两平行平面上的剪应力总是等值而反向成对产生；剪应力总是存在于两相互垂直的平面上，且两相互垂直的平面上的剪应力总是大小（绝对值）相等，即 $\tau_x = -\tau_y$，方向或者都指向该两平面的交线，或者

都背离该两平面的交线，这就是剪应力互等定理。应该指出，剪应力互等定理具有普遍性，不仅对只有剪应力的单元体是正确的，对同时有正应力和剪应力作用的单元体也是正确的。

四、骨的强度、刚度和稳定性

骨骼是人体的支架，运动的支撑。骨骼具有独特的力学性质，它具有不同的强度、刚度。长骨对受压还具有很好的稳定性。

强度是指生物材料或非生物材料组成的构件抵抗破坏的能力。强度有高低之分，在一定的载荷作用下，某种材料的强度高，就是指这种材料不容易破坏。所谓破坏通常是指断裂或产生过大的塑性变形。保证骨骼的正常功能，首先要求具有足够的强度，能在载荷作用下不发生破坏。

刚度是指构件抵抗变形的能力。刚度有大小之分，如果说某个构件的刚度大，就是指这个构件在载荷作用下不容易变形，即抵抗变形的能力强。构件在外力作用下，即使不出现塑性变形也总要产生弹性变形。刚度的要求是构件在载荷作用下产生的弹性变形不超过一定的范围。

稳定性的要求是指承受载荷作用时构件在其原有形状下的平衡应保持为稳定的平衡。有些构件在载荷作用下，可能出现不能保持它原有平衡形式的现象。例如，对于细长的受压直杆，当压力逐渐增大而达到一定数值时，压杆就会突然从原来的直线形状变成为曲线形状（图 3–10），这种现象称为丧失稳定。在工程中由于某个受压杆丧失稳定而导致整个结构物破坏的事故是很多的。

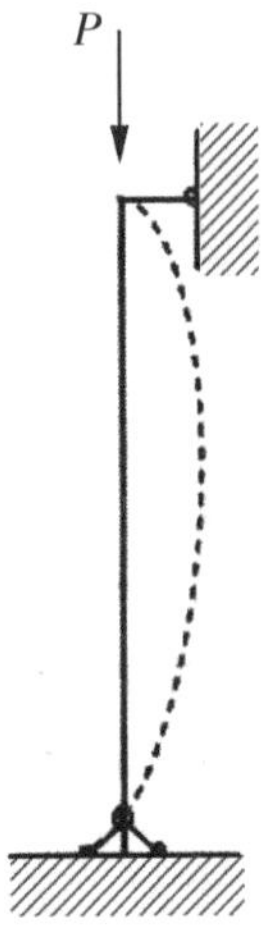

图 3–10　压杆稳定性

五、运动康复中涉及的应力

（一）许用应力

在运动康复过程中，经常要考虑患者肢体对外加负荷的承受能力，即人体骨骼、肌肉等生物材料，或者义肢假体组成材料的强度问题。为了解决这些材料的强度问题，需为材料定出构件工作时所能允许的应力最高值，这个最大的允许应力称为许用应力（σ）。

不同的材料许用应力不同

材料名称	牌号	允许正应力 [MPa]	
		拉伸	压缩
低碳钢	A3	152~167	
低合金钢	16Mn	211~238	
灰口铸铁		34~54	160~200
红杉		7	11

在拉伸及压缩问题中，为了满足安全可靠的要求，构件必须符合下面的强度条件：

$$\sigma = \frac{N}{A} \leqslant [\sigma]$$

根据强度条件可解决强度方面的三类实际问题：

1. 截面设计

人体运动过程中施加在肢体上的轴力可通过测量或计算获得，这就为假肢、支具和人造骨等构件的截面设计提供了依据。

已知轴力 N，则构件的截面积必须满足：

$$A \geqslant \frac{N}{[\sigma]}$$

例如，人工心脏泵血缸的内径为 $D=40mm$，缸内的工作压力 $q=1.2\times 106N/m^2$，若活塞杆材料的许用应力为 50MPa，试求活塞杆的直径。

已知：$D=40mm$，$q=1.2\times 106N/m^2$，$[\sigma]=50\times 106Pa$

求：活塞杆的直径 d

解：泵血缸的内压力为：$P=qF=1.2\times 106\ (\pi/4\times 0.042)$

由：

$$A \geqslant \frac{N}{[\sigma]} \qquad \frac{\pi}{4}\times d^2 \geqslant \frac{1.2\times 10^6\ (\frac{\pi}{4}\times 0.04^2)}{50\times 10^6}$$

$$d^2 \geqslant \frac{1.2\times 1.6\times 10^{-3}}{50} = 3.84\times 10^{-5}M^2 = 38.4\,mm^2$$

所以：$d \geqslant 6.2mm$

因此，要能承受泵血缸内的工作压力，活塞杆的直径应不小于6.2mm。

2. 许用载荷计算

对于具体某个人体或患者而言，其骨骼、肌肉、义肢等生物材料构件的截面积和许用应力都是可以测量确定的，在运动训练和康复锻炼中，需要考虑施加载荷的问题，根据已知构件截面A和$[\sigma]$可以确定许用载荷，即$[N]=[\sigma]A$。

运用这一方法可以推算人体运动极限，例如，有人推算出100米的极限是9.7秒，跳高的极限是2.70米等。许用载荷计算还可以确定康复运动负荷，制定患者的运动处方，确保患者在康复运动过程中，其负荷不超出许用载荷的范围，避免伤害事故。

3. 强度校核

在康复锻炼时，要想知道某种负荷对于患者的特定部位是否安全，可以计算该载荷施加到患者特定部位上时的实际应力σ，并且与该部位的生物材料或义肢组成材料的许用应力$[\sigma]$进行比较。判断构件是否安全可靠，可根据轴力N、截面A求出σ，比较

$$\frac{N}{A} > [\sigma]$$

如果实际应力大于许用应力则该负荷对于患者是不安全、不可靠的。

例如，一残疾运动员的人工胫骨直径为15mm，其材料的许用应力为80MPa，问该运动员能否参加跳远比赛（比蒙创8.90米世界纪录的一跳，蹬地力量约为700公斤）。

已知：$[\sigma]=80\times10^6$，$A=\pi/4\times0.015^2$ 求：许用轴力$[N]$

解：$[N]=[\sigma]A=80\times10^6\times\pi/4\times0.015^2=14130$（牛）$=1413$公斤

由于人工胫骨许用载荷远大于跳远蹬地力量，因此该运动员能够参加跳远比赛。当然，在实际工作中还要结合运动员的身体条件和训练情况综合考虑。

（二）预应力

构件组成时，在构架中已经产生的应力叫预应力。

因为有重力作用，一般构架中都存在预应力。

悬索桥的索拉得越紧、越直，应力就越大，但如果稍放松，则悬索下弯会

增加，长度和自身重量也会加大，这就有个最佳弯度问题。

人体由于肌紧张的作用，在骨骼中产生一定的预应力。上肢拉和下肢压时效果有所不同，例如，上肢在提一重物时，其肌肉张力可以减小骨骼中的应力，而下肢在负重时，其肌肉张力会使得骨骼中的应力增大。

骨折复位后肌肉的张力对骨折部位会产生应力作用。适当的应力刺激，有利于骨组织的修复。但不良应力状态，特别是骨折初期，挛缩状态的肌肉张力，容易造成复位后的再错位，另外，过高的应力也会对骨修复过程造成不良干扰，所以临床上经常采用一些牵引装置来降低患部的预应力。

（三）应力集中

对于均质等截面的板件，在轴向拉压时，横截面上的应力可以认为是均匀分布的。如果在板件上钻一个孔，在通过该孔截面突变的附近，局部小范围内应力数值急剧增加，而离开这个区域稍远，应力则大为降低，趋于平均。这种现象称为应力集中。

$$\text{集中系数：} K_a = \frac{\sigma_{max}}{\sigma_m}$$

最大局部应力与危险截面上平均应力之比。对于板宽超过孔径四倍的板条 $K_a \approx 3$。

在静载荷下，塑性材料可不考虑应力集中的影响。组织均匀的脆性材料将大大降低杆件强度。

人体骨骼是脆性材料，临床上骨折的螺钉固定钢板，牵引钻孔，切除骨骼小缺损、骨裂等，都是容易引起应力集中的因素，针对这些患者，在制定运动处方，进行康复锻炼时，尤其要重视避免造成二次损伤。在竞技体育中，对于运动员受伤后的训练和比赛，更要重视应力集中的问题，避免加重运动损伤，造成更大的伤害。另外，疲劳性骨折的发展、网球肘（肱骨外上髁炎）等都与应力集中有关。

第二节　骨的基本力学性质

骨是有生命的器官，它具有优化的结构形式及力学性质以适应受力的要求。骨的力学性质明显受到诸如骨的种类（密质骨、松质骨）、干湿程度、种属、性别、年龄等影响，甚至同一根骨不同部位的力学性质也不尽相同。尽管作为生物材料的骨力学性质复杂，我们还是可以从基本力学性质去了解它。所谓材料的力学性质是指材料在外力作用下，在强度和变形方面表现出来的各种性能。

一、拉压力学性质

常温、静载下的拉伸是最基本的，也是最重要的试验。通过拉伸试验可以对材料的许多重要力学性质进行分析研究。工程及医疗器械中广泛使用的低碳钢和铸铁的力学性质比较典型，对其拉伸实验的结果进行介绍，有助于从对比中了解骨的力学性质。

（一）低碳钢拉伸

由于材料的某些性质与试件的尺寸及形状有关，为了使不同材料的试验结果能互相比较，必须将试验材料作成标准试件。试验时，将试件两端装入试验机卡头内，开动试验机使拉力 P 由零缓慢增加，同时，试件逐渐伸长，标距段的伸长 ΔL 由变形仪量得。将直至拉断前拉伸过程中的载荷 P 和对应的伸长 ΔL 记录下来，以 ΔL 为横坐标，以 P 为纵坐标就可画出 P–ΔL 曲线（图 3–11a），叫拉伸图。它描写了从开始加载至破坏为止，试样承受的载荷和变形发展的全过程。

在图 3–11 中，P 与 ΔL 的对应关系与试件尺寸有关，例如，如果标距 L 加大，由同一载荷引起的伸长 ΔL 也要变大。为消除试件尺寸的影响，反映材料

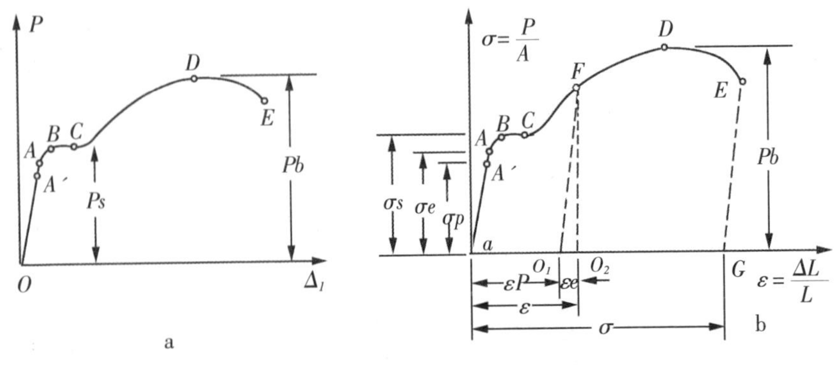

图 3–11　低碳钢拉伸图

本身的性质，用应力 $\sigma=\frac{P}{A}$ 作为纵坐标，用应变 $\varepsilon=\frac{\Delta L}{L}$ 作为横坐标，由拉伸图改画出应力–应变图（图 3–11b）。

从上图可知，整个拉伸过程可分为四个阶段，每一阶段的材料表现出不同的性质：

1. 弹性阶段 OA

此阶段的应变量始终很小，并且若将载荷卸去，变形立即全部恢复。斜直线 OA' 表示应力与应变成正比变化，即在这一直线段内材料服从胡克定律。直线最高点 A' 的应力 σ_p 称为比例极限。当应力不超过比例极限 σ_p 时，材料服从胡克定律。低碳钢的比例极限在 200MPa（2000kg / cm^2）左右。

当试件应力小于 A 点应力时，只产生弹性变形。若超过 A 点，则试件除弹性变形外还产生塑性变形，即超过 A 点后如将载荷撤掉，弹性变形完全恢复，而另外遗留下来的变形不能恢复，称为塑性变形。A 点的应力 σ_e 是材料只产生弹性变形的最大应力，称为弹性极限。弹性极限与比例极限虽意义不同，但数值极接近，通常不作区分。在工程中常认为，在弹性范围内材料服从胡克定律。

又由应力–应变曲线可知，在比例极限范围内，OA' 直线的斜率 $tg\alpha=\frac{\sigma}{\varepsilon}=E$，它是一个常数，是材料的弹性模量，代表材料的刚度。

2. 屈服阶段 BC

在应力超过弹性极限 σ_e 以后，$\sigma-\varepsilon$ 曲线逐渐变弯，到达 B 点后，图形上出现一条水平线 BC，即应力几乎不增加而应变却大量增加。材料好像暂时失去了对变形的抵抗能力，这种现象称为屈服。BC 阶段称为屈服阶段。屈服阶段的变形大部分为不可恢复的塑性变形。屈服阶段对应的应力值称为屈服极限，用 σ_s 表示。实际上在整个屈服阶段，试件承受的载荷有不大的波动，其最低值比较稳定，它代表材料抵抗屈服的能力，故取载荷波动的最低值 Ps 除以试件原截面面积 A，得出低碳钢的屈服极限（$\sigma_e=\frac{Ps}{A}$）在 240MPa（2400kg / cm^2）左右。若试件表面比较光滑，屈服时可在表面看到与轴线约成 45° 的一系列迹线，这些迹线称为滑移线。金属材料塑性变形的产生是由于金属晶体滑移的结果。

3. 强化阶段 CD

在试件内所有晶粒都发生了滑移之后，沿晶粒错动面产生新的阻力，屈服现象终止。要使试件继续变形，必须增加外力，这种现象称为材料强化。由屈服终止到 D 点称为材料强化阶段，此时曲线的 CD 段向右上方倾斜。强化阶段的变形绝大部分也是塑性变形，同时整个试件的横向尺寸明显缩小。

D 点是 σ-ε 图上的最高点，试件在这点承受的载荷 P_b 最大。以试样的原面积除以载荷 P_b 得到的应力值称为强度极限，用 σ_b 表示。低碳钢的强度极限 σ_b 在 400MPa（4000kg/m^2）左右。

4. 颈缩阶段 DE

D 点过后，试件局部显著变细，出现颈缩现象。由于“颈缩”，试件截面显著缩小，因此使试件继续变形所需的载荷反而减小，到达 E 点试件断裂。

上述每一阶段都是由量变到质变的过程。四个阶段的质变点就是比例极限 σ_p、屈服极限 σ_s 和强度极限 σ_b。σ_p 表示材料处于弹性状态的范围；σ_s 表示材料进入塑性变形；σ_b 表示材料的最大抵抗能力。σ_s、σ_b 是衡量材料强度的重要指标。

此外，试件断裂后，变形中的弹性部分因回复而消失，但塑性变形部分则保留下来。工程上用试件拉断后遗留下来的变形来表示材料的塑性性能。常用的塑性指标有以下两种。

（1）延伸率，用 δ 表示：

$$\delta = \frac{L_l - L}{L} \times 100\% \tag{3-13}$$

其中，L 是标距原长，L_l 是拉断后的标距长度（图 3-12）。

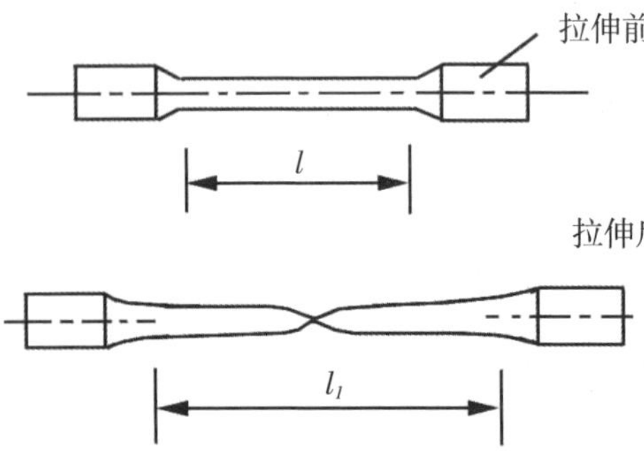

图 3-12　试件拉断前后

(2) 截面收缩率，以 φ 表示：

$$\varphi = \frac{A - A_1}{A} \times 100\% \tag{3-14}$$

其中，A 是试验前试件横截面面积，A_1 是拉断后断口处横截面面积。

δ 和 φ 都表示材料直到拉断时其塑性变形所能达到的程度。φ、δ 越大，说明材料的塑性越好。低碳钢的 $\delta=(20-30)\%$（标准试件 $\frac{L}{d}=10$），φ ≈（60～70）%。一般 δ >5%的材料为塑性材料，δ <5%的材料为脆性材料。

（二）其他材料的拉伸

其他材料的拉伸，所显示的力学性质有很大差异。例如，图 3–13 中三种材料的延伸率都比较大，故它们都是塑性材料。但硬铝和合金钢都没有明显的屈服阶段。

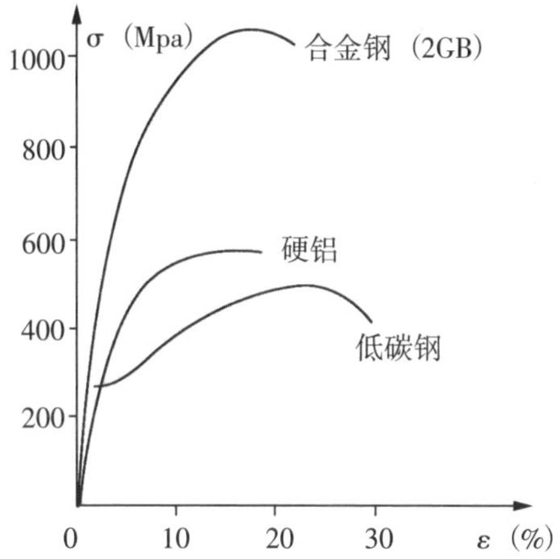

图 3–13　其他材料 σ–ε 图

对于没有明显屈服阶段的塑性材料，常用人为规定的名义屈服极限 $\sigma_{0.2}$ 来说明材料的强度。名义屈服极限 $\sigma_{0.2}$ 是卸去载荷后可得到残余应变为 0.2%的那一应力值。

如图 3–14 所示，铸铁拉伸的特点是在很小的应力下（已不是直线），无屈服和颈缩现象，在没有明显的塑性变形下就断裂，并且断口平齐，因此只能将测得拉伸时的强度极限作为强度指标。不同牌号的灰铸铁的强度极限 σ_b 在 100～400MPa 之间。

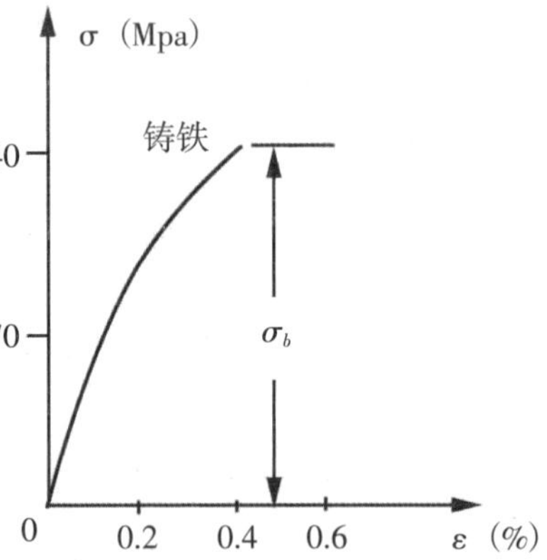

图 3-14　铸铁 σ-ε 图

（三）压缩试验

压缩试验的试件常做成圆柱形状，其高度是直径的 1.5~3 倍，或立方体即体高与边长比取 3。图 3-15 是低碳钢压缩与拉伸时的 $\sigma-\varepsilon$ 图。

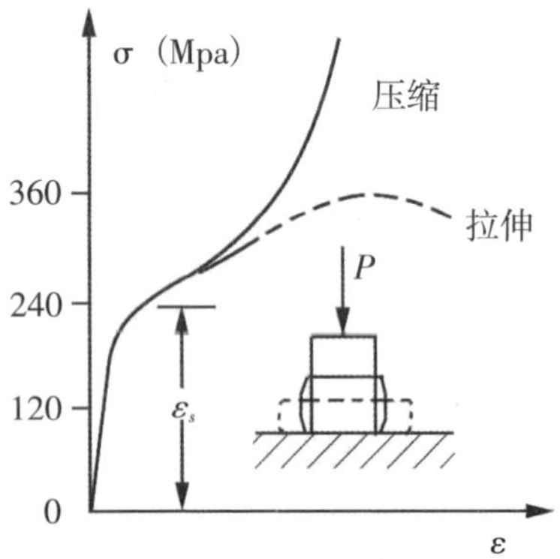

图 3-15　低碳钢压缩 σ-ε 图

试验表明，这类材料压缩时的屈服极限 σ_s 与拉伸时相同。在屈服阶段以前，拉伸与压缩时的 $\sigma-\varepsilon$ 曲线重合，故可认为碳钢是拉、压等强度的材料。

低碳钢受压缩时，在过屈服限以后，越压越扁，横截面面积逐渐增大，试件不可能压断，因此得不到材料压缩时的强度限。一般塑性材料均具有上述特点。脆性材料在压缩时的力学性质与拉伸时有较大差别。图 3–16 是铸铁压缩时的 $\sigma-\varepsilon$ 图，图形与拉伸时相似，但压缩时的延伸率 δ 要比拉伸时的大，压缩时的强度极限 σ_b 约为拉伸的 4 ~ 5 倍。一般脆性材料的抗压能力显著高于抗拉能力，铸铁压缩时断口与轴线约成 45°，而不像拉伸时沿横截面断开。

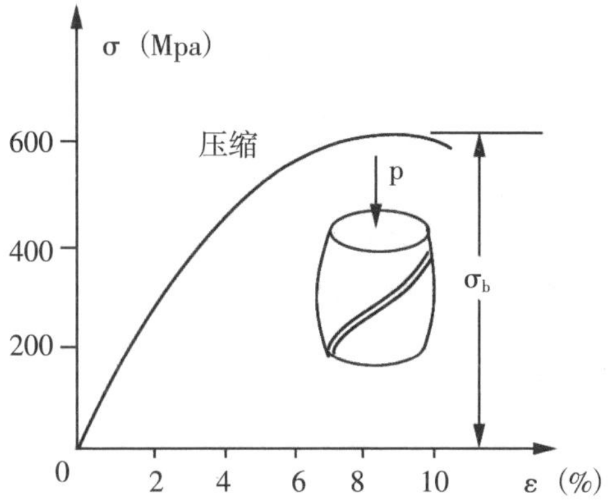

图 3–16　铸铁压缩 σ–ε 图

（四）变形能

变形固体处于弹性阶段时，可看成弹性体。弹性体在外力作用下产生变形时，其内部将储存能量。外力撤除时，变形消失，能量也同时释放出来。伴随弹性变形而储存的能量，称为变形能。

以图 3–17a 的直杆为例说明变形能的计算：以静载荷方式给直杆加拉力，在加载过程中，载荷与伸长呈线性

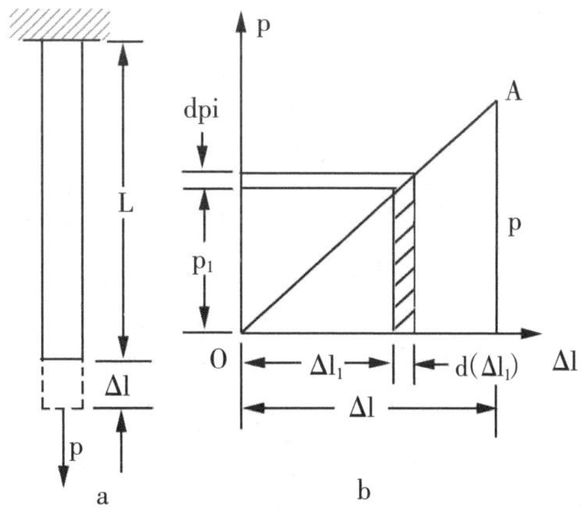

图 3–17　拉伸变形能

关系，即图 3–17 b 中的 OA 直线。当载荷为其间的某一值 P_1 时，杆的伸长为 ΔL_1，当载荷增加一微小量 dP_1 时，杆端又向下移动 d（ΔL_1），在此过程中载荷做的微功为 $dw=P_1\cdot d(\Delta L_1)$，此微功即 P–AL 图中的阴影面积。

杆件的伸长由 ΔL_1 增加 d（ΔL_1）时，其储存的变形能亦有一增量 dU。根据功能原理，载荷在杆端下移 d（ΔL_1）时对杆件所做的微功 dw 在数量上等于此杆件变形能的增量 du，即：

$$du=dw=p_1\cdot d\ (\Delta L_1) \tag{3–15}$$

按照上述方式继续逐渐加载，最后载荷值为 P，伸长量为 ΔL。显然载荷完成的功即是 P–ΔL（图 3–17b）中三角形 OAB 的面积，故：

$$U=W=\int_0^{\Delta L} P_1 d\ (\Delta L_1)\ =\frac{P\cdot\Delta L}{2} \tag{3–16}$$

上式表明，在整个弹性范围加载过程中，杆件能量的增加，即其总变形能，在数量上等于加载过程中载荷完成的功。这就是弹性范围内的变形能原理。

由于轴力 N=P，再考虑胡克定律，最后得出：

$$U=\frac{N\Delta L}{2}=\frac{N^2L}{2EA}=\frac{EA}{2L}\ (\Delta L)^2 \tag{3–17}$$

单位体积的变形能称为能密度（或比能），用 u 表示。利用（3–16）式可得：

$$u=\frac{U}{AL}=\frac{\frac{1}{2}N\Delta L}{AL}=\frac{1}{2}\sigma\varepsilon=\frac{\sigma^2}{2E}=\frac{E\varepsilon^2}{2} \tag{3–18}$$

得出的结果即为 σ–ε 图的三角形面积。

变形能的单位与功相同，均为焦耳，简写为焦（J），并且 1J=1Nm。能密度的单位为焦 / 米 ^{3}（J / m^3）。

因为在图 3–17 中，p–ΔL 图斜直线 OA 以下的面积，即加载过程中外力所做的功，其数值就是杆件贮存的能量。所以，在图 3–18 中整个拉伸图下的面积OADEG 表示拉断试件时

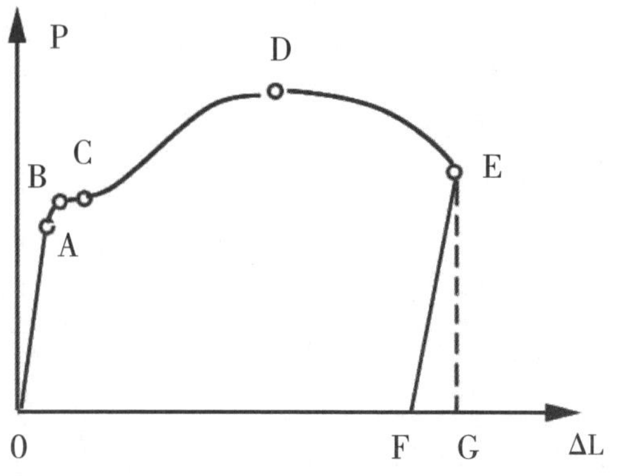

图 3–18　试件破坏前吸收的能量

外力所做的总功，亦即试件在破坏前所吸收的能量。但是，这些能量大部分因塑性变形转化成热能被散失，随弹性变形的恢复而释放的变形能只有三角形EFG的面积部分。

二、骨的力学性质及各种因素的影响

强度和刚度是骨的重要力学性质，通过加载检查可以很好地了解骨或任何其他材料的这些特性。载荷按已知方向加于结构上时，可测出该结构的变形并绘出载荷——变形曲线，从而确定其结构的强度和刚度。

骨骼由皮质骨和松质骨组成，这两类骨骼可看做疏松度变化幅度很大的同一材料（Carter 和 Hayes，1977）。疏松度为骨骼内非矿化（非骨性）组织所占的比例，可用百分比表示。图 3-19 揭示了人胫骨横截面上两类骨骼疏松度的差别：皮质骨的疏松度为 5%~30%，松质骨为 30%~90%。疏松的松质骨与致密的皮质骨之间有一些定义上的差别。

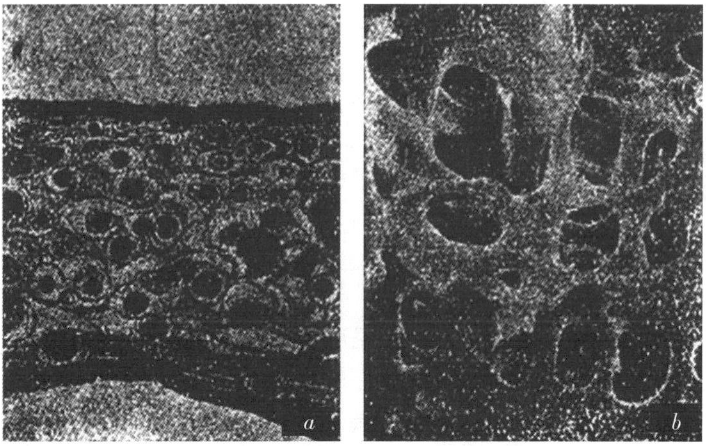

图 3-19　a：人胫骨皮质反射光显微照相（40 倍）；
b：人胫骨松质骨扫描电镜显微照相（30 倍）

皮质骨的刚度大于松质骨，可耐受较大的应力，但在断裂前应变较小。体外试验皮质骨的应变超过原始长度 2%时断裂，而松质骨的应变超过 7%才断裂。这是因为松质骨具多孔结构而有较高的能量储存能力（Carter Hayes，1976）。

皮质骨与松质骨均为各向异性，各向异性的材料在不同方向的载荷作用下表现出不同的力学性能。由于骨骼结构在横向与纵向上不同，因此骨骼强度随载荷的方向而异。在最常见的载荷方向上，骨骼的强度和刚度最大。图 3–20 表示人股骨干皮质骨试样作四个不同方向拉伸试验时强度和刚度的变化(Frankel 和 Burstein，1970)。式样在纵轴方向加载时这两个参数值最高。

拉伸试验的四个方向：纵向（L）、相对中线轴倾斜 30°、倾斜 60°、横向（T）。

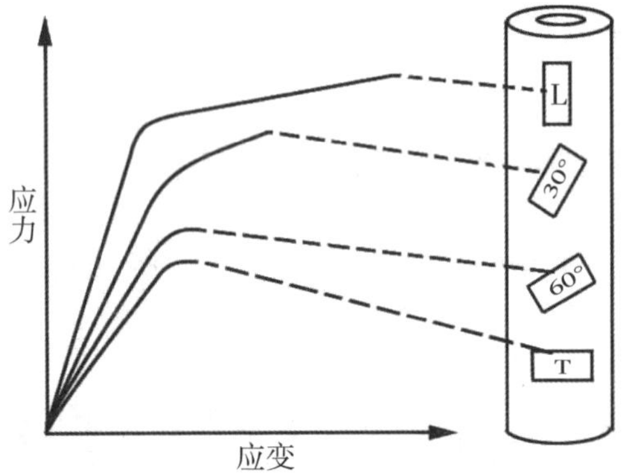

图 3–20　人股骨干皮质骨试样的各向异性特征

（一）骨的受载形式

骨骼系统是人体的支架结构，在完成人体各种随意性活动的同时，承受着来自于自身及外界的各种载荷的作用。总结这类作用的形式，可归纳为：拉伸、压缩、弯曲、剪切、扭转和复合载荷几种形式（图 3–21），以下讨论在平衡条件下的各种载荷作用。

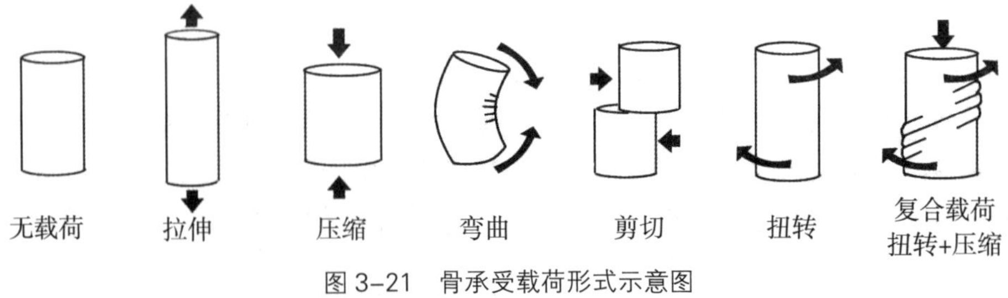

图 3–21　骨承受载荷形式示意图

1. 拉　伸

拉伸载荷为自骨长轴两端向外施加相等而相反的载荷，在骨内部产生拉应力和应变。拉应力可看做许多自骨表面向外的内力。最大拉应力出现在垂直于施加载荷的平面上（图 3-22）。在拉伸载荷作用下骨伸长同时变窄，在其主应力平面上产生拉伸应力，其单位长度的伸长量为应变，骨拉伸应力——应变曲线见图 3-23。对于骨组织，拉伸中屈服不明显，若继续加载，试件出现局部变细的颈缩现象，随后比较快地被拉断。实验证明，干骨干相对应变值为0.4%，而湿骨为 1.2%。总的来讲非常微小。δ <5%具有脆性断裂的性质。从骨的拉伸应力——应变曲线可以看出，线性范围内应力与应变成正比，仍服从虎克定律 σ=Eε，湿骨的弹性阶段和塑性阶段区分不十分明显，这证明骨是一种黏弹性材料。

骨组织在拉伸载荷下断裂的机理，主要为结合线的分离和骨单位的脱离。临床上，拉伸载荷所致的骨折通常见于松质骨，如腓骨短肌腱附着点附近的第五跖骨基底骨折。图 3-23 是跟骨的撕拉骨折，由于小腿三头肌的强力收缩对跟骨产生异常高的拉伸载荷所致。

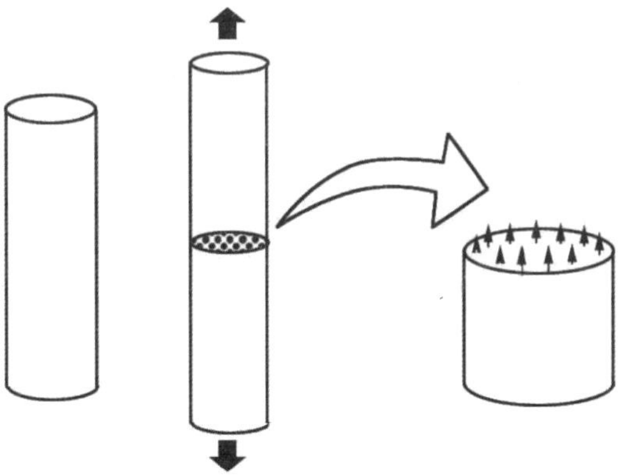

图 3-22　拉伸载荷

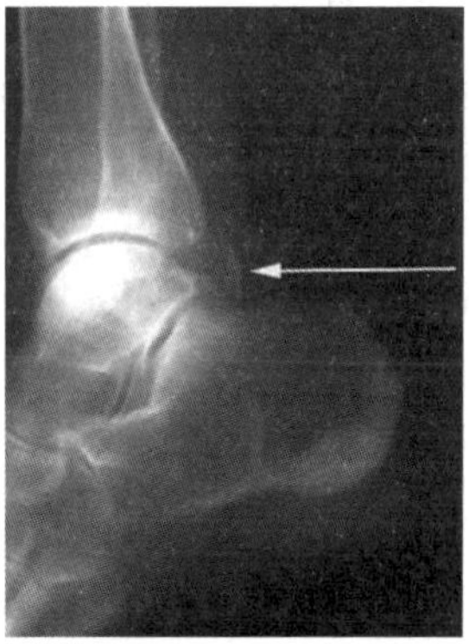

图 3-23　小腿三头肌强力收缩所致的跟骨撕脱骨折

2. 压　缩

压缩载荷为施加于结构表面相等而方向相反的作用载荷。它在结构内部产生压缩应力和应变。压缩应力可看做许多自表面朝向结构内的小内力。最大压缩应力出现在与载荷相垂直的平面上。在压缩载荷的作用下，结构因此而缩短和变宽。骨组织在压缩载荷下破坏的机理主要是骨单位的斜行裂纹(图3-24)。压缩载荷所致的骨折常见于椎体，椎体在高压缩载荷下发生缩短且变宽。

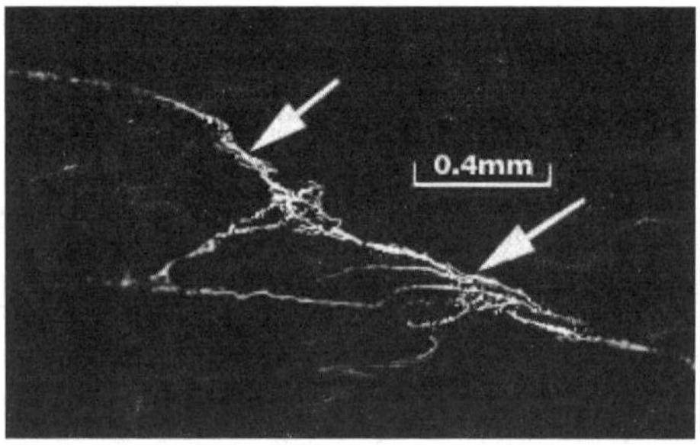

图 3-24 人皮质骨试样压缩试验扫描电镜摄影

3. 剪 切

剪切载荷作用时，载荷施加方向与结构表面平行，在结构内部产生剪应力和应变。剪应力可看做许多小的内力作用于与载荷平行的平面上（图3-25）。

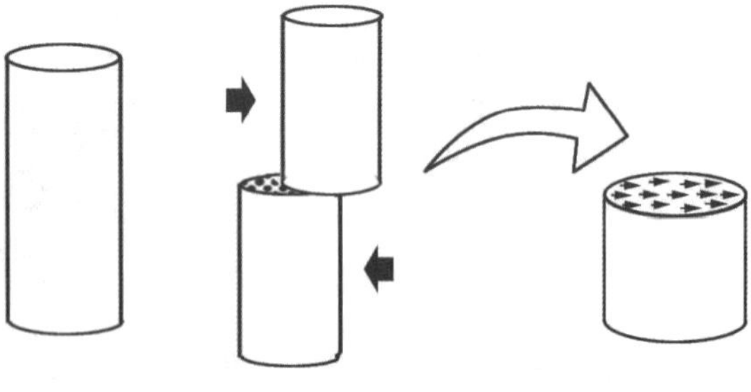

图 3-25 剪切载荷

结构承受剪切载荷时在其内部发生角变形，如直角变为钝角或锐角（图3-26）。这种角度的变化表现有剪切应变发生。图 3-27 表示结构承受拉伸或压缩载荷时的角变形。这种剪切性骨折常见于松质骨。

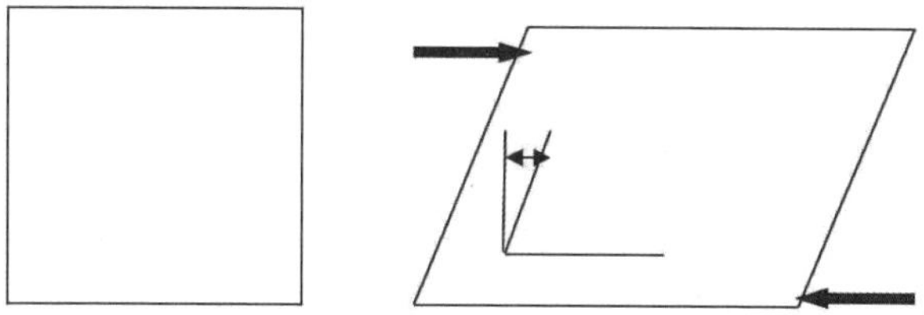

图 3-26　结构承受剪切载荷时变为钝角或锐角

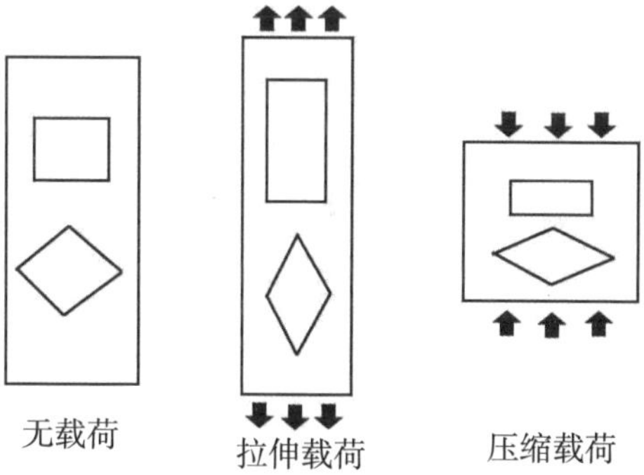

图 3-27　结构承受拉伸或压缩载荷时剪切应变以角变形表示

成人皮质骨的极限应力在压缩、拉伸和剪切载荷时所承载的能力有较大的差异（图 3-28）。皮质骨所能承受的压应力大于拉应力，所能承受的拉应力又大于剪应力。所以，在剪切载荷作用下，反映材料刚度值的是剪切模量而不是弹性模量。

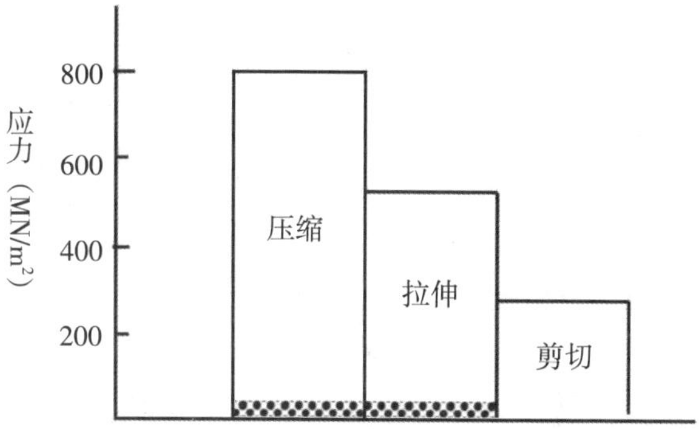

图 3-28　成人皮质骨试样压缩、拉伸和剪切试验时的极限应力

4. 弯　曲

使结构沿其轴线发生弯曲的载荷称为弯曲载荷。结构在弯曲时同时受到拉伸和压缩。骨骼承受弯曲载荷时，拉应力和应变作用于中性轴的一侧，压应力和应变作用于另一侧（图 3–29），而在中性轴上，没有应力和应变。应力的大小与至骨骼中性轴的距离成正比，距中性轴越远，应力越大，由于骨骼是不对称的，所以拉应力与压应力可不相等。

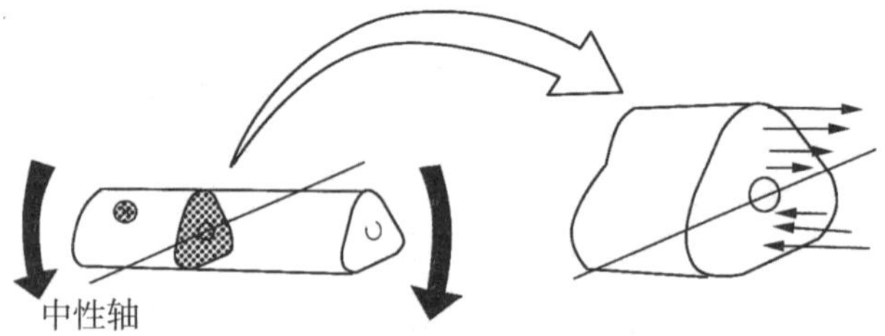

图 3–29　承受弯曲载荷的骨横截面，其应力分布特征

弯曲有两种形式，即三个力所形成的弯曲（三点弯曲）和四个力所形成的弯曲（四点弯曲，图 3–30）。这两种弯曲所引起的骨折均常见。当作用于结构的三个力形成两个相等的力矩时，即发生三点弯曲（图 3–30A），结构将于中间力的施力处发生断裂。两个大小相等、方向相反的平行力作用于一个结构时则形成力偶，当两个力偶作用于同一结构形成两个相等的力矩时，即发生四点弯曲（图 3–30B），由于在两个力偶之间的各部分弯曲力矩均相同，所以在结构最薄弱处发生断裂。

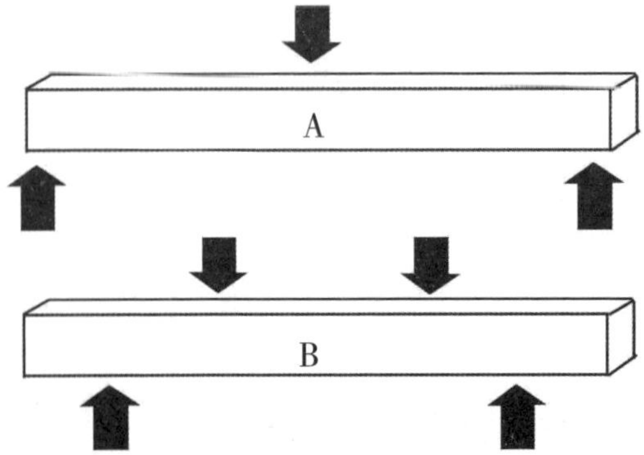

图 3–30　两种弯曲形式，A 为三点弯曲，B 为四点弯曲

滑雪时发生的“靴口”骨折是一种典型的三点弯曲骨折（图 3-31）。当滑雪者向前跌倒时，滑雪屐的靴口顶端以上的胫骨受到一个弯曲力矩，而固定的足与滑雪屐造成一个与之相等的力矩。当胫骨上部向前弯曲时，拉应力与应变作用于骨的后侧，压缩应力与应变作用于前侧。成人骨破裂开始于拉伸侧，因为成人骨抗拉能力弱于抗压能力。

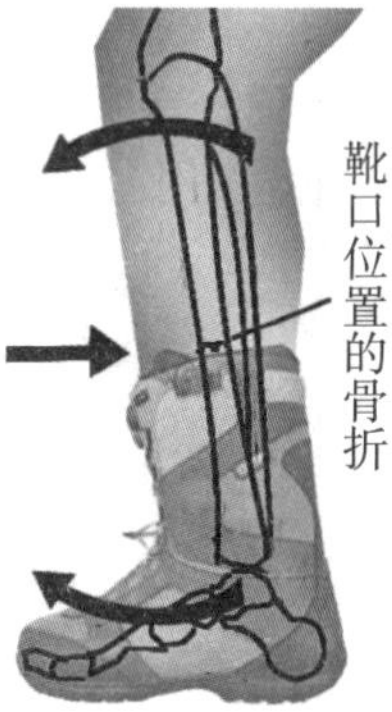

图 3-31　滑雪典型的三点弯曲骨折示意图

5. 扭　转

载荷加于构件上使其沿轴线产生扭曲时，即形成扭转。结构受到扭转时，剪应力分布于整个结构上。与弯曲一样，剪应力的大小与距中性轴的距离成正比，离中性轴越远，剪应力也就越大。

在扭转载荷作用下，最大剪应力作用于与结构中性轴平行和垂直的截平面上，同时，最大拉应力和压应力作用于结构中性轴的对角线平面内。扭转所致骨折的形状表明，骨首先受剪切破坏产生一平行于骨中性轴的裂纹，随后裂纹往往沿着最大拉应力平面扩展。

6. 复合载荷

对各种单一的载荷我们已分别讨论过，但活体骨很少只受到一种载荷形式的影响。在体内，骨的载荷较复杂，主要原因是骨的几何结构不规则，且始终受到多种不定载荷的影响。

Carter（1978）对正常行走时胫骨前外侧的载荷进行计算后得知，足跟着地时为压应力，站立相时为拉应力，趾离地时为压应力（图 3–32）。在步态周期的后部分出现比较高的剪应力，表示有显著的扭转载荷，这一扭转载荷提示，在站立相和趾离地时胫骨外旋。对骨折形态的临床观察表明，仅有极少数的骨折是由一种或两种载荷造成，而多数骨折是由复合的多种载荷造成的。

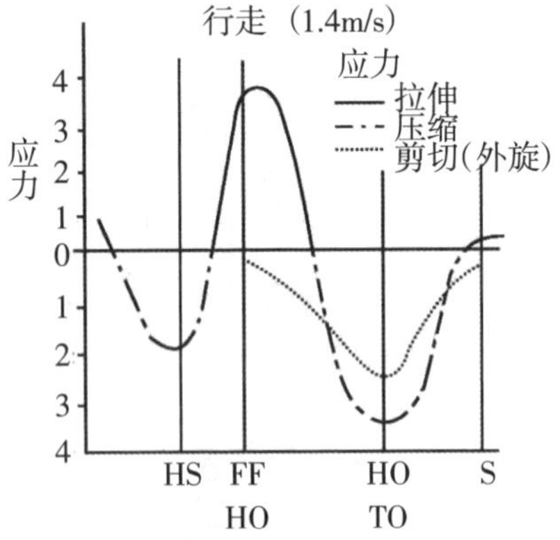

图 3–32　成人胫骨前外侧皮质骨在行走时的应力计算

7. 重复载荷下的骨骼疲劳

单一载荷或重复载荷均可造成骨折。当单一载荷量超过骨骼的强度极限时可导致骨折。重复的低载荷同样可引起骨折，这种骨折称为疲劳骨折。重复次数少的高载荷或重复次数多的正常载荷均可引起疲劳骨折。

所有材料的载荷与重复次数的关系可绘成疲劳曲线（图 3–33）。某些材料，如某些金属的疲劳曲线具有渐进性。如果载荷保持于某一水平以下，无论重复多少次，材料均无损害。骨骼体外实验所得的曲线不是渐进的，骨骼受到

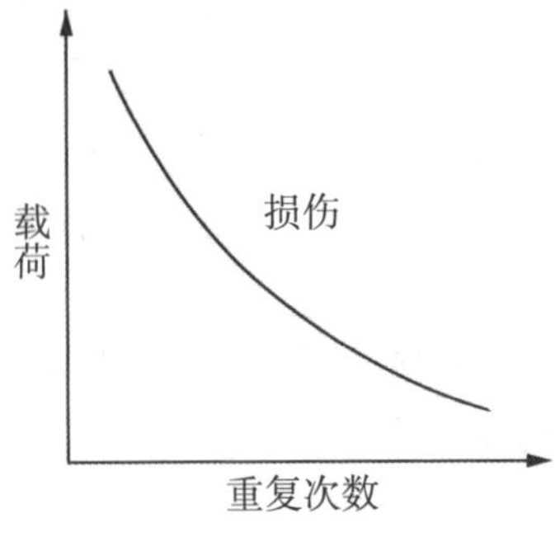

图 3–33　载荷与重复次数相互关系的疲劳曲线

重复低载荷后可以发生微细疲劳性骨折（Carter 和 Hayes，1977）。

当活体骨重复受载时，疲劳进程不仅受载荷量和重复次数的影响，也受载荷频率的影响。由于活体骨可自行修复，只有当重建过程慢于疲劳损害过程时，亦即当载荷的频率使重建不足以防止断裂时，才发生疲劳骨折。疲劳骨折通常发生于持续而剧烈的体力活动期间，这种活动造成肌肉疲劳，而肌肉疲劳时收缩能力减弱，以致难以贮存能量和对抗加于骨骼上的应力，结果改变了骨骼的应力分布，使骨骼受到异常的高载荷而可能导致疲劳骨折。断裂可发生于骨的拉伸侧、压缩侧或两侧均有。拉伸侧的断裂为横向裂纹并迅速发展为完全骨折。压缩侧的疲劳骨折发生缓慢，疲劳损害的进展较难超过重建而可能不致发展到完全骨折。上述肌肉疲劳造成下肢疲劳骨折的理论可概括为图 3-34 所示。

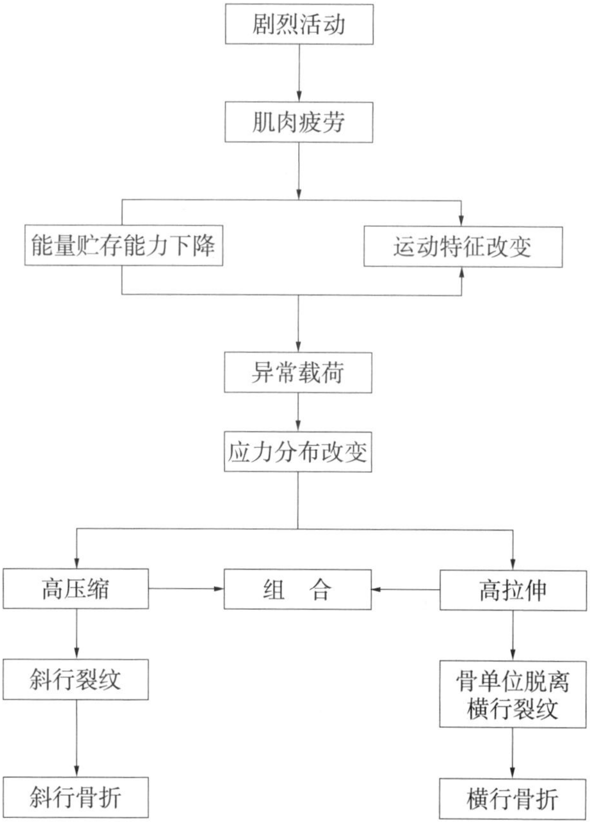

图 3-34　疲劳骨折的成因分析

三、影响骨骼力学性质的因素分析

（一）骨骼的大小和形状

当拉伸和压缩时，骨的横截面积影响骨的强度和刚度。横截面积越大，强度和刚度也越大，而破坏载荷和刚度的大小与横截面积成正比。

当弯曲时，横截面积的大小和在骨组织的中性轴周围的分布形状均影响强度和刚度。弯曲时，截面惯性矩设计的面积与材料周围轴线的分布形状有关，截面惯性矩越大，骨骼的强度和刚度也越大。

影响弯曲强度和刚度的另一个因素为骨的长度。骨骼越长，施力后所获得的弯矩越大。在矩形结构中，弯矩施力点处的应力大小与结构的长度成正比。

在骨骼系统中，长骨由于其长度而承受高弯矩、极高的拉应力和高压应力，它的管样形状有利于对抗所有方向的弯矩。因为骨组织的分布远离中性轴，所以骨骼具有较大的截面惯性矩。

扭转时有两个因素影响骨骼的强度与刚度，即横截面积（大小）和骨组织在中性轴周围的分布（形状）。在扭转载荷作用下，涉及这两个因素的是截面惯性矩。截面惯性矩越大，骨骼的强度和刚度越大。

图 3–35 表示在扭转载荷作用下胫骨远端和近端的横截面。虽然近端截面的骨性面积小，但截面惯性矩很大，因骨组织的分布均远离中性轴。远端截面的骨性面积较大，但由于骨组织分布在近中性轴处，而承受大得多的剪应力。

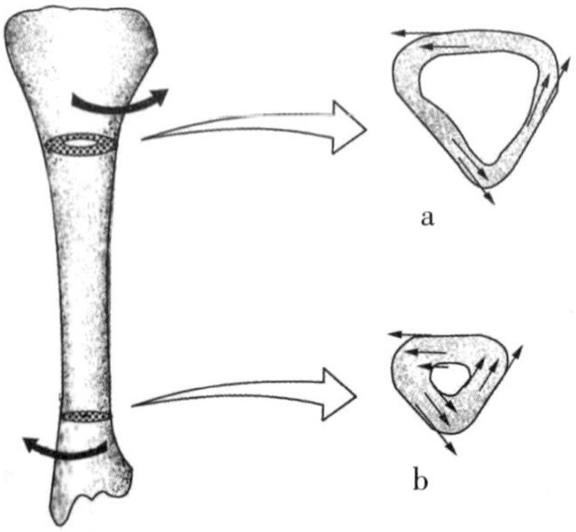

图 3–35　胫骨承受扭转载荷作用时，剪应力在两个横截面上的分布

远端截面所受的剪应力约为近端截面的两倍，因此可以想象得出胫骨扭转骨折一般发生于远端。

（二）骨折愈合

当骨折后骨愈合开始时，骨痂在骨折处周围形成套状以稳定骨折区（图 3-36a）。在愈合期间，骨痂使面积和截面惯性矩显著增加，从而增加骨骼的强度和刚度，特别是在弯曲和扭转时。在骨折愈合而骨骼逐渐恢复其正常强度时，套状结构即逐步吸收，骨骼尽量恢复到正常的大小与形状（图 3-36b）。

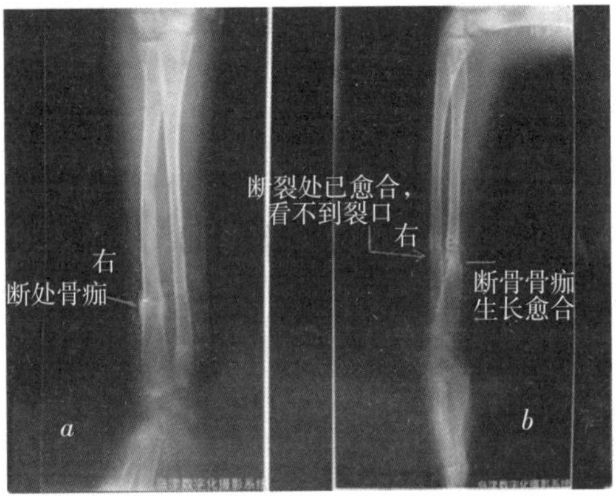

图 3-36　骨折及骨痂形成：a，骨折早期形成；b，骨折 9 个月

（三）手术因素

有些外科手术造成骨骼缺损而使其力学性能明显减弱，特别是扭转时。骨缺损可以分为缺损的长度小于骨的直径和长度超过骨的直径两类。

外科手术，如小片骨骼切除或螺丝钉钻孔等，使骨局部截面尺寸发生改变，在截面改变处的应力分布不再均匀，出现应力局部增大现象，从而形成应力集中。应力集中导致骨骼强度降低，尤其是扭转载荷的影响特别显著，可使其降低 60%。

正常骨骼承受扭转载荷时，剪应力分布于整个骨骼，而骨骼以其良好的质量分布对抗扭转的作用。图 3-37a 为长骨横截面上的剪应力，外表面连续的横截面成为闭合截面。

手术切除长条骨片，例如，开槽时形成开口截面。此时骨骼横截面的外表面连续中断。具有开口截面缺损的骨骼在对抗扭矩时，连续剪切应力在缺损处中断被迫改变方向（图 3-37b）。剪切应力在骨组织中各个部分都与所受扭矩平行，才能以最少的骨组织量对抗载荷。

一旦截面缺损，剪切应力方向改变，就会在缺口附近形成应力集中，导致骨折。因此，在制订骨科手术患者的康复运动处方时，应严格控制其负荷量。

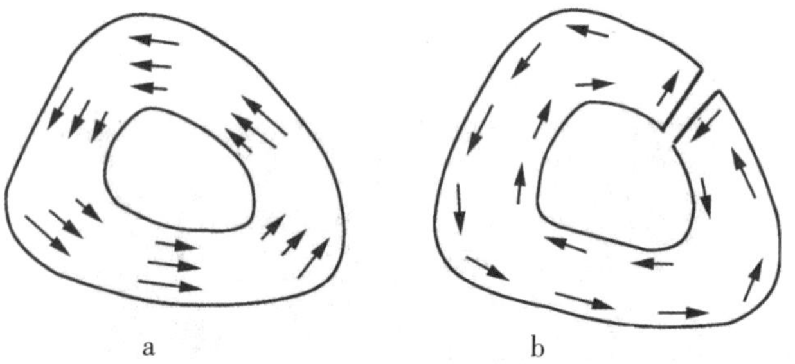

图 3-37　开口截面对扭转载荷的应力分布的影响

（四）衰老骨质疏松

老年人是骨质疏松的高危人群，在长期制动和衰老过程中，骨组织的分解流失大于合成再造，因而逐步出现骨质疏松现象。例如，在松质骨内，骨小梁的壁进行性变薄，甚至有不少被吸收，结果使松质骨量明显减少，骨皮质的直径和厚度也减少。骨组织总量的减少和骨体积的轻度减少，造成强度和刚度降低。

目前认为，骨质疏松是以骨量减少、骨的显微结构受损、骨骼脆性增加，从而导致骨骼发生骨折的危险性升高为特征的一种疾病现象。当患者具备上述现象，又伴有因骨质疏松引起的某些临床症状。

骨质疏松导致骨力学特性的变化主要体现在如下几方面：

1. 骨骼发生骨质疏松，虽然其外形与正常没有什么区别，但骨显微结构已发生变化。随着骨骼中骨矿物质和骨基质的丢失，原本密实的骨小梁中形成了许多孔隙，致使其变细变薄甚至断裂，导致骨骼承受各种负荷的能力（骨的强度）下降。

2. 骨质疏松患者的骨量丢失以骨基质为主。骨基质是维持骨韧性的重要物质，它的丢失可以造成骨的脆性增加而韧性降低，在外力作用下，骨骼缺乏对外力的承受性（抗弯力降低）也是导致骨质疏松症患者骨折发生率升高的原因。

3. 骨质疏松症患者多为老年人，由于机体逐渐衰老的原因，老年人肌肉组织的弹性降低，失去对骨的保护与协调作用，对突发事件的反应能力较差。

（五）骨的环境适应性与重建

重建是骨骼通过改变大小、形状和结构以适应负荷环境需要的功能。这种适应是按 Wolff 定律进行的，即骨骼在需要处生长，而在不需要处吸收。

如果活动减少或固定时，骨骼不再承受通常的机械应力，骨膜和骨膜下骨发生再吸收（Jenkins 和 Cochran，1969）。Kazariam 和 Gierke（1969）用石膏将猕猴全身制动 60 天，以证明其骨骼强度与刚度的降低。固定组与对照组猕猴锥体体外压缩实验发现，固定组锥体的破坏载荷量和能量贮存能力减低 3 倍，刚度亦显著降低（图 3-38）。

骨折愈合后骨的重建受到牢固附着在骨骼上的植入物的影响，例如，以螺丝钉将钢板固定于骨骼上，这时载荷由钢板和骨来分担，两者承担的比例取决于结构的几何和材料性质。骨骼将按其所承受的应力水平重建，增加或减少皮质骨和 / 或松质骨。因植入钢板负担高载荷而使骨骼不负载，骨骼对载荷减小

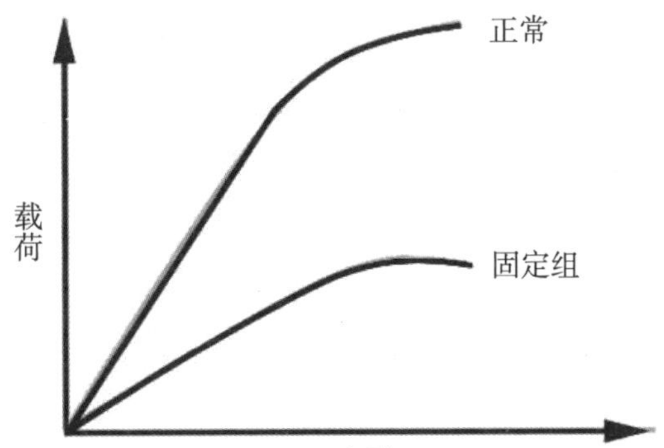

图 3-38　正常和固定的猕猴 L6-L7 椎体的载荷——变形曲线

的反应为萎缩。在载荷由钢板传至骨骼的过程中，骨——螺钉界面将承担高载荷，从而造成骨骼在界面处发生肥大。

骨重建是通过适应力学环境的需要而发生的形态、结构方面的改变。因此，在骨折手术治疗中采用适宜的固定方法，既要考虑牢固性，避免断端错位，又要考虑骨康复的应力环境，才能提高手术的成功率，造福患者。

第四章

骨的功能适应性

本章内容为运动康复生物力学的重要基础理论，是分析、研究相关问题的根本。对它的研究总体来看虽仍处于初始阶段，但对指导临床、设计新型骨科医疗器械、改进现有医疗方法、寻求新的医疗途径具有重要指导意义。

第一节 骨的组织结构

骨是一种复杂物质，是一种有生命的复合、各向异性、非均匀的材料，具有黏弹性和良好动力适应性，骨的一切优良性质都与它的功能相一致。

骨是由骨细胞、骨纤维和骨基质结合在一起构成的坚硬结缔组织。骨的功能主要包括两方面，一是组成骨骼系统，用来支撑和维持人体的正常形态，保护内脏器官。骨骼是肌肉的附着部位，又为肌肉收缩和身体运动创造条件，骨骼本身以连续变化来适应改变形状与结构的需要。二是借调节血液的电解质 Ca^{2+}、H^{+}、HPO_4^{-} 的浓度保持体内矿物质的动态平衡，即骨髓的造血、钙磷的储存与代谢等功能。

骨的形状与结构因骨的功能不同而不同，同一根骨的不同部位，由于功能不同，它的结构和形状也不同，如股骨干与股骨头。所以，全面表述骨的材料性能及其功能、骨的结构等是很重要的。

组织是由类似的特殊细胞结合在一起而完成某一功能的结合体。结缔组织是结合到一起而构成生物体不同结构支架的组织，骨就是坚强的结缔组织。骨组织包括骨细胞、骨纤维和骨基质三种成分。

一、骨细胞

骨组织中的细胞有三种，它们是骨细胞、成骨细胞和破骨细胞。这三种细胞能够互相转换，互相配合并可吸收旧骨质，产生新骨质。

骨细胞埋于骨基质内，是骨正常情况下的基本细胞，呈扁椭圆形，在骨组织中起新陈代谢作用以维持骨的正常生理状态，在特定条件下它可以转化成另外两种细胞。

成骨细胞呈立方形或矮柱形，具有细小突起，它排列较整齐，胞核大而圆，位于胞体一端。细胞质为碱性，它可以产生纤维和粘多糖蛋白而成细胞间质，其分泌出的碱性胞质使钙盐沉淀，成为针状晶体排列于细胞间质中间，这些细胞间质将成骨细胞包围起来并逐渐变成骨细胞。

破骨细胞是多核的巨细胞，胞体直径可达 30 ~ 100μm，多分布于骨组织被吸收的表面上。细胞质为酸性，内含酸性磷酸酶，可以溶解骨的无机盐和有机质，并将其转移或排出到其他部位，从而使该部分骨组织削弱或消失。

二、骨纤维

骨纤维主要由胶原纤维构成，故称为骨胶原纤维。骨纤维束呈规则的分层排列，它与骨盐紧密结合形成板状结构，称为骨板或板层骨。同一层骨板内的纤维大多数是相互平行，相邻两层骨板的纤维层呈交叉方向，骨细胞夹在骨板之间。由于骨板间排列方向不同，因而使骨质有较高的强度和韧性，能合理地承受各方向压力。

成年人骨组织几乎为板层骨，依据骨板的排列形式和空间结构可分为密质骨与松质骨两类。密质骨又称皮质骨，它位于扁骨的不规则骨的表层与长骨的骨干上。骨质致密而坚硬，其骨板排列很规整，并且结合紧密，仅留下一些部位作为血管与神经通道。松质骨位于骨的深部，由许多骨小梁互相交错构成，它呈蜂窝网状，网孔大小不一，网孔内充满骨髓、血管和神经。骨小梁排列与力的传递方向一致，故骨质虽松但能承受较大的压力。另外，松质骨还有巨大表面积，所以又称为海绵状骨，以人的骨盆为例，平均体积约为 $40cm^3$，密质骨表面积的平均值为 $80cm^2$，而松质骨表面积的平均值可达 $1600cm^2$。

三、骨基质

骨基质又称为细胞间质，它含有无机盐和有机质，无机盐又称为骨盐，其成分主要为羟基磷灰石晶体，长 20 ~ 40nm，宽 3 ~ 6nm，主要由钙、磷酸根和羟基结合而成 $Ca_{10}(PO_4)_6(OH)_2$，其表面附有 Na^+、K^+、Mg^{2+} 等离子，无机盐约占骨重的 65%左右。有机质主要为粘多糖蛋白，组成骨中胶原纤维，羟基磷灰石晶体沿胶原纤维的长轴排列。胶原纤维因骨的类型不同而排列不同，在交织网状纤维骨中，这些纤维绕缠在一起，在其他类型骨中，通常是整齐地排列着。羟基磷灰石与胶原纤维结合在一起，具有很高的抗压性能。

四、骨中血液循环

骨中有血液循环，图 4–1 是一个长骨的密质骨的血管模型图。骨干中有主营养动脉与静脉，在下端骨膜上有一小孔，营养动脉由此进入骨干内部。在骨髓中这根动脉分成上行和下行的分支，每支沿途再分出许多分支，其终端形成毛细管、营养骨髓组织和供给骨干的密质骨。

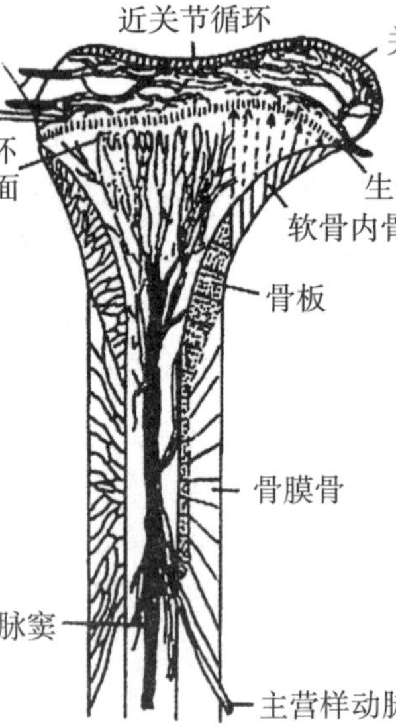

图 4–1 骨密质中相应于三种骨的血管模型

骨骺端的血管与进入骨骺的骨髓腔内的营养血管连接。骨外膜上血管中的血液是从膜内流向膜外，骨干中大部分血液由营养动脉供应，仅少部分由骨外膜血管供应。若营养动脉损伤或因手术切断其供应时，由于这些血管在胚胎发生时建立的相互联结，故有可能改由骨外膜血管供应。

骨骺的血管从骺板的骺侧进入，发育成为骺动脉。骺动脉供应骺的骨髓，还有大量分支供应骺骨四周的软骨和骺侧部分等。

从图 4–1 可见，顶端为关节软骨，下边是骺动脉，再往下是生长软骨，然后是三种类型的骨，即软骨内骨、骨板和骨膜骨。这三种骨中血管方向各不相同，在软骨内骨中，血管方向向上、向外；在骨干的中部，血管方向成横向；在骨干下部血管方向向下、向外。所以，整个骨密质中血管是放射状成扇形排列。图 4–2 是长骨纵切面上的血管分布图，它较图 4–1 多画出静脉窦状隙，并详细画出了营养静脉和它的分支，以及骺后端的血管和骺动脉，图中部是骨膜的毛细血管，它分布于骨干面上。这两个图是模式图，因长骨的不同而有差异。

因骨中血管很细，又不能直接观察，故研究它的血液动力学相当困难。目前可以根据从注入骨中血管放射性同位素的残留量和热量与血液量成正比的原理，测量骨的温度分布来测量血液循环情况。

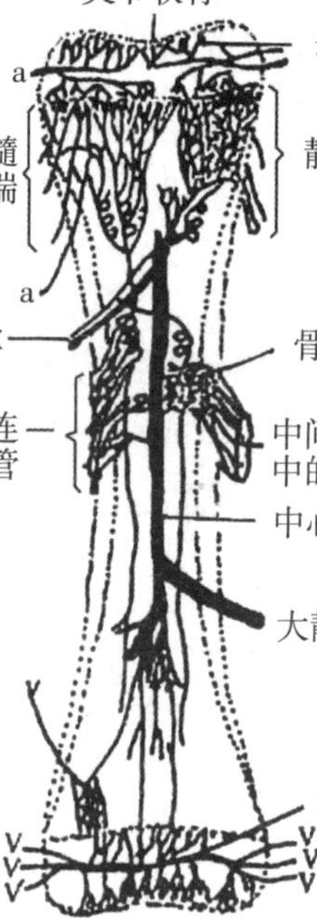

图 4-2　长骨纵切面上的血管分布图

第二节　骨的功能适应性

千万年的自然选择使骨成为相应环境下的最优结构。它不仅在某些不变的外力环境下显示出承载的优越性，而且在外力环境发生变化时，通过内部调整，也能以有利的新结构形式适应新的外部环境。

一、Wolff 定律及其可能作用方式

骨的结构受三种因素控制，即遗传、激素活性和载荷。

德国医学博士 Jnlius Wolff 在前人工作基础上，总结了其 30 多年工作中的经验、体会和临床观察结果，1892 年提出了关于骨变化定律，即骨功能的每一改变，都有与数学法则一致和确定的内部结构及外部形态的变化。1895 年，Roux 提出了骨生长的最小、最大原理，认为松质骨应具桁架结构。E—vans 总

结了大量临床经验，提出压力能刺激新生骨的生长，是骨折愈合的一个重要因素。Pauwels 对 Roux 原理作了理论证明，Kummer 则根据优化原理算出了股骨头三维桁架结构和观察结果一致。70 年代后期，Hayes 等关于髌骨应力分析和实验表明，骨小梁结构确实是按最小正应力法线方向排列，从而为 Wolff 定律提供了理论依据。

为了对骨的生长、修复和塑型作出深入研究，一些学者探讨了 Wolff 定律的反馈机制，认为机体可能通过四种方式对载荷做出动态响应，即载荷可能由骨胶原、骨矿物质、骨细胞外液和（或）骨细胞自身来感受。图 4-3 对这四种理论上的反馈机制做了比较详细的解释。

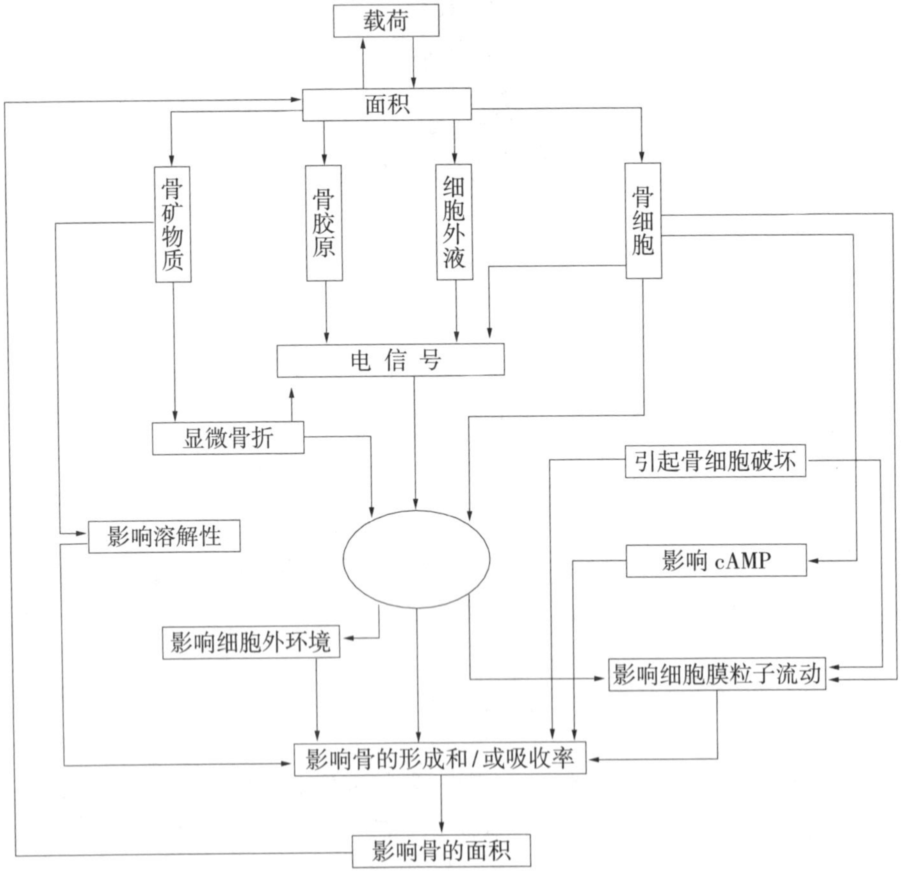

图 4-3　Wolff 定律的可能作用方式

二、骨对应力的适应性

功能性适应是描述骨组织当环境载荷增加时，通过重建增加骨量以适应新环境，完成其功能的本领。活体骨不断地重复着生长、加强和再吸收的过程，这些过程总称为骨的重建。活体骨重建的目标是使其总的结构适应于载荷环境的变化。重建过程的时间尺度是月或年的量级，对人来说，骨受损后重建的时间较短，其量级为几个星期。

了解及预测用来控制活体骨重建性能的应力，对于合理设计接触骨组织的假体器械颇为重要，如骨折固定板、外科螺杆及人工关节等。假体施一应力在临近骨组织上，如果这个应力与骨组织所习惯的应力不同，则骨将重建。有这样的可能，即重建的骨组织在某种意义上是较弱的，甚至导致外科处置的失败。Charnley（1975）曾指出，在全髋置换术的植入杆断裂时，股骨再吸收可能是突出因素。

Frost（1964）对骨的表面重建和内部重建作了如下区别，即表面重建指的是在骨的外表面上骨材料的再吸收或沉积；内部重建指的是通过改变骨组织的体积密度使骨组织内部再吸收或加强。Currey（1960）曾详细描述了骨表面上新板层骨片的沉积过程。在松质骨里，骨小梁不同程度上变得数目很多，它们的厚度可以变化。在皮质骨内，内部重建是通过骨单位的板层骨片直径的改变和骨单位的全部置换而发生的。Kazarian 与 Von Gierke（1969）的研究很生动地说明了松质骨的内部重建。在他们的研究中，将一组 16 只雄罗猴放在整个身体的模子里固定 60 天，另一组 16 只雄罗猴用作对照组，允许它们尽可能在一个笼子里自由运动。把不动的猴与对照组猴的骨组织的结果相比较表明，不动猴的骨组织有可观的吸收现象。骨组织的力学试验也反映了不动猴的重建损失现象。

拉脱维亚的一个研究（shumskii、Mcrten&Dzenis，1978）说明了加载增大对骨组织重建的影响。在这个研究中，9 组单个的胫骨声速用超声波方法来确定。这 9 组都是训练有素的运动员。实验结果说明，胫骨声速是随各运动员的技能而增加的。声速与杨氏模量的平方根成正比，与体积密度的平方根成反比。因此，较大的模量意味着随运动员的技巧难度增大，有骨沉积以及骨组织的密度增大。

通过施加轴向和 / 或弯曲载荷，可引起动物腿骨的表面重建。Woo 等（1981）曾指出，增加猪的体力活动量（缓慢走动），可使腿骨的骨膜表面向外移动和骨内膜表面向内移动。Meade 等（1981）用植入弹簧系统的方法沿狗股骨的轴施加一恒定的压力，横截面积会随着所施加的压力增加而增大。

Liskova 与 Hert（1971）曾指出，施加在总的胫骨上的间歇性弯曲，可使骨膜表面向外移动。根据 Liskova 及 Hert 研究所得的典型结果见图 4-4。表面重建也可以通过减小动物下肢上的载荷而在动物的腿骨上引起。Uhthoff 与 Jaworski（1978），以及 Jaworski 等（1980）的两个研究是将小猪、兔、犬的前肢固定。在 Uhthoff 与 Jaworski（1978）的研究中，使用的是幼龄猎兔犬，发现其骨内膜表面没有什么移动，可骨膜表面上却有大量的再吸收。但对老猎兔犬的研究（Jaworski 等，1980）则观察到骨膜表面没有什么移动，可是在骨内膜表面上有大量的再吸收。

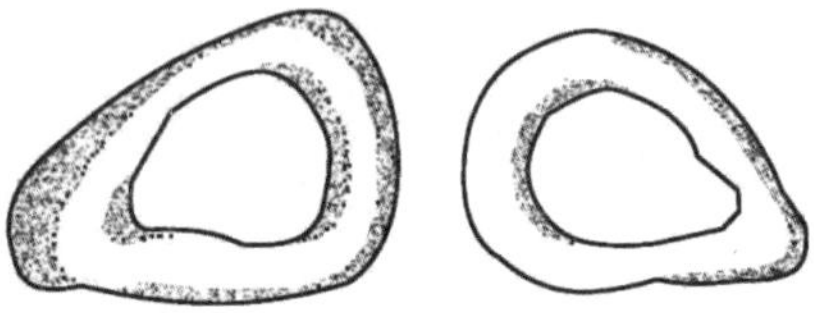

图 4-4　两根胫骨的横截面

a，曾受超生理的弯曲，斜线表示增加荷载期间沉积的骨；

b，对照组未受超生理的荷载，斜线区表示相应时间内正常生长

应当指出的是，骨或器官对应力的适应，不是只适应其一种功能，只符合一种功能态的优化结构，而是适合多种功能，其结构是“符合综合优化设计”。例如，人的骨干骨，其形态非常复杂，要适应多种应力状态，如冲击力、持续力、周期力，以及拉伸、压缩、剪切、扭转、弯曲等各种力的综合作用。骨的功能适应性是对多种功能而言，符合综合优化设计原理。

三、长骨的功能适应性

如上所述，千万年的自然选择使骨无论在形态、构造及力学性质上，都充分适应其功能，成为相应环境下的最优结构。

以股骨为例，它的两端是松质骨，其结构单元是骨小梁。骨小梁的排列是有序的，其方向沿着运动所引起的骨的主应变方向。这种拱式轨道排列避免了

骨小梁承受剪力，最大限度地降低了弯矩，使骨小梁处于承受以拉、压为主的十分有利的受力状态。因此它既减轻了结构的重量，又显示了良好的应力——应变状态。图 4–5 是 Kummer 建立的股骨从松质骨过渡到坚质骨三维层次轨道结构的模型。它形成连续表面，其结构单元是骨小体（Osteon），即哈佛系统。

如上所述，骨单元的排列方向都是或多或少平行于干骨轴线方向，这正是干骨主应变的方向。试验表明，在步态运动中尽管应力——应变值波动很大，但主应变方向却变化不大，相对长轴的方向十分稳定。因此坚质骨中结构单元的排列也是沿主应变方向，它最大限度地减小了剪力。根据剪应力互等原理，从而避免了骨纤维间的纵向撕裂，可见坚质骨的各向异性的力学性质是适应其力学状态的，即骨组织的结构是优化的。

进一步研究还表明，骨干还以截面形式、密度分布及不同的骨单元组织适应其受力状态。

股骨向内侧弯曲，承受弯曲与压缩复合载荷，最大压应力出现在截面内侧；最大拉应力出现在截面外侧，横截面的前后部位为中性层通过的低应力区域。

若股骨承受静态载荷，在横截面上应有应力为零的中性层，但实际上骨是承受动态载荷，由步态的改变、髋关节作用力的变化及肌肉力的重新分配，使作用于股骨上的合力在一定的区域内波动，从而导致中性层在横截面上波动。从股骨断面形式可以看出，内、外侧为适应高应力而长得厚，前、后侧则由于不完全骨吸收而成为峡谷状，以适应由于中性层波动而产生的低应力。图 4–6 是 Amtmann 按照波动载荷引起的平均应力所绘制的股骨干骨 1/3 横截面的等值

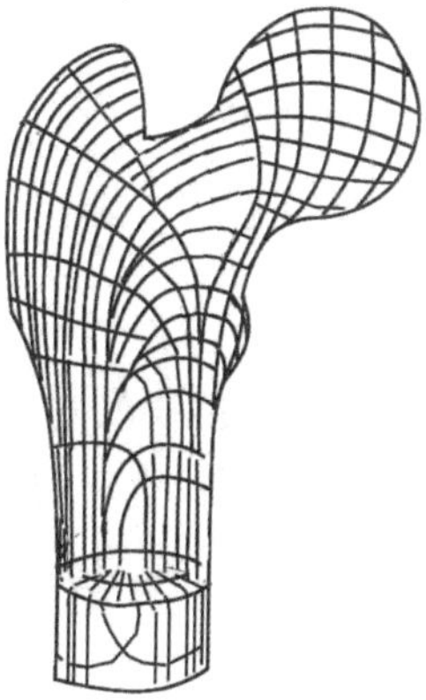

图 4–5　三维层次轨道模型

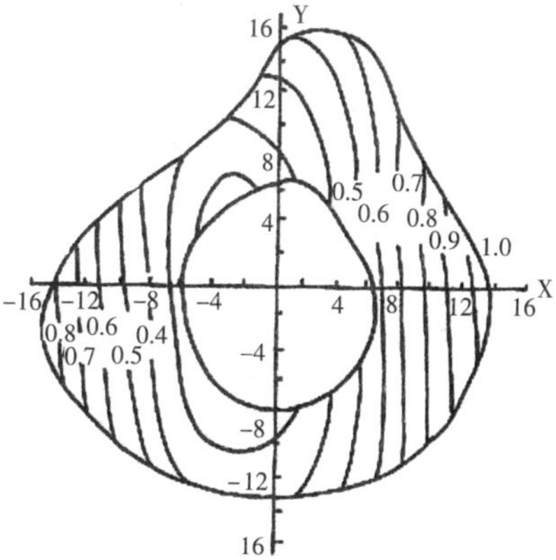

图 4–6　波动载荷平均应力等值线

线，可看出这些等值线的方向与骨断面形式很适应。在皮质骨段，骨的强度及密度分布也不完全相同，图 4–7 是 Amtmann 利用 Schmitt 的大量关于人股骨强度分布资料，以及 Amtmann 和 Schmitt 的关于这些骨密度分布（x 线测密度）的资料，绘制的股骨表面密度和强度分布（图 4–7a、b）。由此可见，骨的强度分布与应力分布是完全一致的，即内、外侧为高强度区，并且与密度分布相适应，也是在内、外侧为高密度区。强度与密度的相关系数为 0.40 ~ 0.42。至于强度与密度分布的不一致性，可能是受几何构造特征的影响，也就是骨的空间几何形式对应力状态也是完全适应的，据此，Amtmann 提出骨还存在结构应力，即图 4–7c 中的结构应力分布。

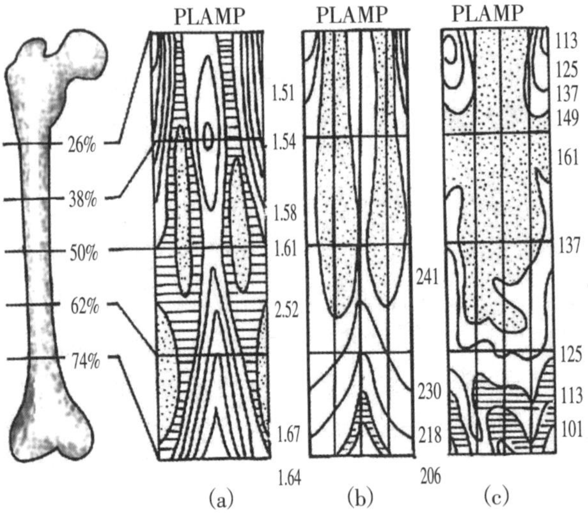

(a) 密度分布　　(b) 断裂强度　　(c) 结构强度

图 4–7　股骨材料的性能分布

由上述分析可知，为了对应力状态的适应，作为生物材料的骨无论是在断面形式、空间结构，还是强度、密度分布上都是与应力状态充分适应的。骨的功能适应性不仅表现在几何特征与力学特征上，而且在骨组织的成分上也表现出来。Blai—mont 对两个干骨的研究表明，在横断面上每平方毫米骨单元的平均数，对应于外侧、内侧、前侧、后侧分别是 16.3、14.7、12.6 和

12.1，可见与应力分布相适应。Lanyang 的研究还表明，在高压应力区域中骨单元的改型过程加快，承受高压应力区域的组织结构多由再生骨单元（Secondary osteon）组成。

四、力学环境对骨改建的影响

骨是一种特殊的、始终进行代谢活动的生物组织。存在于整个生命活动过程中的骨改建是骨吸收与骨形成之间的一种动态平衡。应力是影响这种动态平衡的重要因素，骨改建还同时受到年龄、内分泌、营养和局部血液供应等多种因素的影响，当骨的力学环境变化时，骨的组织细胞也发生相应改变，骨转换最终达到新的平衡。

（一）骨生物电理论

骨生物电主要表现为在机械性应力作用下产生压电效应和流动电位，它对骨改建有特殊的作用，即在压力侧产生负电荷促进骨形成，在张力侧产生正电荷加速骨吸收。也有不少研究认为，外加电极也可产生负极骨沉积和正极骨溶解现象。

参与骨改建的细胞主要是未分化的中间细胞、成骨细胞和破骨细胞，骨生物电对骨改建的影响显然是通过这些细胞活动而起作用的。Frost 和 Bassett 等认为，骨在受压侧的骨沉积是由于负电荷激活成骨细胞而抑制破骨细胞活动的结果。Brighton 认为阴极耗氧，骨在缺氧状态下利于生长。Noda 对鸡胚胎股骨作电刺激实验，观察到阳极区出现骨坏死，其中破骨细胞明显增加，而阴极区则发生骨膜增厚，成骨细胞大量增殖。Daridovit 等提出机械性应力产生的骨生物电可能通过下列过程而影响骨改建：

1. 引起细胞释放某种化学传递物质，这种物质主宰着细胞的活动。

2. 细胞外大分子或细胞膜极性变化，导致细胞膜与这些大分子产生相互作用。

3. 细胞膜物理性能改变，允许某些离子，如钙离子进入细胞内，具有激活胞质中酶类的作用。

4. 通过腺苷酸环化酶最终影响细胞活动。

5. 通过前列腺素 E 和环核苷酸影响骨改建细胞活动。

（二）骨显微裂纹理论

材料力学的研究证明，任何构件在交变应力作用下均可出现疲劳破坏。对体内外的研究表明，骨作为负载支架，同样具有这种材料学上的普遍特性。然而，骨组织除一般材料的这种力学性能外，更重要的是还具有生物学特性。骨组织是具有生命代谢的生物组织，它在正常生理状况下，虽然每时每刻在交变应用作用下产生显微裂纹（Microcrack），但往往在发展成为显微骨折之前已被修复。骨组织中次级骨单位就反映了骨在交变应力作用下产生的显微裂纹经修复和改建后的结果。

正常皮质骨中同心圆排列的哈佛系统板层结构，能有效地防止显微裂纹的延伸。Carter 等在光镜下发现，长管状骨在弯曲压力下，张力侧产生的显微裂纹发生在骨单位的黏合线或板层之间，而压力侧则横穿骨单位，但二者均终止在板层之间的界面。因此，Frost 认为在交变内力作用下产生的显微裂纹是导致骨改建的主要因素，它能刺激破骨细胞和成骨细胞参与骨转换过程。已有人观察到新的骨单位在这些显微裂纹中的充填。交变应力产生的显微裂纹改变了存在于骨单位的应力场，而应力场使骨单位内的电环境也相应发生了变化。显微裂纹产生的骨改建也是按张力侧正电产生骨吸收、压力侧负电引起骨形成的原则进行。这种把交变应力产生的显微裂纹，与应力产生电位有机地结合在一起的骨改建理论似乎更具合理性。

五、适应性及骨折治疗中的生物力学原理

生命的基本特征，就是无论外界环境怎样变化，在生物体内都要保持稳定性和连续性。但是，这种稳定性和连续性并不是消极地、一成不变地维持，而是通过对环境变化的适应来实现。

生物体同环境间的相互作用是一个广泛而深刻的课题。生物对环境变化所持续时间的长短，及所受刺激程度的强弱，以不同方式反映于环境的变化。生物组织在环境变化的每一个水平上都存在着复杂的内部调节系统，它们具有来自活体本身各部分和来自环境的错综复杂的反馈系统。生物体就是依靠这种伺服机构用以维持系统的稳定状态，并使之适当地变化，以应付所遭受到的内部和外部的应激，这正像一个稳定的力学系统，在受到小的干扰后，通过一系列约束所允许的适应性运动而恢复到稳定的力学状态。

骨折及创伤对于动物本身内环境的稳定带来了破坏和失调，应激的本能使之调动一切因素来对破坏的平衡进行调整，诸如有全身性的反应。例如，失血后选择性血管收缩、激素分泌超常、交感神经代谢亢进等。反映在骨折局部，则是发生原始性骨痂形成阶段，它一般不受外界环境的影响。但这个过程持续时间不长，原始骨痂的形成也只是从数日到2～3周。我们称这种适应现象为原始短周期应激适应。

但在原始骨痂形成后，进入骨修复、塑型阶段则很少出现“应激反应”中的各种现象和体征。骨修复过程中表现出的适应性，与其说是原始应激适应的持续，毋宁说是一种新的功能适应过程。诚如前面所述，这个过程与外界环境关系极大，我们可称之为继发性长周期功能适应。

这两种适应性的机理是不一样的，尽管具体机制还不很清楚，但仍可形象地说，前一种适应过程的反馈路线是自体封闭的，它与外界环境无关，我们对它只能因势利导，不能干预，而后一种适应过程的反馈路线是开放的，它与环境有关，是可以干预的，正是这种原因，骨折治疗手段的不同会产生不同的修复效果。

骨的功能是支撑躯体，承受载荷，维持运动。因此，作为活器官的骨对于应力是敏感的，正像前面所叙述的那样，骨以其形态、结构、密度分布等充分适应应力分布。骨对应力适应的反馈系统，现在虽然还不清楚，但所有这些表现又无非是对应力变化作出的反应，也可以认为，是连锁反应中的二级效应。从骨伤生物力学观点看，是一个力学状态控制了骨的生长和吸收。可以期望用应力状态对骨的变化作出定性及定量的描述，甚至可以期望引进广义的“势”的力学概念对适应性进行描述。

因此，骨修复过程中的骨伤力学原理，是充分利用功能情况下的力学状态去控制骨修复，而不要去干扰甚至破坏骨应承受的力学状态。

第三节 骨折治疗原则

各种疗法在骨折治疗上均有其优点，也存在不足之处。我们在总结各种疗法的优缺点，并在大量临床观察和动物实验基础上，从骨伤生物力学观点出发，根据运动康复生物力学基本原理，提出骨折治疗中应遵守的一些基本原则，它是衡量骨折疗法是否符合骨愈合规律的标准，也是衡量骨折医疗器械优劣、设计或改进骨折医疗器械的依据，我们称之为弹性固定准则，该准则主要包括以下三项内容：

一、固定稳定

固定是指复位后的骨折断端保持其几何位置相对不变，所谓固定稳定即是使骨折骨与固定器械构成几何不变体系。因而，固定稳定与否在多数情况下，可用几何构造分析方法判定。好的固定器械应该是既使骨折端与器械构成几何不变体系，又没有或较少有多余联系。多余联系虽然可增强固定稳定性，但往往带来一些问题，如结构复杂、提高造价、要求技术条件高、维修困难、损伤组织多，甚至有功能替代等。

固定既要保持复位后的骨折位置，又要为功能活动创造条件。有效地固定是进行功能活动的基础，而功能活动又是骨折治疗的目的和手段。若固定不稳，不但不能发挥功能活动在骨折治疗中的促进作用，还会导致骨折再移位，引起骨折畸形愈合、延迟愈合、直至不愈合。固定与功能活动，一般情况下，都应给予足够重视。

固定阶段主要是骨桥搭接及塑型修复阶段，它是在一个开放的反馈系统中按照功能需要进行的所谓“继发性的长周期功能适应”修复，此时，环境的特征即骨所处的力学状态将作为一种信息输入反馈系统，从而调整骨的修复。因此，固定应服从修复的需要。

一个良好的固定，应该是既具有几何上的稳定性，即能保持复位的效果，又较少干扰骨所承受的力学状态。例如，一个过分坚硬的稳定固定，对骨的正常受力状态有很大干扰，甚至会出现全部功能替代。这种固定不能认为是好的固定，因为此时骨折端只能得到畸变的力学信息。所以，对固定的要求应是器械与骨折远、近端构成几何不变体系；同时功能活动时对断端的正常应力分布干扰较小。

二、非功能替代

长期以来人们发现，通过应力调整骨的生长和吸收时，低应力骨可变得脆弱，而超应力骨同样也变得脆弱，因此对骨的重建来说，存在着一个最佳应力范围。

实验和临床观察表明，应力和骨组织之间存在着一种生理上的平衡。在一定的应力范围内，骨质的加强和再吸收是互相平衡的。应力增加引起骨组织的加强，随应力的减小发生再吸收现象，也就是说，骨组织的量与应力值在确定的区间内成正相关。对臼顶部密质骨的 X 线检查，可证实这种看法。

Pauwels（1973）指出，在一个最优值 σ_s 时，骨组织的定常变化是平衡的，即增生的骨组织与再吸收的一样多。在允许的应力上限 σ_0 和下限 σ_u 内，当实际应力 σ_i 大于最优值 σ_s 时，增生占优势，而当 σ_i 低于 σ_s 时，再吸收占优势。若实际应力 σ_i 高于允许上限 σ_0，骨会被破坏或被病理性的再吸收所伤害；若 σ_i 低于下限时，再吸收将停止。

由此看来，作用力可引起应力和应变。应力和应变对骨组织的变化过程是一种刺激，在稳定平衡状态（最优应变）时，骨组织的成骨细胞和破骨细胞的活性是相等的，比最优值大的应变可引起骨质的异常生长，随之承载面增大，应力下降，并可降到低于最优值，这时，破骨细胞活跃，骨组织萎缩，应力又重新升高。骨组织通过这样一个反馈系统维持着自身的平衡。

Pauwels 的理论可用下面的一个反馈控制系统来描述（图 4-8）。

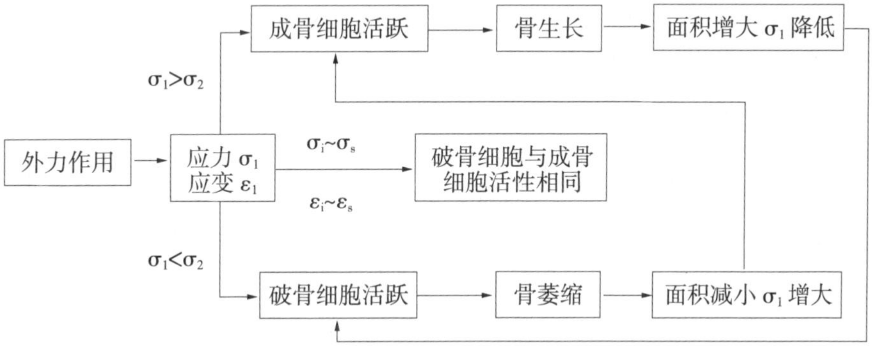

图 4-8　骨重建与应力关系反馈系统

作为生物材料的骨无论在几何形式、空间结构，还是强度及密度分布上都与应力状态相适应。骨的功能适应性不仅表现在几何与力学特征上，而且在骨组织的成分上也表现出来。

骨折后的修复过程，必须考虑活体骨的上述性质，以保证修复后的骨组织满足或接近正常生理功能。

了解及预测用来控制活体骨修复过程所需的应力，对于合理设计骨折医疗器械非常重要。因为在骨折治疗中，骨组织将在新的环境下按新的应力分布进行修复，如果器械设计不合理或使用不当，就会出现这样的可能，即修复后的骨组织在某种意义上较脆弱，甚至造成骨折治疗失败。

综上所述，骨折治疗主要是骨桥搭接和塑型修复过程，它是在一个开放的反馈系统中，依照功能需要进行的所谓功能适应性修复。骨折端的固定装置，即骨折处的力学状态，将作为一种信息输入反馈系统，从而调整骨的修复，使断端形成新的骨结构并接近正常功能状态。所以，在骨的生长、修复过程中，必须创造有益于其恢复正常功能的环境和条件。

三、断端生理应力

综上所述，骨的生长、发育和再吸收与所受应力的大小有直接关系，这已被大量实验和临床实践所证实。遭到破坏的活体骨，骨折端的愈合速度和质量与应力的关系，也是目前人们十分关注的问题。骨折端适中的应力刺激能促进骨折愈合，也已为大量临床和动物实验所验证，但愈合机理目前尚不十分清楚，还有待进一步建立有效的实验方法加以阐明。

作为生物材料的活体骨一旦遭到破坏，在生物体内即有自行修复的能力。断骨的修复，即恢复正常功能的速度和质量与断端所受应力水平有关。我们把可加快骨折端愈合速度和提高愈合质量的断面应力，称为生理应力。生理应力值构成一个区间，且在该区间内存在最优值。

生理应力分为恒定的和间断性两种。目前在临床上恒定生理应力多是由器械加载产生的，它可增加断面的摩擦力，增强固定稳定性，缩小新生骨细胞的爬行距离；而间断性生理应力目前则多是由功能锻炼、肌肉内在动力产生的，一般并非周期性的，它可促进局部血液循环，激发骨折端新生骨细胞增长。这两种分法不仅是客观存在的，而且也是研究和临床上所需要的。一般认为，所谓生理应力系指两者叠加，尤其是间断性生理应力对加速断面愈合，提高愈合质量颇为有益。

在不同治疗阶段，生理应力的概念也有差别，例如，临床初期主要表现为断面法向压应力，而中后期则表现为拉、压、剪力，它们对断面的修复和改建都是有益的。这与骨的功能适应性有关，即骨的结构与机能相关。骨的结构反映了它的生物力学功能特性。

生理应力观点在我国中西医结合治疗骨折中已得到实际应用，并取得较理想疗效，但由于它的复杂性，对其研究和应用还处于初始阶段。这个观点无论在实践上还是理论上仍需深入探讨，而这一工作的完成，即生理应力值的区间和最优值的确定，可以使骨折愈合通过各种不同医疗方式在最理想的情况下加以控制，使愈合达到最完善程度。

以上提出的在骨折治疗中应遵循的三条基本准则，之所以称为弹性固定准则，是由于只有在弹性固定条件下才能实现。应注意弹性固定只是它们的必要条件。

弹性固定准则是初步的、探索性的，有待骨伤生物力学基础理论的发展和大量临床实践及实验去验证并不断完善。

除上述三条基本准则外，还有许多其他衡量疗法优劣的标准，如要求操作简单、尽量不影响活动、不影响血运，以及技术条件简单、便于护理、对骨及周围组织损伤小、患者乐于接受等。弹性固定准则，只是作为骨折治疗中应遵循的基本原则或衡量骨折治疗方法优劣的基本标准。

四、骨的组织工程

骨组织造成缺失且不能通过生理重建或维修时，需要骨组织工程，即手术切除，如椎板切除、骨瘤切除、截肢等。如果骨组织遭受超过骨应力适应范围的猛烈撞击造成了骨缺陷，则需要组织工程材料在骨缺失部位架起连接的桥梁，再让成骨细胞、软骨细胞在其上生长形成自体组织，这就是组织工程学的方法。从表面上看，在支撑材料的孔隙率、网络结构、材料上种植的细胞密度等对新骨生成有很大的影响；从力学上看，这是材料结构应力场对细胞生长成组织的影响。从骨组织的形成过程看，成骨细胞分泌骨胶原纤维构成一个网络，再钙化成骨组织，这也存在应力场随时间变化及对骨组织形成的影响。此外，形成骨的细胞与基底的黏附、运动等行为也是力学课题。在骨组织形成过程中，一方面促进胶原蛋白合成及腱生蛋白对组织的形成和形态调节，另一方面也在改变应力场，这些将是涉及分子、细胞群与组织相关一体的力学问题。另外，还有肌肉骨骼生长等问题。

骨组织（包括其他组织）缺陷的修复过程，本质上是细胞的生物学过程和应力作用下的生长过程。从骨的细胞学水平看，骨从产生乃至在整个生命期中总是在应力、应变场中建造和重建。破骨细胞的再现是骨重建的开始。一种假设认为，变形引起骨内流体运动，由于这些流体携带有很多电荷，于是产生电流和电势。通过各种相互作用，骨的细胞接受应变信号。细胞膜的直接力学变形可能足以活化伸缩敏感的膜受体部位，或电荷直接作用到破骨细胞的膜上，这可能就是力学信号由细胞接受后开始骨重建的工作，这也可能是骨功能适应性重建或缺陷修复的细胞学基础。进一步研究认为，由于流体流动，导致细胞内编码一种转录因子的基因 egr21 的水平增加，且与酪氨酸激酶、胞内钙和血清的浓度有关。

以下是对关节软骨组织工程的研究：

关节软骨是具有承载和分散载荷能力的三维复杂结构。直到最近人们才认识到是软骨组成的特殊分区、分布构成了软骨的独特力学性质，给软骨组织离体再生提供了基础，并且开始注意研究再生组织的 3D（三维）结构。

成人关节软骨离体培养可以回溯至上世纪 60 年代早期。由于关节软骨的细胞单层在培养时无分化作用，分泌的 II 型胶原少而 I 型胶原多，sGAG（硫酸糖胺聚糖）也少，虽然有许多致力于软骨再生的研究，但得到的是纤维性组织，不能形成自体组织，因此软骨细胞必须生长在 3D 基质上，以促进细胞合成基质分子的积累，并保持细胞的表型。

随着可吸收高分子基质的研究与发展，使能承受应力的 3D 细胞的培养成为可能。美国的一些研究组在对软骨离体再生方面的研究产生了重要影响。他们用合成的可吸收高分子 PGA（聚羟基乙酸）和 PLA（聚乳酸）等制备 3D 支撑体，在这些支撑体上培养软骨细胞，并对一系列影响因素（如孔隙率、细胞密度等）作了研究。应该指出的是，离体的力学加载是使软骨细胞生长成自体软骨的必须条件。静态压缩加载抑制了 sGAG 的合成，而短时间（少于 48 小时）的周期性加载却抑制了细胞分化，并促进了 sGAG 和整个（离体培养的）软骨产物的合成。间歇压缩加载（ICF）改进了 sGAG 的聚集能力，并能迫使细胞发育成自体组织，从而形成区域分布。

由于人体流体近乎不可压缩，因此纯压缩力不会产生明显的流体运动。间隙流体的流动力可影响养分的运输，能产生压力梯度使组织变形，也可以提示细胞对应力有某种特异程度的特异响应。无论有无压缩，流体剪应力使培养中的细胞产生较快的生长速度，可推测这是流体流动的剪切增加了对流，从而改进了质量传递。这些实验结果不仅对骨组织工程有用，而且对 3D 细胞培养的装置设计有益。

虽然关于软骨的发育知识，已使人们能够建造一个多孔质生物可吸收高分子支撑体，把分离的软骨细胞固定其中，使其离体再生出小片完整组织，而且在体应用可修复骨组织缺陷，但仍有许多问题尚需研究，第一，目前已成功的报道有鼻子和耳朵的软骨组织工程；关节软骨细胞和颅盖骨成骨细胞的离体培养有较多的研究；在体椎骨组织工程修复有一定基础的实践。然而体内绝大部分的软骨组织和骨组织都生活在应力环境之中，其中的应力——生长关系和力学——化学相互作用尚未明了。第二，除应力与生长分泌等关系的研究之外，尤其是流动剪应力对分泌的影响有较多的研究，而应力与分泌纤维成分的含量、分布与排列，即组织形成的影响研究尚少，而这恰是自体组织形成的必要前提。第三，应力对细胞作用的传递机理仍然不清楚，也还不能回答什么细胞在什么力学条件下能形成自体组织的问题等。

五、康复生物力学在骨折中的临床应用

近年来的生物力学发展，为骨伤科的现代治疗提供了许多新鲜经验，如外固定的应用与发展就证明了这一点。在中西医结合治疗骨折的基础上，经过多年的不断探索和改进，以及深入开展临床生物力学研究，创造了一批具有我国骨伤科特点的新型外固定器，如平衡固定牵引架治疗股骨干骨折、跟骨靴及弹性踏轮治疗股骨骨折等。此外，还有将应变片直接粘贴在外固定装置上作为传感器使用，只要合适地选择粘片位置就能简单有效地达到测试目的。

（一）平衡固定牵引架的临床生物力学测试

平衡固定牵引架一端是穿过股骨髁上的骨圆针，另一端是固定在夹板外面的固定栓。通过调节两侧反正螺杆，使牵引架两端受力，从而牵引克服肌群收缩力，保持骨折端对位。当外力造成骨折后，骨骼因中断连续性而不能承担其正常作用，而平衡固定牵引架的功能主要是在骨折复位后的治疗过程中，代替骨骼承受肌群的收缩力及肢体自重而起着临时的支架作用。

1. 夹板压力测试

小夹板压力测试分布曲线，表明三种状态下夹板压力变化的规律，即按静态、站立、练功依次增大，且分布趋势基本一致。夹板下的纸压垫可以改变夹板压力分布，使夹板压力在纸垫下相对集中，从而保持骨折端的相对稳定，使骨折端在感受压应力状态下对接愈合。练功时夹板压力较静态成倍增加，反映出小夹板弹性固定的优越性，而纸压垫效应力是小夹板治疗骨折的主导力量，因此，临床治疗时准确地使用它是十分重要的，包括选择大小形状和相应位置。

2. 夹板固定布带和牵引架固定带的张力测试

从骨折后病生理的变化规律来看，夹板压力下的临床实验呈现为增高、下

降和平稳三个阶段，夹板压力分布趋势基本成一致性变化，即中央板力总保持在不使骨折端再移位的合力方向上。在治疗过程中，要适时、适宜地将布带稳定为800 克约束力，以使夹板有效固定至骨折愈合。平衡固定牵引架能否有效地牵引要靠固定与夹板，即夹板与皮肤之间要有足够的摩擦力。固定带拉力测试结果为 25 千克。由于固定圈是由内外侧两叶靠前后侧皮带拉紧的结构，因此网定于夹板外围后，使内外侧夹板压力分布略有增加，传感器测试仅显示 100 克数值，螺旋支撑杆最大牵引力实测结果为 5 千克，说明该支架只有牵引对位的效用，而不具备牵引复位的功能，只有依靠手法整复来完成骨折复位。如果在作功能锻炼时，牵引力只增加 25%，患者则感觉不到骨折断端的疼痛。平衡固定牵引架是以小夹板为主体结构的固定系统。

3. 运动促进康复

股骨作为以承受压力为主的一种结构，在四个不同侧面上呈现出不同的应力分布，从而在骨的发育中以不同的几何形式及密度分布，充分适应其生理应力要求，因此，要使断骨愈合后完全恢复肢体正常功能，就要适应其不同的生理应力要求。这种内外前后部位上不同的生理应力，单靠在床上进行功能锻炼是无法实现的，还要通过下床步行活动而获得。早期下床进行功能锻炼对于骨痂的改造和加强是极为重要的。

（二）抓髌器的临床生物力学测试

髌骨骨折是常见的关节内骨折，但股四头肌的强劲常给整复与固定带来困难。抓髌器的结构是由两对不锈钢爪，用销与螺杆连接，用旋动滚花螺母，通过圆锥形合金铝盖使不锈钢爪收拢或张开。当钢爪夹穿过软组织分别抓住髌骨上下端的前侧缘后，拧紧螺母，使骨折块并拢至紧密嵌插达到固定。

1. 抓髌器的压力测试

经力学性能实验得知，在施加 15 千克压力时，抓髌器各部分元件均处于弹性状态而无塑性变形。在 20~27 千克时，只有铝合金盖产生塑性变形，两个不锈钢爪仍为弹性。

对临床患者的测试结果显示，开始时抓髌器的固定力为 6.24 千克，经过一段时间后抓髌器的固定压力会降低，甚至发生松动。数据表明，5 分钟后固定压力降低 0.6 千克；10 分钟后降低 0.7 千克；30 分钟后固定压力降低 0.9 千克。加压力 24 小时之后压力仍缓慢降低。出现松弛现象有以下几方面因素：

(1) 松质骨为黏弹性材料，受压力后变形随时间增长。

(2) 爪尖与松质骨接触使局部骨小梁组织破坏产生塑性变形。

(3) 断骨嵌插骨组织吸收使骨断端进一步贴合，为此在临床治疗期间尤其是早期治疗期应该适时调节抓髌器，以保证固定力。

(4) 从固定和功能锻炼之间的关系分析，功能锻炼是进一步稳定和增强固定效应的积极措施，是最直接的经济动力来源。功能锻炼时肌肉主动收缩，外固定加大变形，而肌肉放松时的变形应力又会作用于骨折断端，增强生理性应力刺激，这种生理性的功能活动对骨折的残余变形有好处。目前弹性外固定的新概念越来越被临床工作者理解和接受。

2. 不同康复动作中压力的变化

临床测试得出的结果是，患者在早期被动伸屈活动时固定压力的变化范围为 5.02~7.76 千克，而主动伸展时压力变化最大值为 0.6 千克，下地行走时压力变化最大值为 0.214 千克。两周后对患者的测试结果表明，患者在床上活动膝关节时，压力变化值为 0.1 千克，下地静止站立时压力值为 0.181 千克，而下地运动时压力变化值为 0.302 千克。由此可见，在不同的练功方式中，以下地活动时的压力值变化幅度最大，因此，下肢骨折如有可能应选择早期下地是最为理想的活动方式。就抓髌器治疗髌骨骨折而言，由于髌骨为非负重骨，即使是不扶双拐的早期下地活动也可以办得到。

（三）跟骨外固定的临床生物力学测试

跟骨关节内骨折由于波及后关节面，且多呈粉碎型，因此国内外各种治疗造成的后遗症率平均为 30%~50%。如何选择更有效的方法，至今仍是探索的课题。跟骨外固定的结构与其他外固定明显不同的是，跟骨外固定是由既分工不同，又相互配合使用的复位、固定和功能锻炼的系列器械所组成，它包括可安装骨圆针的撬拨复位器、两侧具有可随意调节螺旋压垫压力的跟骨固定靴、可早期进行功能锻炼的弹性踏轮、在下地前放入固定靴内的弹性靴垫等。

1. 复位法

使用撬拨与手法相结合。借助撬拨器杠杆力量，解除骨折块之间的嵌插，使塌陷的后关节面复位，此时在粉碎的跟骨骨体内部形成一个潜在的腔隙，再将撬拨器经针尾卸下，随即采用挤压揉挤方法恢复跟骨横径。用足跖足心折顶手法恢复跟距角直至正常位置。经测试结果表明“挤压揉挤”复位力可达20千克。

2. 有关跟骨骨折治疗

应用有限元计算法对跟骨进行分析：跟骨最大主压应力为1.4千克／平方毫米；最大主拉应力为0.8千克／平方毫米；内部松质骨骨小梁以法线方向支撑密质骨壳，其最大主压应力为0.055千克／平方毫米。在跟骨臼后关节面至跟骨结节区域是压应力分布较大的高应力区。同时由于垂直挤压过大，使横向拉应变增强。在跟骨底面中后部，横向拉应力达0.6千克／平方毫米，跟骨在承受超强载荷时，其内部主应力方向随之发生改变，原按应力方向排列的骨小梁不能承受强大剪力而发生骨折。骨折线首先由底部裂开，继之出现关节面塌陷。跟骨内部产生的应力，同时沿跟骨横径方向传导，使骨折向两侧分离形成跟骨侧壁膨隆。若在复位和固定中不纠正这种宽度的改变，则不能恢复跟骨固有的高度，从而破坏其原有的力学结构。跟骨靴的固定效应就是在对跟骨骨折进行复位后，通过克服骨折外侧壁持续地施加向心挤压力，控制住骨折横向变位，从而达到固定跟骨骨折的目的。从临床测试数据获知，在骨折复位后，肿胀的软组织具有一定的弹塑性，在较大的压力情况下不致压伤皮肤。跟骨靴的力值可调至6~7千克，随着骨折部位肿胀逐渐消退，此时软组织不宜承受过大的压力而应维持在3~4千克。

3. 使用固定靴外固定和骨圆针经皮内固定

在整个固定期无需限制足踝关节的伸屈活动，可以不失时机地进行功能锻炼。借助弹性踏轮，患者开始时先用足心踩踏滚轮并将弹性踏板踩低，然后主动用足心进而过渡到足跟跖面在滚轮上前后复滑动。早期有利于驱除足底瘀血，滚轮对足底的弹性反作用力可对关节面起到模造和塑形作用。由于滚轮内径大于外径，因此能有效防止足弓塌陷和足跟外翻等畸形。

（四）骨盆夹板的临床生物力学测试

国内外治疗骨盆骨折均采用悬吊法和外固定支架法，前者需长期卧床从而招致一些合并症，后者要多穿针，安装复杂的钢架。应用骨盆夹板治疗某些类型的骨盆骨折，获得了较满意的疗效。骨盆夹板结构是夹板两侧为大小相同状似髂骨的铝板，其内侧衬以软垫，外面包以皮革。夹板一侧为“活动侧夹板”，背面有尼龙搭扣 3 行；另一侧为“固定侧夹板”，背面有前后走行的各 3 根弹力带，这种弹力带内部有 47 根 0.6 毫米 × 0.6 毫米的橡皮筋，被棉纱的纬线包绕。向后侧走行的弹力带末端的腹、背侧均有尼龙搭扣，以利联结；向前侧走行的 3 根弹力带仅腹侧有尼龙搭扣。

1. 弹力带的力学性质

骨盆弹力夹板是通过弹力带伸长时产生的正压力，作用在两侧夹板上，然后传达到两侧胫骨，继而使骨折、脱位的分离移位复位。弹力带材料力学的性能实验表明，拉伸实验加载与卸载曲线并不重合，形成滞后环，这说明织物与橡胶的复合体有明显的黏弹性质。由于这种特性，复位力会随时间的延长而降低。在加 2.5 千克力后的 5~24 小时，蠕变伸长率达 10.5%，松弛量由 9%升至 9.8%。显然弹力带受力 5 小时即可完成主要蠕变伸长，其拉力趋于稳定。测得弹力带与夹板夹角均在 90° 左右。不论是正常夹角还是使其增大或收拢减小，夹板正压力总保持带拉力的 95%，这说明骨盆夹板对骨盆复位在力学上是合理的。

2. 夹板压力的调控

通过生物力学测定，6 根弹力带伸长时产生的夹板正压力为 13.35 ± 1. 52 千克，并且每根弹力带的伸长率与夹板正压力成正比，因此固定可以根据病理改变情况，调节适当的弹力带伸长量以控制夹板的作用力，这样骨盆夹板用以复位和固定的作用力就很容易控制，这比传统的骨盆吊带疗法优越。骨盆弹力夹板的前后均有 3 根弹力带，用于对骨盆的前、后环进行选择性加压，以解决其辅助与固定的问题。通过测试得知，虽然弹力夹板的总合力（13.35 千克）不变，但对力的分配（2∶1）关系做了相应的改变。例如，以拉紧前侧 3 根弹力带为主时，作用在骨盆前环上的力为总合力的 2 / 3，后环上的力则为 1/3。反之，也可作相应的改变。这就充分显示出骨盆弹力夹板可以根据不同部位的骨折，通过确定前后带子的力值比，选择性地对骨盆前环或后环进行复位固定。在前后带子的力值调整过程中，由弹力带拉力产生的夹板正压力基本保持不变，只是正压力作用点有所改变。骨盆夹板治疗骨盆骨折具有可控制的优越性。

在治疗过程中，弹力带拉力有所降低不是弹力带本身松弛造成的，而是由于病人在床上活动时使夹板移位造成的。如果弹力带拉力不超过25千克，都可使弹力带的松弛在一定时间内不超过10%，如果夹板移位不大，1~2天调整一次弹力带的拉力即可。

3. 功能锻炼对夹板正压力的影响

通过对正常模拟组和病人功能锻炼的对比性测试发现，正常人行走时夹板动态正压力大于静态正压力，最大可达3千克，占静态正压力的24%。功能锻炼时夹板的动态正压力只在静态压力上波动1千克左右。病人的早期动态测试结果表明，行走时夹板的动态正压力同样大于静态正压力，但最大值不超过1.5千克，占静态正压力的12%。病人卧床练功时的动态正压力与正常人练功时相同。总之，无论是行走还是卧床练功，均产生相应的夹板正压力变化，这种动态变化给骨折端产生生理应力性刺激，有益于骨愈合。

（五）新型脊柱矫形器的临床生物力学测试

脊柱矫形器的目的在于使脊柱局部达到固定，减少活动，起到矫形治疗脊柱疾病的作用。目前有多种形式的脊柱支架，但大多数在早期的研制过程中没有深入分析脊柱的生物力学性质，直到目前还没有有关测试整体支架和各板片上的作用力的报告。

新型脊柱矫形器在治疗强直性脊柱炎中得到较好的康复效果。脊柱矫形器的结构是选用铝合金材料制作，金属架包有皮革，前面有两扇状压板，即胸板和腹板，其中间安装可调性螺旋支撑杆；后背部有两列平行棘突可置于横突部位的矩形板，左右侧各有一胸廓侧方压板，所有压板之间用铝片联接。

1. 脊柱变形的治疗

强直性脊柱炎是一种由基因因素和环境因素综合作用引起的疾病，该疾病引起脊柱后凸变形，从而导致功能紊乱和各种内脏疾病。目前，这种病虽无根治办法，但采用综合治疗，加上患者的主动配合，还是可以减轻疼痛、缩短疗程、预防脊柱变形、减少病残和改进关节功能。对于脊柱后凸变形的非手术治疗主要是卧床、功能锻炼和支具。

Denls（1983）创立了脊柱三柱学说，就是将前纵韧带、椎体前半部及相应的椎间盘和纤维环归为前柱；椎体后半部及相应椎间盘、纤维环、后纵韧带及椎管归为中柱；脊柱附件包括椎板、黄韧带、棘上及棘间韧带和棘类归为后柱。

2. 矫正脊柱弯曲的支具

从生物力学观点看，目前有三种矫正脊柱弯曲的方法：一是施加轴向力；二是施加横向力以形成三点弯曲；三是拉伸和横向弯曲的组合加力装置。第三种方法经生物力学研究，证明比施加轴向力和横向力两种加载方法都好，它可以在同样是脊柱变形的情况下得到最大矫形弯短，使变形角度不断减小。新型脊柱矫形器的效应是依靠位于胸骨及耻骨联合处的压板和背侧位于横突部位的压板三点来获得的。矫形牵引力可通过螺旋杆来施加。矫形器通过联合作用，施加等值而反向的矫形牵引力和推挤力作用于脊柱的前柱及后柱部位，同时可避免损伤中柱。实践证明，如果这种三点固定方式有足够的矫形力量，那就能获得预期效果。脊柱矫形器的两侧方板，既施加压力于两侧肋骨，又通过肋横突关节和肋椎关节作用于椎体及横突，形成一“肋骨护架”，它增加了脊柱的刚度，进一步增强三点挤压的力学效应。

（六）肩锁外固定器的临床生物力学测试

肩锁关节损伤和锁骨骨折较为常见，但术后并发症较多。闭合治疗多因复位不良或固定不牢影响疗效，而使用外固定器则取得了较好的临床效果。肩锁固定器的结构多采用皮制海绵垫用金属环连接各带，前侧有尼龙扣相连，如在肩锁关节脱位处采用海绵垫压紧。对于锁骨骨折，除以上各材料外，还有一个锁骨夹，可稳定地固定在锁骨骨折两端。

1. 肩关节脱位、锁骨骨折的整复

将患者双肩外展手法整复，肩锁关节脱位、锁骨外 1/3 骨折多为向上和向后移位，手法整复向前、向下复位，与肩峰平行后即外行固定。例如，整复肩锁关节脱位时，调节带固定脱位部，后侧带固定肩胛部。同样体位手法也可整复锁骨骨折，由肩锁带外展力，纠正骨折重叠移位，前由锁骨夹控制骨折端向上远端向下移位。

2. 肩锁固定器压力测试

对 3 例肩锁关节脱位患者的测试发现，保持静止复位的平均力值为 4.7 千克，而健侧压力值仅为 1.02 千克。一周后，患侧压力值为 4.5 千克，两周后

4.3 千克，3 周后下降到 2.3 千克，4 周后患侧压力趋近于正常侧压力值。在治疗过程中对一名患者拟采用 5 千克左右的压力，病人疼痛难以接受，可见此压力值不宜过大。反之，压力过小则达不到稳定复位的目的。治疗初期采用 4.5 千克左右压力维持复位即可。

通过对患者进行卧位测试发现，这种外固定器在静姿态的情况下，肩锁关节处固定压力的变化均不超过 5%G，而对双圈固定治疗测试发现，站立位患部固定压力为 2.569 千克，但卧位时压力几乎为零，此为其治疗脱位的弊端。将压力旋转调整到锁骨骨折能够稳定固定的程度，测得近端静压力值约为 3.85 千克，远端约为 2.19 千克；一周后压力值近端 3.55 千克，远端 2.01 千克；两周后压力值近端为 3.08 千克，远端为 1.9 千克；3 周后压力值近端 2.2 千克，远端 1.9 千克。以上压力值表明，锁骨骨折近端由于胸锁乳突肌的作用，抗压力值较大，而远端所受的牵拉力较小，故抗拉力值变化不大。随着锁骨骨折愈合近端压力值大幅下降，使得两端压力值较接近。

3. 适宜的康复运动

静止的固定压力不能达到促进愈合的目的。对肩锁关节脱位患者进行动态测试，动作包括握拳、屈肘、上臂前屈、后伸功能锻炼等发现，握拳过程中并不能大幅改变肩部压力值，最大动应力只是变化在静止时压力的 5%左右。屈肘时压力变化范围为 25%，上臂前屈动作压力变化范围为 50%左右。因此，早期进行握拳、屈肘活动是适当的，但不宜进行使关节相对运动过大的上臂屈伸动作。动态测试发现，锁骨骨折患者初期，做屈肘活动时锁骨骨折近端压力将变化 30%，远端 25%；上肢屈伸活动时近端压力变化 40%，远端变化 38%。随着锁骨骨折愈合，各压力值逐渐上升，进行适当的屈肘和上肢屈伸活动有利于促进锁骨骨折愈合。

（七）常见骨科固定器械的生物力学评价

1. 带锁髓内钉固定

从生物力学观点看，带锁髓内钉固定骨折，具有如下优点：

(1) 固定稳定。

(2) 具有较好的抗成角位移能力。

(3) 具有较好的抗扭转位移能力。

(4) 远端和近端体系均为几何不变体系，其组合也为几何不变体系。

同时也存在着如下缺点，即无法在断端施加生理应力；打入锁钉后极可能带来功能替代（图 4-9）；髓内压应力失常。

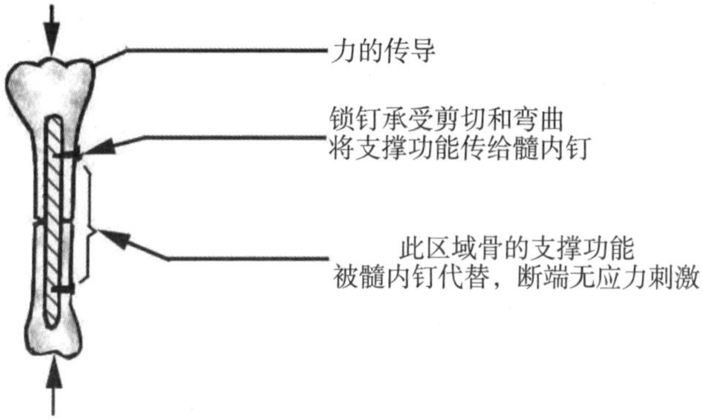

图 4-9　带锁髓内钉固定的受力分析示意图

2. 内固定加压钢板

内固定加压钢板治疗骨折，优点是固定稳定，但存在功能替代、偏心受力、疲劳断裂等不足。

目前所用钢板的刚度比皮质骨刚度强 10 倍左右，加压钢板固定后，钢板替代了骨应承受的载荷。钢板固定部位螺钉之间的骨质长期得不到应有的应力刺激，即产生“应力遮挡”，取出钢板后，继发骨折的发生概率较高。钢板固定造成应力遮挡、功能替代、载荷传导异常等（图 4-10）。临床上有时也发

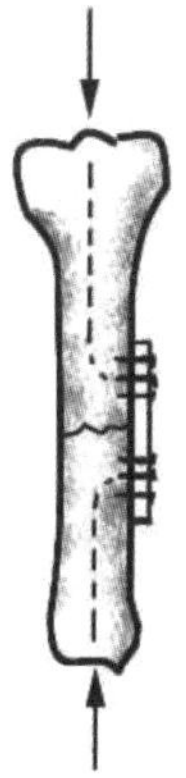

图 4-10　加压内固定钢板的载荷传导示意图

现钢板断裂、塑性变形、螺钉松动等，这种现象多由应力集中引起。

3. 单边外固定器

单边外固定器的突出优点是几何尺寸小、重量轻、器械自重对骨折治疗的负面影响小。缺点是由于单边固定，因此依靠固定在“主干”上固定针悬臂梁固定，较长的悬臂（钢针）使抗扭转能力和抗弯曲能力弱，骨针易变形或断裂。为克服以上缺点，临床上多采用多针或使用较大直径的骨针等方法。使用多针，将产生多余约束；使用较大直径的骨针，使固定的整体弹性模量远大于骨原有弹性模量，这都将形成不合理的坚强固定，带来应力遮挡、功能替代等缺陷。当采用单边外固定器加压时，由于单边受力，因此不可避免地产生偏心压缩，断面应力不均（图 4-11）等。

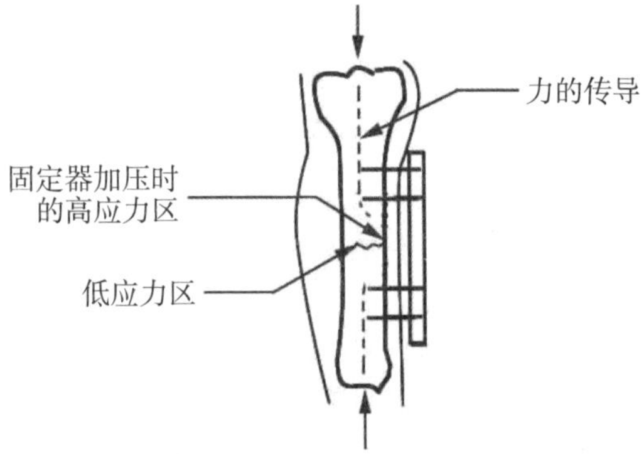

图 4-11　单边外固定器的受力载荷传导示意图

4. C 型滑杆式骨科固定器

(1) 近端几何不变体系：两根交叉细针 AB 和 CD，A、B、C、D 四点固定在固定器上，且 AB、CD 不在同一平面内，两根针和近端伤骨组成近端几何不变的体系（图 4-12）。其鼓轮式针座可进行多维调节，直至伤骨解剖复位。

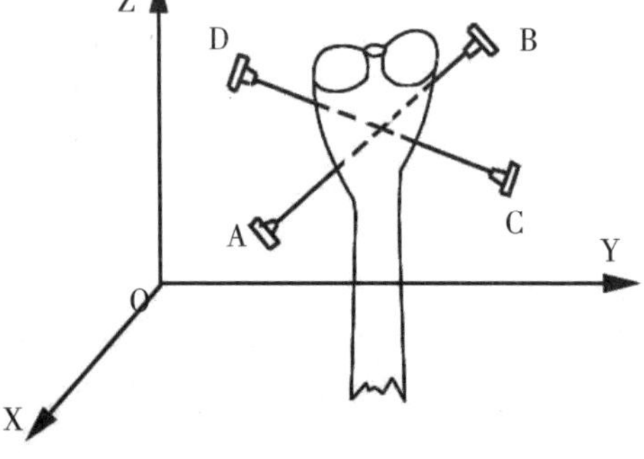

图 4-12　多维调节近端几何不变体系示意图

(2) 远端几何不变体系：远端几何不变体系采取与近端几何不变体系相同的穿针方式，与远端固定器组成几何不变体系。

(3) 组合系统：远端系统和近端系统之间为滑动连接。两系统的滑动连接为双管状滑动结构（图 4–13）。由力学分析可知，这种结构可抵抗弯曲和扭转变形。在功能活动时，由于远、近两系统的滑动连接，因此在骨轴线方向无任何固定物，这样肌肉活动产生的间断性压应力就能够传递至骨折断面。

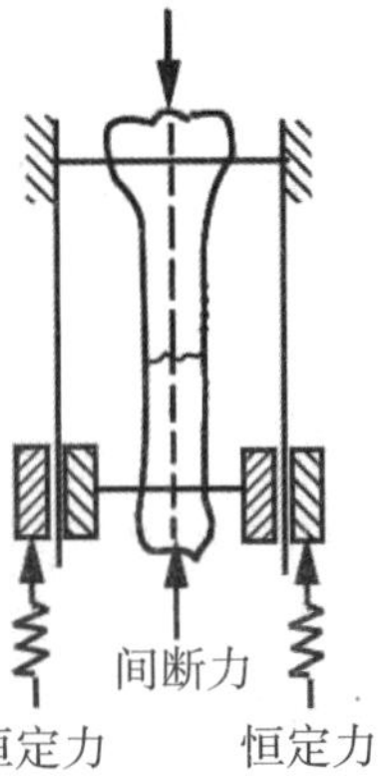

图 4–13　滑杆式骨科固定器组合系统示意图

由加压螺母和测力计组成的远、近端两系统的弹性连接，将恒定压应力传递至骨断面上。分离时必须克服测力计弹簧的弹力。

器械设有侧位移约束针、限位螺母及锁力机构，避免加压时产生约束剪切位移。在临床实践上，一般采取内外结合的方式效果更佳。

由此可见，C 型滑杆式骨科固定器、多维调节系统设计，可达到临床复位要求或解剖复位；远端系统与近端系统，均为几何不变体系；组合系统也为几何不变体系，其组合为滑动弹性组合。这种器械在几何上构成固定稳定、弹性固定，无功能替代，断端可施加恒定生理应力，不阻挡功能活动产生的间断性生理应力，符合理想固定器条件，是理想的骨科外固定器械，具有愈合速度快、质量高的特点。

第四节　骨的压电效应

早在 1812 年纽约一所医院首次用电刺激治疗骨折不愈合获得成功。Mott（1820）用电刺激治疗胫骨不愈合成功，以后 Lente（1850）、Elgland（1852）、Duchen（1855）、Boto（1860）先后报道过电刺激治疗骨折不愈合的病例，但随后的一百多年来进展不大。Yasuda 和 Fukada 1953 年对骨的生物电效应进行了研究，提出骨的压电效应理论；Friedenberg 和 Brighton（1966）提出骨的恒直流电位理论，并用恒直流电治疗一例内踝骨不愈合病例；Besett（1977）首次用电磁波治疗1例先天性假关节获得成功，他还于1974年用全植入式电刺激治疗脊柱融合。

物理疗法是应用物理因素（力、热、声、光、电等）作为外界刺激作用于人体上，包括各种作用力的因素调节人体失去的平衡，治疗骨伤疾病的一种疗法。物理因素作用于人体后，会引起人体内各组织的生物化学和生物物理及生物力学上的变化，经过神经与体液系统产生局部或全身的生理反应，使失调的机体恢复正常的动态平衡，从而达到治疗的目的。

一、骨的压电效应

由于整骨的几何形状不规则，使其压电效应与载荷之间关系复杂，故研究者均用较简单形状的骨块进行工作。YasuDa（1953）报道，长骨被弯曲时能产生电压，在凸侧即张应力侧产生正电位，在凹侧即压应力侧为负电位（图4-14）。Fukada和Yasuda（1957年）测出在剪切情况下的压电效应。

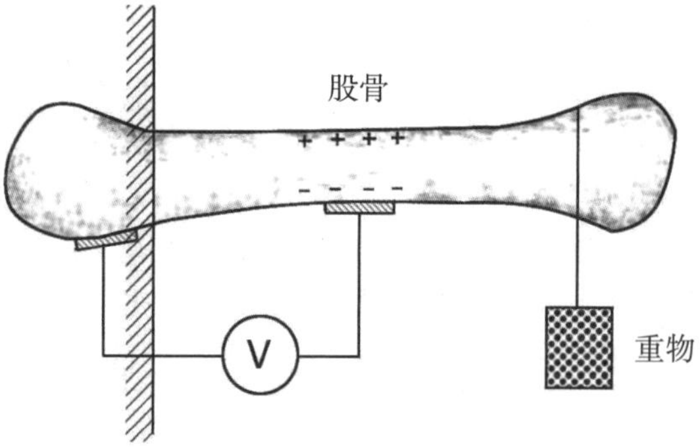

图4-14　骨弯曲的压电性

二、压电效应产生机制

（一）压电性机制

Yasuda和Fukada认为，压电晶体施加机械应力会引起极化，即在单位体积内形成电偶极矩，其压力和应力成正比，而产生正负电荷的分离，例如，石英等晶体受到压缩或拉伸时会使晶体变形，使正负电荷的重心分离，分子上形成偶极矩，使晶体表面发生电荷重新分配，而产生了电位变化，这就是正压电效应。反之，施电压于压电晶体某些表面，会使该晶体变形产生应变，这就是逆压电效应。在自然界中的32类晶体中有20类显示了压电效应，并均有结构各向异性和中心不对称的特点。

对于骨组织，骨中胶原纤维是以氢键或交叉耦连形式存在的，并且整齐地排列成非对称形式，当受到压拉应力后，使胶原纤维发生位移而带电，产生了压电效应。

（二）半导体机制

Becker认为，骨组织是由胶原纤维和羟基磷灰石组成。胶原纤维是带负电的N型半导体，磷灰石是带正电的P型半导体，它们形成PN结，此PN结对应力非常敏感，当骨组织受力后就会有电位产生，出现压电效应。

这两种机制理论均系假说，有其不足之处。现在还有一种理论，即集中于骨受载荷时胶原分子电荷位移的理论，特别倾向于骨的电行为是骨中压电性分子的单独或集合作用的结果。

三、电刺激骨愈合技术

Ffiedenbeng（1971）首先报道用恒定直流电治疗一例内踝骨折不愈合患者；Dwyer（1974）采用全植入电刺激器用于脊柱融合；Spadaro统计电刺激治疗不愈合119例，有效率为95%。此外，用压电膜或驻极体膜也可刺激成骨。

（一）插入电极成骨

全植入式电刺激法是将不锈钢电极插入骨内，阴极置于骨折处，阳极置于软组织内，通以适当参数的电流，在阴极附近引起电偶极矩重新排列，促进骨生成。电流小于5μA无效，5～10μA成骨增加，大于20μA时骨细胞坏死，负极可以引起氧耗损和产生羟基原子团。在阳极附近有可能使细胞坏死，这时可把阳极移到皮肤表面，则可完全避免。还有半植入式电刺激法，它是把阴极插入骨折端，阳极置于皮肤上。电极最常用形状有针形、螺钉形等，阴极电极成分除不锈钢外还有银或钛等。阳极多用白金，电极绝缘部分多用聚四氟乙烯膜（teflen）。电极信号除恒定直流电外还有脉冲电流。

（二）电磁场成骨

将一对平行线圈置于骨折肢体两侧，线圈通以一定频率（2～100Hz）的交流电流，于是在线圈间产生几个高斯的磁场B，由于外加磁场B，因此在骨折处沿骨长轴方向产生感应电流，其磁场变化率为：

$$dB/Dt = 551 \times V$$

V为输出电压。这是无损伤疗法。Bassett（1977）治疗一例先天性假关节，1981年治疗149例，成功率为87%。其他学者分别报道了用电磁场治疗骨不愈合、骨延迟愈合、手术方法失败后的关节融合等，1982年他们统计全世界20000病例没有发现并发症。

（三）电场成骨

将肢体放于金属电极板间，金属板则组成一电容器，通以直流或脉冲电流，由于电容的充放电，骨组织内形成一个随时间变化的电场，局部电压降为$1 \sim 10V \cdot cm$，因此可以促进骨骺板的生成及骨折的修复。

（四）压电膜对骨生长的影响

在研究骨与腱的正逆压电效应基础上，发现在合成的多肽的聚—V—甲基—L—谷氨酸脂和聚—V—苄基—L—谷氨酸脂的取向薄膜中有压电效应，这种压电膜是工业高分子材料。特氟隆驻极体膜是经过极化的特氟隆膜，它可长期保持极化状态。

压电膜可促进骨生长，是由于压电膜植入动物体内后，膜被导电组织液所包围，压电膜因动物运动而产生变形，出现极化电荷，从而引起膜周围离子流动，离子流可造成电刺激，加速骨细胞增殖和代谢作用。

总之，通过改变作用在人体骨上的“力环境”或“电效应”，均能改变其骨电性质，使骨发生重建。在非手术股骨头坏死系统疗法中已逐步形成“髋关节修复准则”三条，即治疗中髋关节受力状态要相对稳定；要给予适时、适度的力环境；要使之获得再造应力。髋关节修复准则既是判定股骨头坏死疗法是否符合骨修复规律的客观标准，也为股骨头坏死治疗提供了理论依据，对临床具有明确指导意义。

第五节　国内创伤骨科生物力学研究进展

在创伤骨科领域中，应用生物力学的概念和原理，阐明人体正常和异常的解剖和生理现象，有利于骨科医师更好地理解有关机理，进一步提高诊断、治疗和康复的水平。在骨科生物的基本理论和基本知识方面，从早期出版的，由王以进、王介麟主编的《骨科生物力学》和冯元桢著、邓善熙翻译的《生物力学—运动、流动、应力与生长》等专著中得到较全面地反映，为我国在这一领域的开拓发展，奠定了良好的基础。

创伤是由暴力引发的人体损伤，主要发生于事故、战争、灾害中，随着工业和交通事业的发展，伤害事故有增无减。在我国危害人民健康的常见疾患统计资料中，创伤已由建国初期的第 9 位，上升为现在的第 4 位。因此，有关创伤骨科生物力学的机理性研究工作得到了重视。最近创伤研究已被列入国家重点基础研究发展规划项目之一（973 计划）。以下为创伤骨科的国内部分研究概况。

一、与骨折有关的生物力学

按照骨关节和软骨生物力学特性，不少研究工作是基础性的材料库建立工作，通过实验方法，以人体解剖材料为测试对象，累积了相当范围和数量的参数。对不同对象的人体材料，施加不同的负荷，提供了拉力、压力和剪切力有关的应力 - 应变曲线，分析不可逆性微损伤和不同骨折类型发生的机理，为后续科研工作奠定了坚实的基础。

骨折后，常用的措施是内固定和外固定。根据 Wolff 新骨形成取决于对承受应力反应的定律，坚强固定材料，将减少骨折部位正常的生理性刺激，避免引发局部骨质松变。为了克服这种应力保护，在固定器材的设计上，有不少弹性固定的装置及其机理分析的报道。在张应力螺钉、加压螺钉、骨皮质螺钉、骨松质螺钉的设计和研制过程中，都需要生物力学的理论分析及依据。

（一）四肢骨折固定的生物力学

髓内固定现已成为胫骨和股骨骨折的主要固定方法，其临床应用效果好。作为一种弹性固定方法，髓内固定的抗旋转能力差，目前已研制了带锁和前端分叉的髓内固定器械，生物力学评价证实它们能够较好地控制轴向旋转。

（二）与腕关节损伤重建有关的生物力学

腕关节由多个腕骨组合而成，每块腕骨运动时的角度变化与损伤后修复重建功能有密切关系。徐永清利用计算机立体视觉方法，采集并分析了腕关节三维运动的角度变化，通过部分腕骨融合或切除，观察了对腕关节运动的影响。此外，尚对腕关节韧带进行了生物力学特性的研究。根据上述生物力学研究结果，设计了腕关节重建的手术设计方案。

（三）骨折及愈合的生物力学诊断

形态学上骨痂的质量与其生物力学特性存在差异，骨折愈合的质量应以其生物力学强度来衡量，而骨共振频率反映了骨生物力学性质。随着骨折愈合过程，骨的共振频率是逐渐增高的，所以骨共振频率的测定对骨折愈合的评价有重要意义，是一种功能性评价方法。

（四）与股骨上部有关的生物力学

股骨上部骨折固定是骨科生物力学的疑难问题，已有很多有关固定器械的生物力学研究报道。最近，广州市中医院研制了针对股骨小转子骨折固定的爪形固定器，其生物力学研究证实小转子具有重要的生物力学支撑作用。

二、与创伤有关的生物力学

外力或暴力造成的人体运动系统损伤，研究的对象包括骨、关节、肌肉、肌腱、韧带，以及关节软骨和其相关的神经及血管周围部分。生物力学要研究冲击载荷与结构的响应，要设置不同的载荷类型，通过实验测试，研究冲击的强度、力的峰值、脉冲持续时间。加载速度等对不同器官或组织所产生的动态负载响应。在估计人体运动系统对冲击和撞击载荷的承受能力，以及在运载工具防撞设计方面，有必要计算不同结构中一些特定点的应力应变，力求建立数学模型作为研究工作的基础。目前，在国内此类研究工作还较少，尚有大量急需进行的工作。

（一）头颈部撞击伤

头部撞击伤主要包括对撞击力在颅骨中的传导过程的研究和撞击过程中颅脑损伤机理的研究等两个方面。已有的研究是采用应变测试技术，分析颅骨承受不同部位撞击时撞击力在颅骨内的传播和分布规律；分析钝性撞击下颅骨骨折的机理，提出了颅骨骨折始于撞击部位周围的外板，继而放射状向外辐射。有关颅脑损伤采用有限元素法和动态光弹分析撞击力在颅脑内的传播规律，较好地解释了颅脑撞击过程中的对冲伤机理。今后要建立更符合人体颅骨形态的实验模型，将研究结果过渡到临床。

（二）脊柱撞击伤

第一军医大学医学生物力学实验室研制了人体撞击试验机，对颈椎和胸腰椎进行了不同能量的纵向撞击，并分析了脊柱撞击性损伤后的稳定性改变，提出以脊柱稳定性作为判定脊柱损伤的新概念，由此给出的脊柱撞击性损伤阈值低于以影像学为标准的损伤阈值，有利于安全防护。研究了腰椎座带型损伤机理，并给出了不同器械重建脊柱稳定性的能力。

（三）胸腹盆部撞击伤

刘宝松等人进行了人体胸部和腹部的撞击伤研究，研究了撞击力的大小、速度和撞击范围等因素与胸腹部撞击变形、肋骨骨折及脏器损伤之间的关系。另外还对动物模型进行了撞击后脏器损伤的病理学变化的研究。第一军医大学医学生物力学实验室与美国弗吉尼亚大学轿车安全实验室合作进行了儿童胸部、腹部和盆部的撞击损伤研究，采用高速摄像机、加速度和变形测量等研究手段，配合影像学和解剖学检查，所得结果对轿车内的前方和侧方气囊的改进设计有参考价值。

（四）膝关节撞击伤

第一军医大学医学生物力学实验室与北京航天医学工程研究所合作研究了膝关节撞击伤，将膝关节不同屈曲角度下的撞击性损伤，与膝关节稳定性相联系，对膝关节撞击性损伤的诊断和治疗有指导意义。

三、脊柱的生物力学

脊柱是由多个节段组成，承担静力学负荷和动力学负荷，易出现慢性劳损和急性冲击两类常见的损伤。这一方面的生物力学研究资料较丰富。

（一）与脊柱稳定性有关的生物力学

脊柱稳定性涉及脊柱各结构及其他相关结构对脊柱运动限制的总和，包括脊柱骨关节和韧带所提供的内源性稳定因素；脊柱周围肌肉、筋膜和腹压等提供的外源性稳定因素；相关神经系统提供的神经性稳定因素。目前实验研究主要是分析脊柱的内源性稳定性，即分析脊柱各组成结构对脊柱稳定性的影响，主要是联系临床各种术式和各种脊柱内固定器械，评价它们对脊柱稳定性的影响。主要回答两个临床上非常关心的问题，即脊柱减压术式或脊柱损伤是否改变了脊柱的稳定性；如果脊柱不稳定，采用什么内固定可以重建脊柱的稳定性。例如，小关节部分切除减压术；腰椎管潜式扩大减压术；颈椎单、双开门椎管扩大术等不明显改变脊柱的稳定性，不需要植骨融合和内固定，对临床有较好的指导作用。又如，脊柱不稳定是有方向的，如屈伸不稳定、旋转不稳定或滑移不稳定。长节段固定器械对屈伸不稳定有较好的作用，短节段固定器械对屈伸、旋转和滑移不稳定均有较好的作用。

（二）脊柱及其内固定的疲劳

国外对脊柱内固定器械的要求是承受100万次疲劳载荷而不出现器械的断裂或明显的松动，离体标本上的疲劳测试限制在10万次以内。有关脊柱内固定疲劳特性的研究在国内尚属起步阶段，原因有两个，即国家还没有对脊柱内固定器械提出疲劳测试的标准，厂家一般不愿意进行器械的疲劳测试；疲劳测试所用的测试设备要求较高，测试费用较大。目前国内仅有第一军医大学医学生物力学实验室装备有能够进行脊柱内固定器械疲劳测试的 MTS858 生物材料试验系统，主要进行了 Steffee 钢板的疲劳特性测试和疲劳载荷对骶骨螺钉固定的影响。

（三）脊柱融合对邻近节段退变的影响

脊柱融合后邻近节段的运动将代偿性地增大，导致邻近节段的退行性变加速，其中小关节的退行性变尤为明显，对邻近节段小关节受力的研究受到人们的关注。已有的研究采用有限元方法和应变测量手段分析小关节的受力，最近开始采用压敏片技术来分析小关节接触压力的变化，较好地阐明了脊柱融合对邻近节段小关节的影响。

（四）骨质疏松椎体强化的生物力学

在骨质疏松情况下应用椎弓根系统固定时，PMMA（聚甲基丙烯酸甲酯）强化是最常用的加强螺钉－骨界面稳定性的方法。当骨密度小于 $80mg/cm^2$ 时，就应该采用 PMMA 等材料强化椎弓根螺钉固定。PMMA 除应用于椎弓根螺钉松动的修复中，其更早的应用是用于椎体强化，治疗椎体血管瘤、椎体压缩性骨折和骨质疏松。目前在椎体强化中应用的 PMMA 是经过改进配方研制的，具有低黏性和长寿命。另外，具有较好的生物相容性或一定程度的生物可降解性的多种骨水泥，也开始在临床上应用。今后需加强对椎体强化的形态学研究及不同程度强化的椎体生物力学特性的研究。

六、骨及人工骨材料的生物力学

（一）同种异体骨

相应的生物力学研究，主要集中在骨螺钉和骨板的生物力学特性的研究上，例如，各种除去组织免疫活性的方法，包括深冷冻、伽马射线照射和环氧己烷等处理方法。作为骨折固定的骨螺钉和骨板，它们与金属螺钉或板相比的优点是其可降解性，不需要二次手术来取内固定物，故今后需要了解它们在体内的降解速度对其生物力学性能的影响，以及与骨折愈合的关系。

（二）可吸收材料

与骨螺钉和骨板相比，采用可吸收材料制作的螺钉等固定器械的性能比较稳定，材料来源不受限制。南方医院和上海第九人民医院都开展了可吸收骨螺钉的生物力学评价工作，解决了在体内降解速度对其生物力学性能的影响、与骨折愈合的关系，以及降解物对骨折愈合生物力学性能的影响等问题。

第五章

运动与骨骼

正常成人的骨共有206块，约占体重的20%。青少年在骨发育成熟前，骨数多于成人。多数骨又是成对的，其中绝大多数骨直接参与人体的随意运动。

第一节 骨骼概况

人体中的每块骨与身体其他器官一样，是一个具有生命力的活的器官，富有丰富的血管、淋巴管及神经。它们具有一定的形态结构，执行一定的生理功能，不断地进行新陈代谢，参与骨的生长发育，并具有修复、再生和改建的能力。经常进行锻炼可促进骨的良好发育，使其粗壮坚实；长期废用则出现萎缩退化，逐渐退变为疏松而脆弱。骨除了具有支持、保护和运动杠杆的作用外，还具有造血、贮备钙磷、参与钙磷代谢和平衡等作用。

一、骨的形态

（一）按部位分类

按其在人体的部位，可分为中轴骨（颅骨、躯干骨）和附肢骨（上肢骨、下肢骨）两部分。

（二）按形态分类

骨按其形态大致可归纳为四类，即长骨、短骨、扁骨和不规则骨（图 5–1）。

1. 长　骨

大都呈长管状，主要位于负重和运动为主的四肢，如肱骨、股骨等。其两端膨大称骺，骺端覆有关节软骨，形成光滑的关节面，与相邻端的骨面相接触。膨大的骺部可增加相邻骨的接触面，从而较为稳固地支持体重，又可分散震荡力。中间细长的部分称骨体或骨干，内部有骨髓腔，容纳骨髓。骺端与骨干之间有骺软骨，它在青少年时期与骨的生长有关，成年人的骺与骨干骨化，融合为一体，融合处留下痕迹称骺线。由于这类骨的长度长，在肌肉收缩时引起的杠杆作用效应大，故有利于大幅度运动。

2. 短　骨

分布于承受压力较大、运动幅度小而表现运动较复杂的部位，并多成群分布，例如，腕骨、跗骨等。这些骨的形状呈不规则状，近似立方状，常有多个关节面，适合于（手、足）高度灵活性和运动较复杂的需要。

3. 扁　骨

一般分布于中轴和四肢带部，例如，颅盖骨、肋骨、胸骨等。这些骨的外形结构呈薄板状，薄而坚固、面积大，常围成一定的腔，对腔内的器官有保护作用，如颅腔保护脑；肩胛骨、胸廓保护心、肺、肝、脾；骨盆保护膀胱、子宫等诸器官，并为肌肉提供广阔的附着面。

4. 不规则骨

形状不规则，如椎骨和某些颅骨。有些不规则骨内部有含气的空隙，能减轻骨的重量，起共鸣作用，这类骨又称含气骨，如上颌骨。

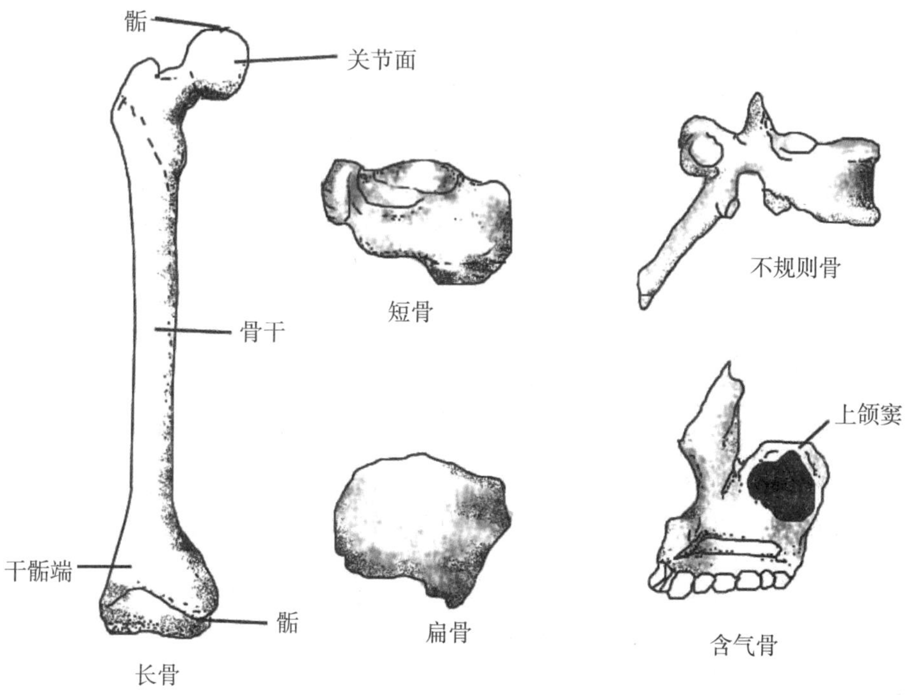

图 5-1　骨的形态分类

二、骨的构造

（一）骨的基本构造

体内的每块骨都由骨膜、骨质和骨髓构成（图 5–2），并有神经和血管分布或附有关节软骨。下面以长骨为例说明骨的构造：

1. 骨　膜

是一层由纤维性结缔组织构成的膜，薄而坚韧，呈淡红色，富有血管、淋巴管和神经等。它可分为被覆在除关节面以外，骨表面的外骨膜，以及衬于骨髓腔内面、骨松质腔隙内的内骨膜。外骨膜由致密细胞组成，又可分为内、外两层，外层致密，并有粗大的胶原纤维束穿入骨质与骨紧密结合，起固定骨膜的作用。在肌腱或韧带附着处，此种纤维是腱纤维的延续部分，内层疏松，含有一些成骨细胞。内骨膜较疏松，其中有破骨细胞和未分化细胞（当需要时可转化为成骨细胞）分布。

在外骨膜内层和内骨膜内，这些成骨细胞和破骨细胞分别具有产生新骨和破坏骨质等功能。在骨的发生、生长、改造、修复时其功能最为活跃。它们除具有造骨与破骨机能外，还有造血的潜能，如在幼年生长发育期间，骨膜内成骨细胞直接参与骨的生长，使骨逐渐增粗，到成年转变为静止状态，而一旦发

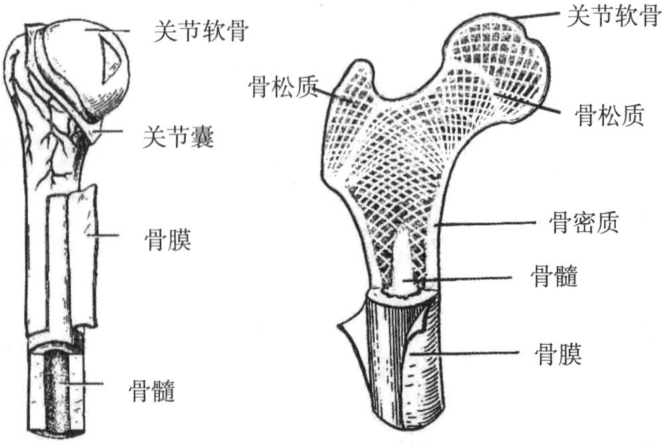

图 5–2　长骨的构造

生骨损伤（如骨折），骨膜内的成骨细胞又重新分裂繁殖，在损伤部位形成骨痂和新生的骨质，参与骨折端的修复愈合。如果骨膜剥离太多或损伤过大，就会影响骨折愈合和骨结构的康复。所以，骨膜不仅参与骨质的营养，还具有造骨的作用。

2. 骨 质

是骨的主要部分，由骨组织构成，主要为钙化的骨的细胞间质。在骨的不同部位，它以骨板排列密度的不同形式表现为骨密质和骨松质两种。

骨密质位于骨的表面，质地致密坚硬，抗压、抗扭曲力强。骨密质内有血管穿行，骨板绕血管排列。长骨的密质在骨干形成厚的骨管壁，管腔称髓腔。扁骨内、外表层的密质构成外板与内板，二板中夹有松质，颅顶骨的松质称为板障，其中有板障静脉通过。

骨松质位于骺及其他类型骨的内部，由许多片状或杆状互相交织的骨小梁（骨板）排列而成，结构疏松，呈海绵状。骨小梁的排列与该部位骨的功能特点关系密切，在排列的方向上，一般都与骨所受外力、肌肉和韧带的拉力，以及承受身体负荷时的压力和张力方向一致，这两种排列可使力向各个方向扩散，因而能承受较大的压力。松质间隙称网眼，内有红骨髓。

3. 骨 髓

为柔软而富有血液的组织，充填于长骨骨髓腔及松质间隙中，分为红骨髓和黄骨髓两种。红骨髓有造血功能，胎儿及幼儿所有的骨髓都是红骨髓，6 岁前后，长骨骨髓内的红骨髓逐渐转化为黄骨髓，失去造血功能，成为脂肪的贮存库。但是，在慢性失血过多和患某种重度贫血时，它还可以转变为红骨髓，恢复造血机能。而在长骨的骺、短骨、扁骨、不规则骨等骨松质内的红骨髓终生不变，一直具有造血机能。因此，在临床上选择髂骨和胸骨处作穿刺，可以抽取其中的骨髓，帮助诊断血液疾病。

4. 软 骨

关节软骨为紧贴在关节面上的一层软骨，参与构成关节。多数由透明软骨构成，少数为纤维软骨。关节软骨的厚薄因不同关节和不同年龄而有差别，通常为 5~7mm。关节软骨不仅使粗糙不平的关节面变为光滑，同时在运动时可减少关节面间的摩擦，缓冲震荡和冲击，但如经久摩擦，可产生耗损，而影响关节的功能。

（二）骨的表面结构

骨的表面由于受肌肉的牵引和血管、神经的穿通，以及附近器官的挤压等影响，形成了不同的形态，有的骨面突起，有的凹陷。

1. 常见的骨面突起

尖锐的小突起称为突或棘，基底较广逐渐突出的称隆起，粗糙的隆起称粗隆，较小的圆形隆起称结节，细长的隆起称嵴,低而粗涩的嵴称线。这些突起常与肌肉、肌腱和韧带的附着有关。

2. 常见的骨面凹陷

圆形或椭圆形的小浅凹称凹或小凹，较大的凹称窝，长的凹陷称沟，骨边缘凹陷或缺口的部分称切迹。

3. 常见骨端的膨大

长骨呈球形膨大的一端称头或小头，常参与组成关节。呈圆或椭圆的膨大部分称髁，髁上的突出部分称上髁。

4. 平滑的骨面

平滑的骨面称面，骨的边缘称缘。

5. 骨的空腔

骨内的空腔称房或窦，小的称小房，长的称管或道。腔或管的开口称口或孔，不整齐的口称裂孔。

（三）骨的化学成分与物理性质

骨坚硬并具有弹性和韧性，这种特性主要取决于骨的化学成分。骨的化学成分主要由有机质和无机质两种成分组成。有机质是骨胶原纤维和粘多糖蛋白，它们构成骨的支架，赋予骨的韧性和弹性；无机质是碱性磷酸钙，如磷酸钙和碳酸钙等，使骨坚实挺实。有机质和无机质两种物质有机地结合在一起，使骨不仅具有一定的弹性和韧性，而且具有较大的硬度。骨的化学成分与物理特性常受年龄和生活条件等因素影响。幼儿时期骨质所含的有机质和无机质约各占一半，故弹性好，可塑性大，不易骨折，但因硬度差（小）易弯曲变形。进入成年时期，骨质中的有机质逐渐减少，无机质逐渐增多，它们的比例约为 3 ∶ 7，这样的比例，使骨极为坚硬，能承受很大压力，据力学测定，其抗压力约为 15kg / mm^2，并具有几乎相等的抗张力，例如，股骨能承受110~220kg / cm^2 的压缩强度（轴向）；胫骨能承受 1256~1685 kg / cm^2 的压力强度；骨能承受 1000kg / cm^2 的张力。在老年阶段的骨质中无机质占有更大的比例，它与有机质的比例约为 8 ∶ 2，故骨的脆性较大，容易骨折。据此特点，在参加体育运动时，不同年龄阶段在选择运动项目和运动强度时要有所区别，如青少年要选择科学的训练手段，注意负荷姿势等，防止畸形；老年人不宜做起伏多变的大幅度和猛烈的活动，应以缓慢柔和的活动为主，以防骨折。

三、骨的发生和发育（生长）

骨起源于中胚层的间充质，在胚胎 8 周左右，间充质先形成膜状，为膜性阶段，以后有的骨在膜的基础上骨化，称膜化骨，属此类的有颅顶骨和面颅骨等；有的则发育成软骨，然后再骨化，称软骨化骨，属于此类的有颅、躯干骨和四肢骨。

根据骨的发生，可分为膜化骨和软骨化骨。有的骨由膜化和软骨化骨组成，则称复合骨，如枕骨。

（一）骨的发生

骨发生又称骨化，它是由破骨细胞不断地破坏软骨组织和骨质、成骨细胞不断地产生新生的骨组织构成，这种破骨和成骨在并进中形成硬骨的过程称为骨化，即骨盐在骨的有机质中的沉淀，是结缔组织膜内或软骨内形成硬骨的过程。所以，骨化包括膜化骨和软骨化骨两种。

1. 膜化骨

膜化骨是在结缔组织膜的基础上经过骨化而成，例如，顶骨、面颅骨和某些扁骨的成骨。在膜的中心处先有钙盐沉积，称骨化点，然后向四周作放射状增生，形成海绵状骨质。在新生骨质的表面有骨膜，膜内的成骨细胞不断产生新的骨质，使骨不断加厚，同时它也不断被破骨细胞破坏和吸收，如此不断往复最终发育成骨。

2. 软骨化骨

软骨化骨是在软骨基础上再行骨化而成，例如，四肢骨、躯干骨和颅骨的成骨。

在胚胎早期，从间充质形成软骨，此时软骨已初具成年骨的雏形。在软骨中心部有钙盐沉积，为初级骨化中心，由此向两端增长。与此同时，新生骨质表面骨膜膜下的成骨细胞不断地增加骨质，使骨不断增粗，同时，原有的骨质又不断地被破骨细胞破坏和吸收，形成空腔即髓腔。在出生前后，两端软骨出现次级骨化中心，形成骺的骨质，在骺与骨干之间还保留有软骨，称骺软骨，出生后骺软骨不断增生和骨化，使骨不断增长。成年后，骺软骨全部骨化，骨干、骺之间融合形成一条骺线，骨的长度至此停止增长，人就不再长高。成年后，成骨作用与破骨作用渐趋平衡，骨的改建较缓慢。老年人骨的吸收大于骨的形成，故其骨质疏松、密质变薄。

（二）骨的生长

骨的生长包括骨的长粗和长长两个过程，这两个过程是同时进行的。

1. 长粗（膜内成骨）

在骨的生长过程中，骨外膜内层的成骨细胞不断地产生骨组织，使骨的横径不断增粗；骨内膜内的破骨细胞不断地破坏与吸收骨质，使骨髓腔不断扩大。

2. 长长（软骨内成骨）

长骨两端的骨骺和骨体交界处有骺软骨，骺软骨细胞的增生和骨化使骨的长度不断增长过程。

（三）影响骨生长的因素

骨的基本形态由遗传因素决定，然而其构造在整个生长发育过程中常受内、外环境的影响而不断发生变化，如机械力、神经、内分泌、营养、疾病，以及其他物理和化学因素等。

1. 机械力

在骨化过程中，在一定限度内，受压力大的部位比压力小的部位生长发育快。正常的体力劳动和加强锻炼可以使骨骼得到正常发育，并强壮结实；不良的身体姿势会造成骨骼畸形，而过度的负重则会使骨骼发育受阻，例如，篮、排球队员的身材普遍较高，足骨比手骨发育快，骨由于肌肉的牵拉造成结节肥大。长期受其他器官的压迫或对骨的不正常压迫，可引起骨压迹或沟凹加深加大而变形，如童工负重、儿童的不正确姿势，以及肿瘤的压迫等。另外，当压力（重力）和肌肉牵拉力方向发生变化时，骨小梁的排列也会发生适度性变化，这种变化包括骨质破坏或重建这两个紧密衔接的过程。重建的骨小梁首先改变了排列方向，同时也影响了骨的外形。骨折后，折断处有骨痂形成。骨折愈合的初期，骨痂呈不规则状，经过一段时间的吸收和改建，可基本恢复原有的形态结构。

2. 神经系统调节

神经系统可调节骨的营养过程，当功能加强时，可促使骨质增生，骨坚韧粗壮；反之，骨质则变得疏松。神经损伤后的瘫痪病人骨出现脱钙、疏松和骨质吸收，甚至出现自发性骨折。

3. 内分泌

内分泌对骨的发育有很大作用，若成年以前的垂体生长激素分泌亢进，可促使骨过快、过度生长而形成巨人症；若分泌不足，则发育停滞成为侏儒。成年人垂体生长激素分泌亢进，可出现肢端肥大症。

4. 维生素

维生素 A 可对成骨细胞和破骨细胞的作用进行调节、平衡，保持骨的正常生长。维生素 D 能够促进肠管对钙、磷的吸收，缺乏时体内钙、磷减少影响骨的钙化，在儿童期可造成佝偻病，成年人可导致骨质软化。

5. 疾病或外伤

人体由于疾病、外伤或肿瘤切除等原因所造成的骨组织缺损。

四、骨的血供和神经分布

（一）血　管

长骨的动脉包括滋养动脉、干骺端动脉、骺动脉及骨膜动脉。滋养动脉是长骨的主要动脉，经骨干的滋养孔进入髓腔，分为升支和降支两个分支到达骨端，分布于骺端。这两个分支分布到骨干密质的内层、骨髓和干骺端，在成人可与干骺端动脉及骺动脉的分支吻合。干骺端动脉、骺动脉均发自邻近动脉，从骺骨附近穿入骨质。上述各种动脉均有静脉伴行，汇入该骨附近的静脉。不规则骨、扁骨和短骨的营养来自骨膜动脉或滋养动脉。

（二）淋巴管

骨膜的淋巴管很丰富，但骨的淋巴管是否存在，尚存有争议。

（三）神　经

许多神经纤维伴随血管分布于骨上，其中的多数是血管运动神经（内脏传出纤维），分布于血管壁；躯体感觉神经（躯体传入纤维）则多分布于骨膜。骨膜对张力或撕扯的刺激甚为敏感，故骨脓肿、骨折时常引起剧痛。

五、骨的功能

（一）支持功能

骨与骨连结构成人体坚固的支架。一方面，支持各种柔软组织，使人体得到一定的身体轮廓和外形，保持某些器官的特定位置，使血管和神经有规律地定向执行循环和传导功能。另一方面，支持身体局部或整体的体重。

（二）运动功能

骨是运动的杠杆，在神经系统调节下，当肌肉收缩时，可牵引骨绕关节的运动轴产生各种运动。

（三）保护功能

骨构成体腔的壁，保护腔内的重要器官，如脊柱保护脊髓；胸廓保护心和肺；骨盆保护膀胱和子宫等。

（四）造血功能

骨是重要的造血器官，如骨髓可制造血细胞。

（五）储备钙和磷

骨盐中的钙和磷参与体内钙、磷代谢，处于不断变化的状态，因此骨还是体内钙、磷的储备仓库。

第二节　体育运动对骨的影响

一、促进骨的生长发育

青少年处于骨化过程，骨的有机物含量多、可塑性大，长骨两端仍保留有使骨增长的骺软骨。在体育活动中，骨承受各种运动负荷的刺激，可促使骺软骨细胞的正常增殖，利于骨的增长。同时，在进行体育活动中，血液循环加快，保证了骨的营养供给及新陈代谢，从而促进骨的生长发育。

经常在空气新鲜、阳光充足的户外进行体育锻炼，可获得阳光中紫外线的照射，使皮肤内的部分胆固醇转化为维生素 D，有助于人体对钙的吸收，对儿童少年的骨骼生长发育特别有益。

由于运动刺激的效应，骨能量代谢的合成需要在运动后的休息期间完成，因此，在剧烈活动后必须保证足够的休息，以使骨新陈代谢正常进行。对骨固定不变的压力，会导致其萎缩，只有间歇压力才有利于促进骨的生长；长时间的负荷或过度训练则能引起骺软骨过早愈合，骨化过程提早完成，影响骨的继续增长；单侧负荷过多、过久，易引起身体两侧骨的生长发育不均衡而导致畸形。另外，当体育锻炼停止后，骨所获得的变化就会慢慢消失。为此，处在生长发育期的儿童少年，不宜进行持续过久的剧烈运动，体育锻炼项目要多样化和经常化。

二、使骨增粗和提高骨的机械性能

经常参加体育锻炼，可使骨表面的隆起更为显著，骨密质增厚，管状骨增粗，骨小梁配布更符合力学规律。骨的这种良好变化，与肌肉的牵拉作用有密切关系。研究表明，举重运动员肱骨体横径较粗、骨体外侧壁增厚、三角肌粗隆突出明显；跳跃运动员的下肢骨明显增粗、骨壁显著增厚，踏跳足的第二跖骨横径明显增大；足球运动员的第一跖骨骨密质增厚，而芭蕾舞演员的第二、三跖骨的骨密质增厚。另外有人研究发现，由于小腿肌肉、足肌和韧带牵引的结果，运动员跟骨的骨小梁比一般人明显。

骨形态结构的良好变化，使骨的抗压、抗弯、抗折断和抗扭转等机械性能得到提高。例如，一般人股骨可承受的压力为 236 ~ 400kg，而运动员的股骨承受的压力可达 700kg 以上。

第三节　运动负荷对骨影响的实验研究

为进一步了解骨的功能适应性，本节着重介绍不同年龄段运动负荷对骨重建影响的实验结果。

骨的生长、改建及退化过程受诸多因素影响，如遗传的程序、激素的活性和施加到骨上的负荷，其中负荷是重要因素之一。自 1892 年 Wolff 发表了著名的骨改建定律以来，骨改建定律已引起广大学者的普遍关注。20 世纪中期以后，有关骨的结构、骨量和骨力学特性与功能负荷关系的研究越来越受到重视。通过对运动员、宇航员，以及对肢体固定人员的观察和动物实验研究，获得了骨对负荷适应改建的许多有价值的结果，例如，通常认为骨受负荷作用将产生应变，而应变大小决定了骨的变化。然而，在骨骼发育的不同阶段，应变大小与骨量增加的关系并不一致。所以，在不同年龄阶段如何选择负荷从而产生适宜的应变以增加骨量，达到预期目的是非常重要的。本节将未成年、成年及疏松骨对运动负荷反应的部分实验结果综述如下：

一、运动负荷对未成年骨的影响

未成年骨对运动负荷的反应是通过塑型和改建共同完成的。Tuukkanen 将生长期的大鼠后肢固定或神经切断，降低承受的负荷，3 周后股骨远端松质骨骨量很快丢失，但长度和直径无明显变化。Weinreb 等人的研究也获得了相似的结果，即发育期雄性大鼠后肢一侧固定 6 周后，股骨矿物质含量明显下降，但长度无变化。通过形态学观察还发现，固定 30~72 小时，破骨细胞数量明显增加，之后的变化则不明显；固定 6 周后矿物质沉积率和骨形成率明显减少。因此，他们认为运动负荷减少，既可增加骨吸收，又可减少骨形成，结果造成骨量减少。近来，Steinhaus 提出这样一个假设，即运动负荷的最适压力作用于骨骺将刺激骨完成正常的生长过程，如果负荷过大，反而阻碍骨的生长。Frost 把这种关系用软骨生长——压力曲线加以表述：随着压力增加骨生长也增加，而达到某一峰值后若负荷再增加，则骨生长反而减少。Wolff 等的研究发现，未成年猪踏步训练 12 个月后，股骨皮质骨厚度增加 17%，横截面面积增加 23%，说明骨的塑型增强。其他的一些实验研究也表明了力的刺激能够使骨皮质厚度增加，但这主要不是骨外膜的扩张，而是由于骨内膜面缩小所致，此时骨髓腔也因此变窄，这说明重建也可以发生在骨皮质内表面。Bourrin 等的研究指出，9 周龄的大鼠在中度踏步训练 5 周后，胫骨近端干骺端骨小梁形成增加，骨吸收减少，主要表现为骨小梁宽度、类骨质面、骨形成双标记面和骨形成率的增加，以及破骨细胞和破骨面减少，同时皮质骨体积也增加。其他一些有关发育期动物运动负荷影响的研究也表现为骨量明显增加。例如，大鼠经 20 周游泳训练后肱骨矿物质含量增加 15%；大鼠转动跑训练 6 周后，胫骨和股骨的矿物质含量分别增加 15%和 25%。

然而，相反的证据表明，强烈的运动负荷对骨生长可产生负影响。Kiiski-nen 等人的研究指出，14 天龄小鼠每天训练跑 80 分钟，每分钟跑 18 米，12 周后股骨较对照组变粗，但当持续训练 21 周时，或每天跑步延长到 120 分钟，则股骨反比对照组变细。很多学者认为，生长期的动物在高强度训练后骨长度和重量减少，可能是超负荷作用于骺板所致。另一些研究也证实，超负荷存在对骨量、骨结构及力学特性的不利影响。Slemenda 等还报道，10 ~ 25 岁女性花样滑冰运动员的训练强度与下肢和骨盆的骨密度成负相关。

虽然影响骨生长和适应性变化的因素较多，但运动负荷的影响是无疑的。上述研究结果有些差异，可能是由于运动负荷的强度、持续时间和作用部位的不同所致。大量研究结果表明，生长期动物的骨骼，在较低和中度运动负荷时可使皮质骨和小梁骨新骨的形成明显增加，然而，当运动负荷及持续时间超过一定限度时，皮质骨和小梁骨的骨量则减少，力学性能也有所下降。

二、运动负荷对成年骨的影响

骨的塑型到成年期基本结束，而骨的改建过程则持续终生。有关负荷对成年骨改建的影响已有大量研究。最近 Li 等将成年大鼠一侧后肢固定，造成两侧具有不同负荷，观察骨在不同负荷作用下的适应变化，结果，在固定 2～26 周后，高负荷侧股骨矿物质密度无统计学改变，但低负荷侧从固定第 10 周起便出现明显下降。形态学观察表明，其骨小梁面积、宽度及数量在高负荷侧无变化，而低负荷侧在固定 2 周后便开始减少。Baab 等对踏步训练 20 个月的母猪股骨作形态学观察，发现皮质骨骨单位增加 23%，活性骨膜面增加 27%，骨单位平均骨壁厚度也明显增加，但其横截面积和矿物质含量则无变化。Rubin 观察了成年火鸡无负荷尺骨对负荷的反应，每天施加能够产生 3000 微应变的交变负荷 300 周期，持续 8 周，形态学观察几何参数无变化，也无明显骨膜标记面增加。对人体的研究也提供了很多有意义的信息，尽管这些研究的设计和样本选择可能不完全合理，如 Williams 等对 20 名长跑者进行追踪观察，在集训前和 9 个月集训结束时分别测定受试者跟骨的矿物质含量：同一训练方案训练 9 个月后骨矿物质含量增加 3.11%，而当训练方案中途变化时，矿物质含量无明显变化，因此，他们认为持续同一水平的负荷对增加小梁骨矿物质含量有一定作用，而变化的负荷则可能只产生很小的影响。SnowHarter 等对近 20 岁的女性进行 8 个月负荷和慢跑训练表明，两者可使骨密度分别增加1.2%和 1.3%。另外的一些研究则表明，负重训练并没有使椎骨、跟骨和股骨颈的矿物质含量增加。

与上述纵向研究结果不同，为数众多的横向研究则相似地表明运动和静止对骨产生明显不同的影响，这些研究主要测定骨矿物质含量变化。运动负荷使骨量多于相对静止的对照组，桡骨为 6.5%～9%；腰椎为 10%左右；股骨上端为 8%左右；骨盆为 11%左右。这些结果与 Priues 早期所描述的相似。他指出，不同劳动工种的骨结构存在差异，体力劳动者较坐办公室者骨量多。

然而，并不是所有的横向研究都支持上述结果，Nillson 等早年对参加国际比赛的运动员和不参加体育活动的对照组进行骨密度测定，结果表明，从不同训练项目的正式运动员到对照组骨密度有一个逐渐减少的趋势，但差别不明显。尽管 Bertram 等对上述结果有疑义，但上述结果可提示，通过训练增加骨量有一个限度。此外，在短期研究中，Dalen 等对 49~59 岁办公室人员训练3个月后，其桡骨远端、肱骨头和跟骨的矿物质含量无明显变化。而 Bilanin 等甚至获得了更极端的结果，即他们报告一组 28 岁男性长跑者脊柱骨密度为低值，当然该结果可能受其样本选择等方面的影响。

在横向研究中，样本的选择非常重要。首先，若对受试者负荷史缺乏了解，其基础骨量就难以估计准确，最后结果会有偏差，特别是未成年期负荷史更重要，因为未成年骨对负荷更敏感。其次，横向研究只能比较两组间差异，不能说明运动负荷使个体骨量增加、减少或无变化。

上述横向研究表明，运动负荷组有较高的骨量，而纵向研究却提示运动负荷使骨量略有增加或无增加。因此可以认为，运动负荷对成年骨的作用可能主要是保存骨量，当然也不排除骨量会有少量增加，这与 Frost 的“普通骨改建主要保存骨量”的假设相一致。

三、负荷与疏松骨

疏松骨主要见于长期废用、绝经后女性及老年人骨骼。骨质疏松是目前广为关注的课题，它由多种因素产生。若想增加骨量运动负荷是首选因素之一。Lane 等人通过 CT 对男女长跑者第一腰椎骨矿物质含量进行测定，发现同对照组相比较长跑者增加约 40%。Cheng 等的研究指出，绝经后女性参加剧烈运动后，跟骨矿物质含量明显大于对照者。Jacobsen 等比较了绝经后运动员与同龄非运动员桡骨和腰椎骨矿物质含量，结果前者明显高于后者，并与年轻运动员的矿物质含量接近。但是，Kirk 等报道，绝经后女性参加长跑训练者与同龄对照组比较脊柱矿物质含量无差异。最近，Barengolts 等通过动物实验证实了运动负荷对疏松骨的影响。他们对 9 个月龄的大鼠作双侧卵巢切除，3 个月后发生骨质疏松，然后进行自由活动、低强度训练和中等强度训练，观察大鼠股骨、胫骨和第四腰椎的矿物质含量、股骨力学性质和形态学观察指标的变化，结果发现，卵巢切除的大鼠，自由活动组骨矿物质含量和力学性能最低，低强度训练组骨矿物质含量明显大于前者，中强度训练组的股骨力学特性也较自由活动组高，而两训练组椎体矿物质含量、股骨的应变、弹性模量和长度，以及皮质骨横截面积等均无差异。非卵巢切除对照组的大鼠，无论训练与否，矿物质含量、力学特性及形态观察指标均无差异。

纵向研究提供了更令人满意的结果。Chow 等将绝经后 7 年的女性受试者随机分组，分别进行有氧训练和有氧加耐力训练，12个月后，后者骨量增加8%，而且比对照组明显增多。Rikli等用相似的方法对57~83岁女性进行训练，由于其强度不如前者，所以桡骨矿物质含量增加较少。Dalsky等对17名55~70岁女性进行走、慢跑和爬楼梯训练，每周3次，9个月后腰椎骨矿物质含量增加5.2%，22个月后增加6.1%，而停止训练13个月后，骨矿物质含量只比原来多1.1%，说明不连续训练不利于维持骨量的增加。

负重训练明显影响绝经后女性的骨量。Simkin等报道，上肢负重训练5个月后桡骨远端骨密度增加3.8%。Beverley等报道，网球训练每天3次，6周后腕部骨矿物质含量增加3.4%，但停止训练6个月后却低于原水平2.6%。Pruitt等对53岁的一组女性持续训练9个月后发现，其腰椎骨密度增加1.6%，而桡骨远端和股骨颈则无变化。Smith等的结果与上述报道稍有不同，他们对212名近绝经期和绝经期女性进行4年对比观察，其训练方式包括跳舞、行走和慢跑，结果矿物质含量没有增加，但相对对照者矿物质丢失减少。

众多的研究结果表明，运动负荷可以使疏松骨骨量增加，其增加的数量可能不多，而且有部位差异。如果运动负荷停止，则增加的骨量可能再度丢失，因此，长期不断地运动很重要。此外，运动使疏松骨骨量增加，可能与原始骨量有关。如果原始骨量极低，则可通过运动增加骨量，如果原始骨量中度丢失，可能只增加很少或不增加骨量，只是保存骨量。

第六章

关节生物力学与损伤

成年人有206块骨，它们借助于韧带、肌肉或骨组织连接成骨骼系统。在骨与骨之间必然形成骨的连接方式。由于骨与骨连接处的功能不同，因此可分为直接和间接连接两种。直接连接的功能是以支持器官或保护有关组织为主，特点是结构牢固、坚韧性强、活动范围小或完全不能活动，称为不动关节。间接连接的功能是以传递力和运动为主，特点是灵活性强，这种连接称为活动关节或关节。

各种关节虽然结构不同，但有其共同的特性，即运动灵活性强，一般均可做三维方向的屈曲和旋转，而且往往是多种运动同时发生；关节面摩擦系数很小，而且有较强的耐磨性；关节不但有一定的强度、刚度，而且有一定的稳定性。维持关节稳定性有三个主要因素，即组成关节的关节面构造形式、韧带和关节周围的肌肉。

分析关节运动及受力状态的关键，一是了解关节的瞬时旋转中心；二是肌肉作用的起止点，即肌力的大小和方向；三是在肌力或外力作用下关节面的受力情况。

第一节　关节的基本结构与功能

一、关节的基本结构

关节可分为主要结构和辅助结构两部分。

（一）关节的主要结构

关节的基本结构包括关节面、关节囊和关节腔，如图 6-1 所示。

1. 关节面

关节面是相关两骨的对立面，表面覆盖一层光滑的透明软骨（仅有极少数为纤维软骨，如下颌关节的关节盘），称为关节软骨，它可减少骨面间的摩擦和缓冲撞击，增加关节的灵活性。

2. 关节囊

外层为纤维层，内层为滑膜层、纤维层与骨膜相续。在某些关节，纤维层局部增厚，形成韧带，以加强关节的稳定性。滑膜层薄而光滑，紧密衬贴于纤维层内面，其周缘附着于关节软骨的边缘，含有丰富的血管和淋巴管，能分泌少量滑液，以滑润关节面和滋养关节软骨，同时也有吸收作用。在某些关节，滑膜层穿过纤维层呈囊状向外突出，形成与关节腔相通的滑液囊。

3. 关节腔

关节腔为关节囊滑膜层与关节软骨之间所围成的潜在性窄隙，也称滑膜腔，内含有少量滑液。关节腔密闭呈负压，这对维持关节的稳定性有一定作用。

（二）关节的辅助结构

它包括韧带、关节内软骨和关节盂缘。

1. 韧　带

韧带由致密结缔组织构成，多呈扁带状或条索状，有连接两骨、增加关节稳定性及限制关节运动等作用。韧带可分囊内和囊外韧带两种，分别位于关节囊的内外。但是，囊外韧带有的是关节囊纤维层的增厚部分，有的则是独立于关节囊的韧带。

2. 关节内软骨

关节内软骨由纤维软骨构成，位于两骨关节面之间，有关节盘和关节半月板两种，能增加关节的弹性，减少骨面的冲击和振荡，并可使两骨关节面互相适应，更有利于关节的运动（图 6–1）。

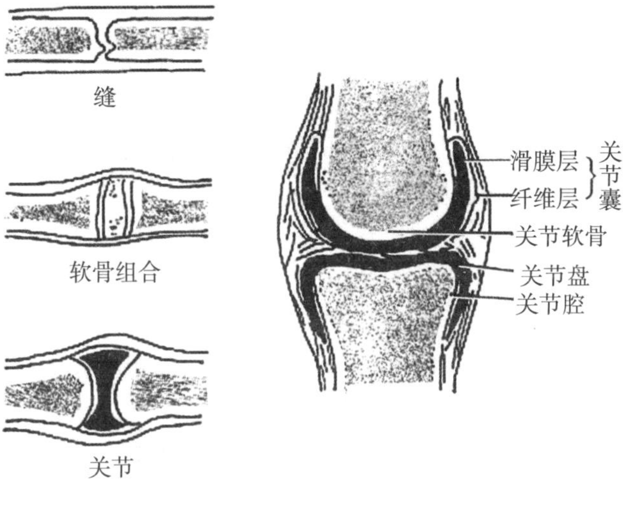

图 6–1　关节的基本结构形式

3. 关节盂缘

关节盂缘为一纤维软骨环，附着于关节窝的周缘，有加深关节窝的作用。

关节面、关节腔、滑膜层和关节腔内的滑液，均是维持关节灵活性的因素，而关节囊、韧带、关节盂缘及关节腔内的负压，则是保证关节稳定性的因素。所以，关节的结构包含了这两个方面的因素，而且两者相互制约，相互依存，从而实现了关节的运动功能。

二、关节的运动和轴

关节运动的形式决定于关节面的形状，形状不同，其运动形式也不同。每一关节的运动都可假设其绕某一定轴实现，根据轴的方位，可将关节的运动分为以下几种形式。

（一）屈伸运动

屈伸运动是关节绕着额状轴的运动。出现相关两骨之间的角度减小和两骨互相接近时的运动，称为屈。反之，则称为伸。

（二）内收与外展运动

内收与外展运动是关节绕矢状面的运动。使肢体接近正中矢状面的运动，称为内收。反之，则称为外展。

（三）旋转运动

旋转运动是骨围绕垂直轴或自身纵轴的运动，前者如寰枢关节，后者如肩关节运动时，使骨的前面转向内侧者称内旋。反之，称为外旋。有时运动的骨也可绕与自身纵轴不相平行（但相近似）的轴进行旋转，如前臂和手做旋前、旋后时，则是桡骨围绕尺骨的运动。

（四）环转运动

环转运动是骨的近侧端在原位转动，远侧端做圆周运动，使整个骨或肢体运动的轨迹（道）形成一个圆锥形。此运动是额状轴和矢状轴上的复合运动，所以绕额状轴和矢状轴运动的关节都可做环转运动，如肩关节和髋关节。

第二节　关节生物力学

人体的机械运动，是以骨为杠杆，关节为枢纽，肌肉收缩为动力，在神经系统的控制下协调活动。作为枢纽的关节，提供了骨杠杆的支点，同时，这一支点的结构形式也决定了骨杠杆的运动表现，因此，对于关节力学的研究，主要包括关节的运动、关节的稳定性和动力学特征，以及构成关节的材料力学特性等方面。

一、影响关节稳定性的因素

关节面的结构、关节囊的松紧度、韧带强弱、关节负压，以及关节周围的肌肉是影响关节稳定性的基本因素。运动状态的关节始终是不平衡、不稳定的，而人体总是在不平衡、不稳定中求得相对的平衡与相对稳定。因此，关节面的形状与结构固然是影响关节稳定性的重要因素，但运动中的关节稳定更大程度上取决于关节韧带和收缩肌肉等因素。

（一）关节面

相应关节面的吻合及其差异程度，可影响着关节的稳定性，如髋关节的股骨头关节面与髋臼关节面的角度值均为 180°，所以很稳定；而肩关节的肱骨头关节面角度值约为 135°，关节盂的角度值仅有 75° 左右，因此稳定程度相对于髋关节小（图 6–2 ）。

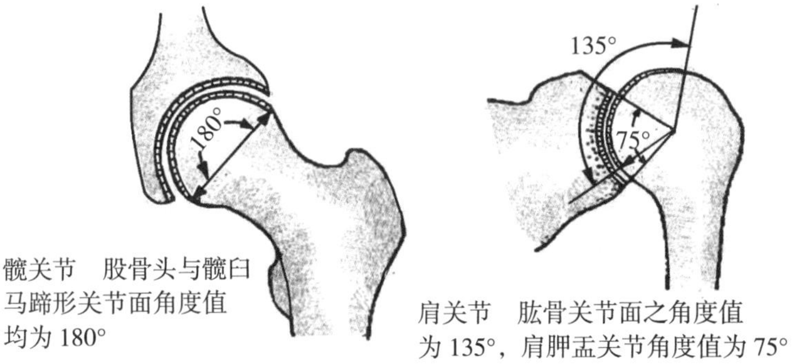

图 6–2　关节面角度差值

（二）韧　带

韧带不仅是骨与骨之间的连接结构，而且是动态活动关节的重要稳定结构。韧带对关节在一定方向的加固与制约作用，使关节的活动保持在正常的生理范围内有着重要的意义，如髋关节伸直时，髂股韧带紧张以防止其过伸（图6–3）；膝关节前交叉韧带在伸直位紧张，防止胫骨的前移；踝关节内（外）侧副韧带在距下关节处于充分外（内）翻时紧张，则是防止距下关节超出其生理外（内）翻范围，而将应力传给不具备生理外（内）翻活动的踝关节。韧带不单纯是被动地限制关节超出生理范围的活动，它还可通过韧带内的末梢感受器在张力下的反射作用，经神经中枢而组成肌肉的拮抗作用。当距下关节极度内翻时，踝关节外侧副韧带受到张力，既被动地限制其继续内翻，又通过反射使外翻肌组（腓骨长、短肌）收缩以纠正其内翻，防止这一可能导致踝关节骨折脱位的危险动作发展下去。

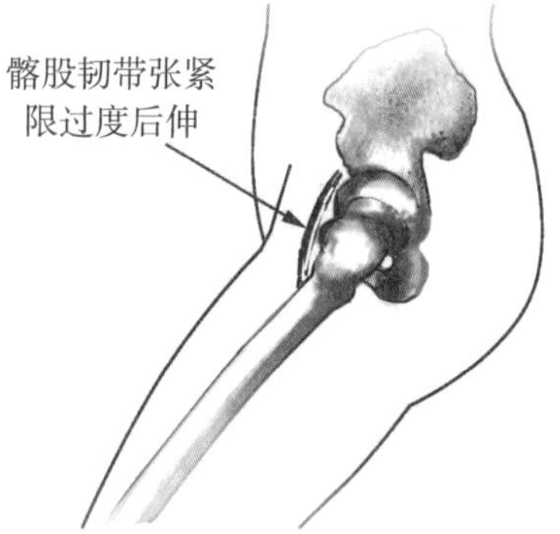

图 6–3　髋关节髂股韧带

（三）肌　肉

肌肉既是运动关节的动力，同时又是运动中维持关节稳定的重要因素。肌肉稳定关节主要表现为如下几种形式：

1. 肌肉收缩产生关节加固分力

身体内大多数肌肉拉力线与牵拉骨成锐角，其收缩力可分解为垂直于骨杠杆和平行于骨杠杆（图 6–4）两个方向分力，垂直分力表现为转动机能，而平行分力表现为对关节的加固机能，这种加固分力在维持关节的稳定上发挥着重要作用。

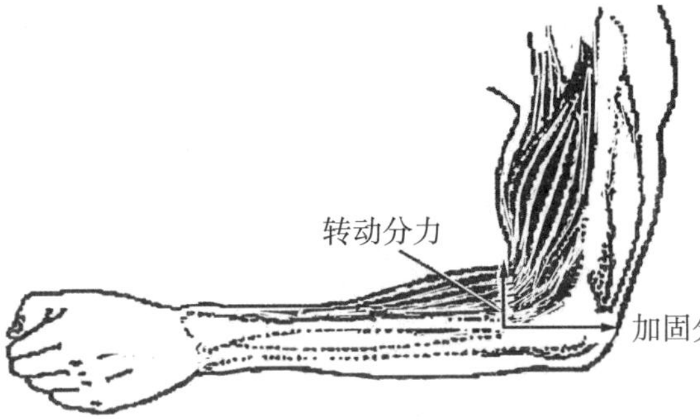

图 6–4 肌肉力量作用

2. 肌肉工作的协同与控制

人体环节的运动，是运动肌群在神经系统的控制下表现出来的肌肉协同活动。这种肌肉协同对关节的稳定与防止关节损伤有着重要的实际意义，如肱二头肌、肱肌收缩时使肘关节快速屈曲运动，在动作末期，肱三头肌（对抗肌）对运动环节进行控制，即对前臂屈起缓冲作用，它对肘关节的稳定与防损伤有着积极意义。同样，在肘关节快速伸的运动中，在动作末期，肘关节屈肌激活与控制，对防止肘关节过伸有重要的力学意义。

关节骨面、韧带维持关节稳定和平衡的作用为静力平衡，肌肉维护关节稳定和平衡的作用为动力平衡。如果关节的静力平衡存在，而肌肉失效，则在使用中会逐渐造成关节囊和韧带的松弛，但如果静力平衡被破坏，例如脱位、韧带断裂等，则肌肉即在不同程度上失去了动力平衡的根据，而难以发挥其运动关节、维护关节稳定及平衡的作用。因此，在影响关节稳定性的上述三个因素中，彼此之间是相互影响的。

（四）关节负压

由于关节内压低于关节外的气压，关节内外的压差在维持关节的稳定性方面也有着重要意义。

二、关节的力和力矩

关节的主要功能是为骨杠杆活动提供支点作用，以及实施力的传递作用。作用于关节的力可来自多方面，如外力的作用、关节韧带的牵拉以及肌肉收缩力等。

由于人体的结构及肌肉附着特点决定了肌肉都具有较小的力臂，而有时却需平衡大的外力矩，因此肌肉需要产生较大的力来平衡。人体直立行走的特点使人体上下肢的主要功能不同，也导致外力对上下肢关节在作用上的差异，如下肢诸关节主要支持身体重量，上肢以提拉功能为主，而外力对上肢诸关节的作用却是拉伸。

用连结起止点的直线作为肌肉的作用线，分析关节肌肉的作用力是相当不准确的。肌肉收缩路径可因骨隆起或另一块肌肉介于其间而弯曲，且肌肉的起点常较宽阔，而不少肌肉在止于骨面之前与关节囊相混，因此，肌肉作用线可明显偏离起止点间的直线，且在主方向的拉力之外，可同时有辅拉力。

三、关节软骨的生物力学特性

关节软骨可被看做是充满液体的多孔介质（类似包含水的海绵），因此，关节软骨在承受载荷时影响其性能的因素是固体基质的材料特性及其渗透性。

（一）关节软骨的材料性能

关节软骨对液体的流动有很大的阻力，即渗透性很低，所以它的材料性能与载荷的施加和消除速度密切相关。在快速加载与卸载的情况下，没有时间将液体挤出（如跳跃时）。软骨组织类似于弹性材料，在承载时变形，卸载后立即复原。如果持续性、缓慢负载作用于软骨组织，如持续长时间的站立，其内的液体被挤出，组织的变形将随时间持续而加重。消除载荷后，若有充分时间使其吸收液体，软骨组织可恢复原状。因此，在体的软骨组织受载的力学性能与加载的速度存在高度相关性。

1. 拉伸负荷特征

将平行于软骨组织分层结构切取全厚标本，制成标准试件，然后在慢速下拉伸（0.5cm/min）直至拉断，记录其拉伸应力、应变参数，并绘制应力——应变曲线（图 6–5）。

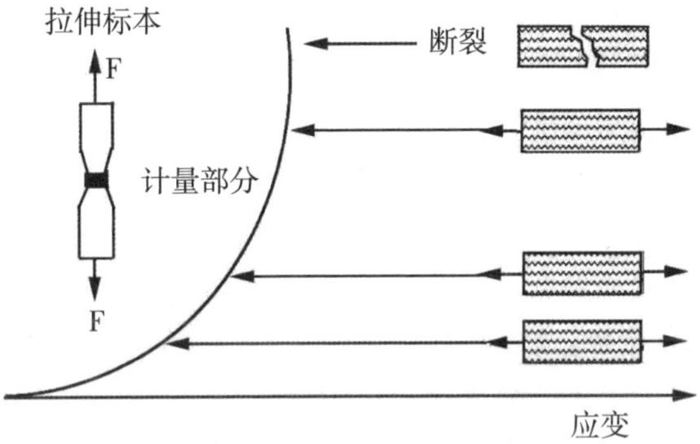

图 6–5　软骨组织拉伸应力——应变特征示意图

在图中，曲线最初的低坡部分是由于施加拉力的方向与胶原蛋白结构的排列一致。最后，曲线的陡峭部分代表胶原蛋白本身的拉伸刚度。关节软骨的病理变化或结构异常，都会导致拉伸曲线特征变化。

2. 蠕变特征

蠕变是黏弹性材料的重要性质之一，它反映了实验材料随时间变化的力学特征。对实验材料瞬时施加固定的载荷并维持一定的时间，测量其固定负荷下材料应变的变化，即材料的"蠕变"。对关节软骨进行压缩载荷下的蠕变测试，可得出关节软骨的蠕变曲线图。由于关节软骨是固、液双相材料，因此蠕变曲线的早期有大量液体渗出，当无液体渗出时，蠕变曲线稳定（图 6–6）。

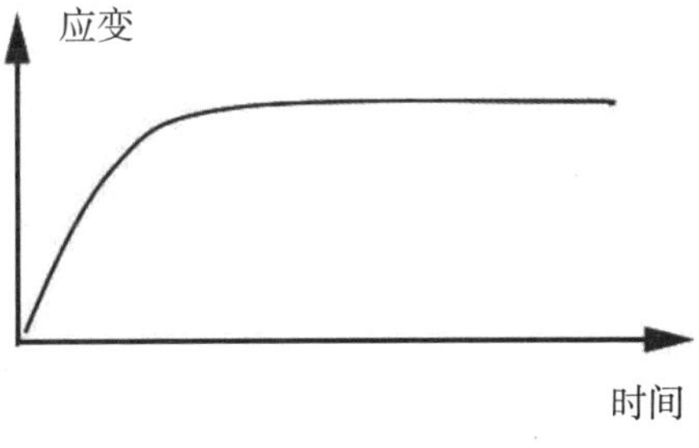

图 6–6　软骨组织里蠕变特征示意图

（二）渗透性

关节软骨固、液双相的结构性，影响其受载时的力学性质。渗透性是指液体流过多孔的固体基质时的摩擦阻力，因此是这种双相材料的重要材料参数。渗透性越低，在承受载荷时液体流动的阻力就越大。与普通海绵的渗透性相比，健康软骨的渗透性很低。液体通过如关节软骨等多孔介质时是顺液体的压力梯度而行，这种液压梯度是液体在软骨中流动的动力。关节液体在软骨中的流动与正常组织的营养需要、关节的润滑、承载能力和软骨组织的磨损程度有密切关系。关节软骨的变性及机械应力均可影响关节软骨的渗透性，例如，骨性关节炎软骨组织的渗透性较之正常组织要高。

（三）润滑作用

关节软骨在使两个关节骨面更好适应、吸收能量以减缓冲击力的同时，对关节润滑有着重要的影响。关节面软骨的润滑作用主要借助于关节滑液的存在，在关节面软骨之间形成“界面润滑”、“液膜润滑”来减少关节面之间的摩擦。

（四）磨　损

磨损是通过机械作用去除固体表面的物质。关节软骨的磨损，包括承载面之间相互作用引起的界面磨损，以及承载面变形引起的疲劳性磨损两种形式。如果两个承载面接触，可因粘连或研磨而产生界面磨损。如果两个承载面接触引起的结合力超过其下面的材料所能承受的力，就会发生粘连性磨损。一旦出现软骨面超微结构损害或质量损耗，软骨的表面层即变软，渗透性增加。在这种情况下，液体流动的阻力减少，使液膜中的液体通过软骨而泄漏。这种液体丧失增加了不光滑软骨面紧密接触的可能性，从而进一步加剧研磨过程。

即使承载面润滑作用良好，由于周而复始的反复变形也可发生疲劳性磨损。疲劳性磨损的发生是因为材料反复受压而产生微小的损伤积累而致。虽然施加应力的量远远小于材料的极限强度，但如果经常施加应力最终将发生磨损。

正常关节软骨反复承载，引起固体基质的反复受力及组织间液的反复渗出和吸入，这种反复对胶原蛋白/蛋白多糖基质施加应力可引起胶原纤维、蛋白多糖大分子网和纤维及原纤维基质之间的界面成分受到破坏，这些破坏可被认为是软骨组织积累性损伤的原因。

（五）软骨变性的生物力学

关节软骨的修复和再生能力有限，如果承受应力太大，那么很快就会出现全面的破坏。有人假设这种破坏的进展与下列情况有关，即承受应力的量级、承受应力峰值的总数和胶原蛋白/蛋白多糖机制的内部分子及微细结构。

软骨承受应力的数量，是通过了解关节的总载荷和这些载荷在接触区如何分布来测定的。接触区应力集中的强度极其重要。

有许多条件可引起应力过度集中和软骨的衰竭。多数是由与关节的某种不相称而导致不正常的小接触面引起，如先天性髋臼发育不良、股骨头骨骺滑脱和关节内骨折所致的骨关节病。膝关节半月板切除可消除半月板扩散载荷的功能，而韧带断裂时骨端的相对运动增加，关节关系的异常可增加总载荷和应力集中。

这些过度的应力集中还具有进一步的作用。由于关节关系的异常，要求液体内压力必须足以使关节面分开，因此，两个关节面之间的高接触压力存在降低液膜润滑的可能性。固体面上凹凸不平的接触可引起微观的应力集中，从而造成固体面上材料的磨耗。

关节总载荷的频率和量级的增加，可以解释为何从事某种职业的人关节变性的发生率较高，如足球运动员和矿工的膝关节、芭蕾舞演员的踝关节等。有人提出一些骨关节病患者可能是降低关节力峰值的机制有缺陷，这些机制包括关节的主动屈曲活动和肌肉拉长，以及软骨下骨被动吸收震荡。

骨关节病也可激发胶原蛋白/蛋白多糖机制的内部分子和微细结构的破坏，如变形激发类风湿性关节炎；血友病引起的关节间隙出血、各种胶原代谢紊乱；也可激发由于蛋白溶解酶所致的软骨降解。被削弱的软骨结构可被正常量级的频率和应力所破坏。

第三节　人体主要关节的生物力学

一、肩关节

肩关节是身体的主要活动枢纽，许多活动与锻炼都离不开肩关节的参与。肩关节的构造非常特殊，是人体最灵活、运动幅度最大，也是稳固性较差的一个关节。

（一）肩关节解剖

广义的肩关节是指肱骨、肩胛骨和锁骨及其附属结构组成的多种连接复合体，它包括滑液关节（盂肱关节、胸锁关节和肩锁关节）、骨—肌—骨连接(肩胛骨与胸壁的肌肉连接)、肩峰与肱骨大结节之间构成的“肩峰下关节”（又称第二肩关节），以及喙锁、喙锁之间的韧带连接等结构。肩关节前部通过锁骨、胸锁关节与胸骨连接，后部通过肌肉完成肩胛骨与胸骨之间的连接。一般肩部运动表现往往是上述多个部分之间联合运动的结果，因此，在运动机能角度上，肩关节是一个多结构的机能复合体。狭义的肩关节是指盂肱关节（图6–7）。

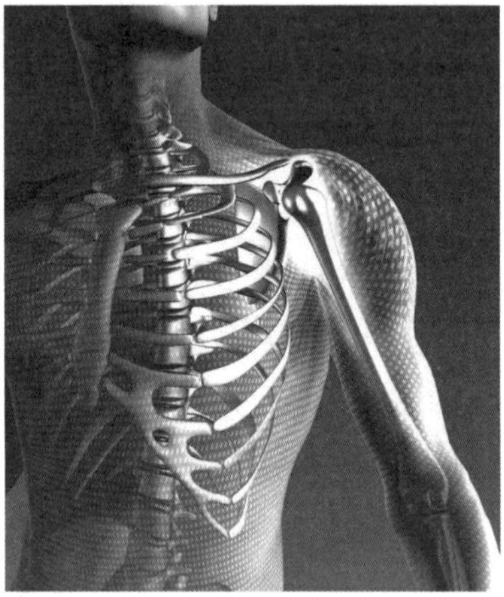

图 6–7　肩关节示意图

（二）上肢运动

1. 前屈与后伸

肩部的前屈是指自中立位开始，肱骨远端沿身体的矢状面向前，逐渐远离身体，范围一般超过 90° 以上。盂肱关节的前屈活动伴有锁骨外侧段的升高，轴向向后旋转；肩胛骨冠状面内上回旋和矢状面沿胸壁向前的滑动。

后伸是指自中立位开始，肱骨进行与前屈方向相反的矢状面运动，范围一般为 45°。盂肱关节后伸时，锁骨外侧段相对下降，肩胛骨向中线靠拢并伴有冠状面的下回旋运动。

在实际运动中，上肢后伸位在矢状面内的向前运动定为屈，前屈位的矢状面内向后运动定为伸（图 6-8）。

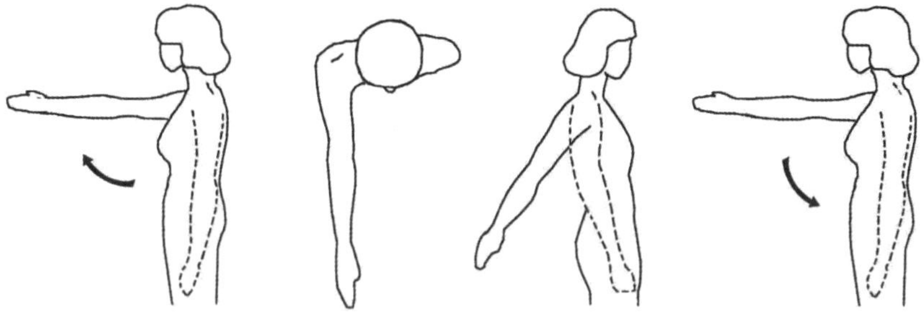

图 6-8　肩关节屈伸运动

2. 外展与内收

肩部外展是指以盂肱关节为中心，上肢沿冠状面自中立位开始向侧运动侧举。在肱骨内旋时，肩部外展活动范围一般不超过 90°。当上肢外旋时，肩部外展活动可超过 90° 并最终完成肩部上举活动。

内收是指肱骨远端于冠状面内逐渐移向身体中线。肩部自中立位内收活动的范围约 45°。在肩部外展、内收活动时，肩胛骨同时出现冠状面的上、下回旋和矢状面沿胸壁前、后滑动（图 6-9）。

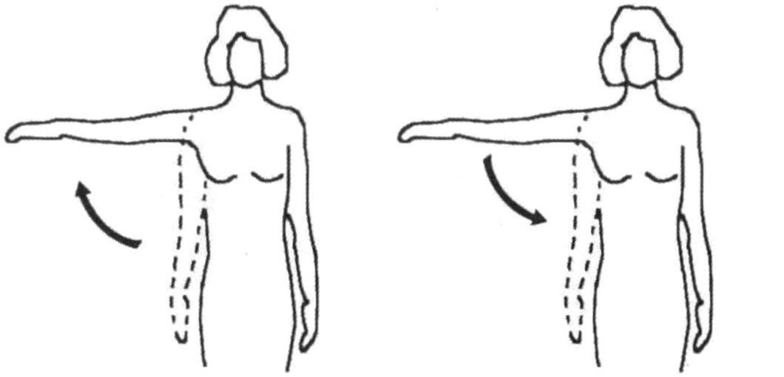

图 6-9　肩关节外展内收

3. 上举与下降

上肢在前屈和外展超过 90° 以上时，理论上可以上举到 180° ，但在一般情况下只有少数男性和一部分女性可以上举到这一范围。肩部的上举活动包括盂肱关节运动；肩胛骨的旋转、滑动；锁骨升高和旋转活动。单臂上举达到 180° 时，还包括盂肱关节的内收和肱骨的外旋活动（图 6–10）。

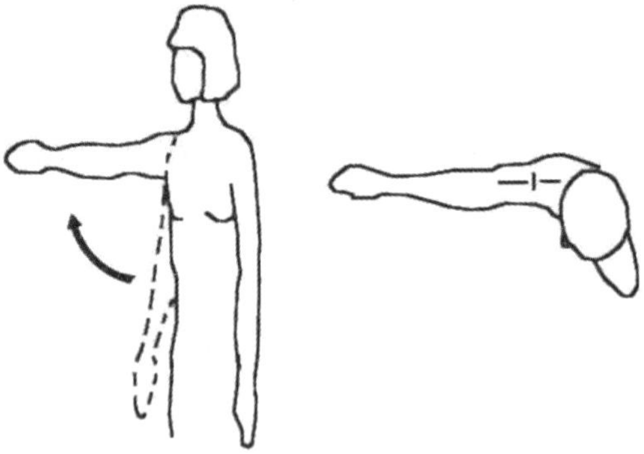

图 6–10　肩关节上举

下降可以理解为与肩关节上举运动方向相反的活动。

4. 内旋与外旋

旋转活动是肩部的重要运动机能（图 6–11）。由于肩的解剖和运动学特征，决定了肩部的内、外旋活动在不同的体位时其活动范围也有所不同。在上

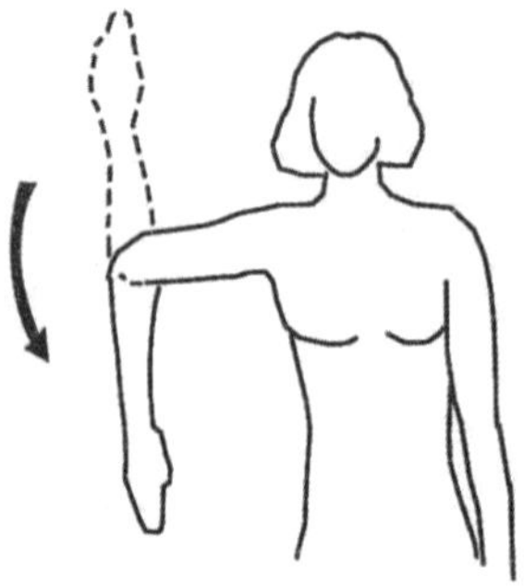

图 6–11　肩外展位回旋

肢中立位屈肘 90°，肩部的外旋活动一般小于 90°，内旋活动为 90°～95°。当肩部外展 90°时，肩部内旋和外旋活动的总和约 120°。在肩部最大上举位时，肩关节的旋转活动范围最小，力量也最弱。这种现象是由于肩胛骨、肱骨位置的变化改变了有关肌肉的长度、张力和运动力线，从而影响了肩关节的旋转活动范围。另外，盂肱关节处在不同位置时，关节囊和各部位韧带所受张力不同，也会影响盂肱关节的旋转活动范围。

5. 水平屈与伸

肩关节的这一运动也可被称为肩关节的水平面内收和外展（图 6-12）。正常人以身体冠状面为基准，水平后伸范围一般不超过 45°，水平内收的范围是 135°。在这 180°水平的内收、外展中，肩胛骨的水平运动约占为 45°，盂肱关节的水平内收、外展活动受到关节囊和肌肉张力的影响，以及肩胛盂、盂唇和肱骨头、颈的接触而限制在正常的 135°以内。

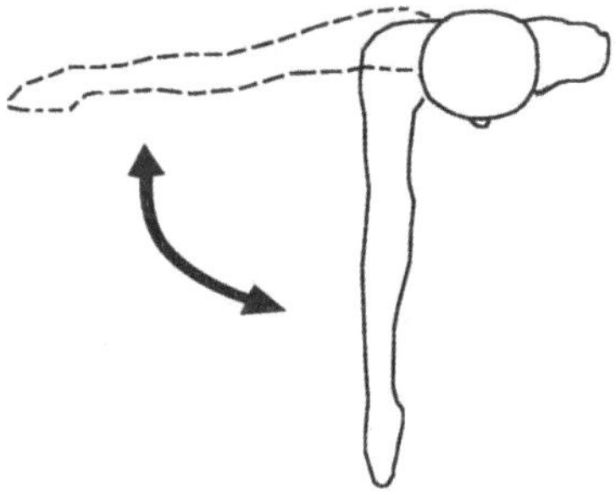

图 6-12　肩关节水平屈伸

（三）盂肱关节

1. 盂肱关节的解剖特征

盂肱关节由肱骨头和肩胛盂构成。关节盂浅，其周缘之关节盂唇略有加深关节腔的作用。关节囊松弛，因此具有较大的活动范围。它在运动中的稳定性主要依靠三角肌和肩袖肌的作用维持。冈上肌将肱骨头靠紧关节盂形成支点，同时三角肌起主要悬吊作用，以防止上肢的重力关系或因持重而造成盂肱关节分离。连接躯干与肱骨、躯干与肩胛带的肌肉则可协助维持稳定。喙肱韧带限制过伸及过屈（图 6-13），盂肱韧带限制外展及外旋（图 6-14）。

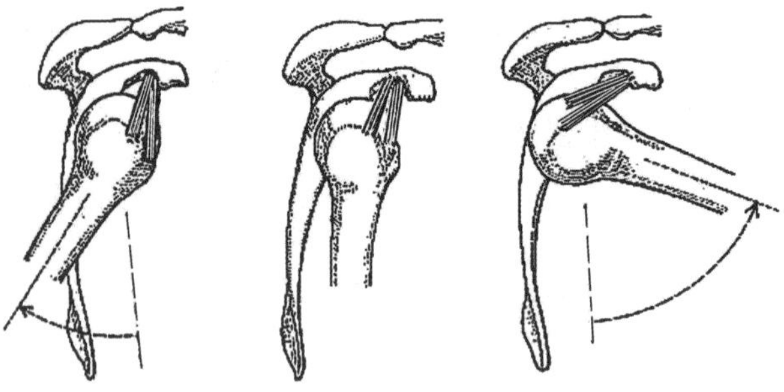

图 6-13　喙肱韧带的限制

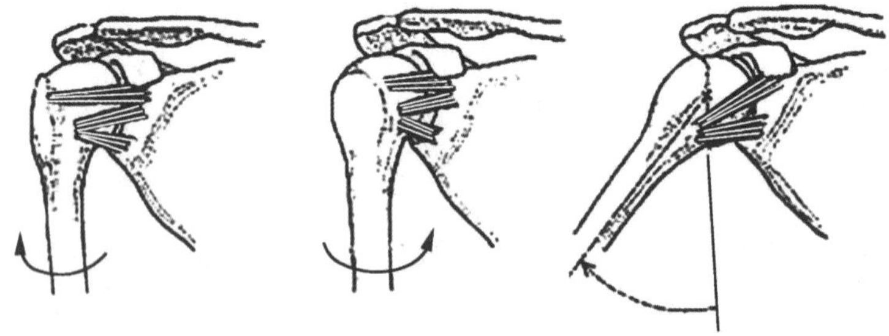

图 6-14　盂肱韧带的限制

2. 盂肱关节力学特征

盂肱关节是典型的球窝关节，有三个基本轴，因此运动肩部的肌肉配置也相对比较复杂。当运动盂肱关节的力完全垂直于关节面时，则全部力对关节形成了正压力，此时无转动分力的存在。当肌力与肱骨成一定角度时，随着关节角度的变化，在关节面上的剪应力与正压力将依据肌力角正、余弦函数关系而转化。

在肩部运动中，异常剪力产生的原因有两个方面，第一，肱骨与关节盂面间的夹角过小；第二，肱骨对关节盂面的合力过大，使关节面的压力和剪切力都大。此外，关节盂的缺损和发育不正常也是异常剪切力产生的原因。当剪切力过大，克服了肩关节的稳定能力时，头盂之间的异常滑动则可能造成盂肱关节的损伤与脱位。肩部的运动是一个复合的多关节活动，肩胛盂面与肱骨轴线的夹角取决于肩胛骨与肱骨之间的相对运动，正常的肩肱节律有利于保证肩关节的稳定和肩部运动功能，异常的关节剪力则是造成肩关节损伤的原因。

3. 上肢开放运动链的力学特征

人体在直立体位时，上肢处于悬垂状态，此时多数的功能活动是沿水平面或与水平面有一定角度的多环节运动。肩部在日常劳动或体育运动中，不仅是躯干与上肢之间的连接装置，同时还是上肢多环节运动链的支点，作用于肩部的负荷，一方面来自上肢自身的重量，另一方面来自外界作用负荷。在这一过程中，上肢诸环节的位置变化都形成对肩部负荷的不同影响。

（四）锁骨的生物学意义

锁骨成 S 形，横架于胸骨与肩胛骨之间，借胸锁关节与肩锁关节完成与躯干骨（胸骨）和肩带骨（肩胛骨）的连接，这是人类所独有的一块骨（如图 6–7）。锁骨的存在，对肩胛骨形成支撑，使上肢远离身体中线。锁骨不仅是肩胛骨的支点，而且对增加上肢运动链的运动灵活性有着重要的生物学意义。

二、髋关节

臀部最主要的关节为髋关节，该关节是全身位置最深、最为完善的球凹关节，关节的构造坚固灵活。髋关节位于全身中部，担负着因杠杆作用而产生的强大压力。

（一）髋关节结构

髋关节由髋臼与股骨头构成，属于多轴的比较稳定的杵臼关节。髋臼的周缘附有纤维软骨构成的髋臼唇，以增加髋臼的深度。髋臼切迹被髋臼横韧带封闭，使半月形的髋臼关节面扩大为球形以紧抱股骨头，髋臼窝内充填脂肪组织。

髋关节的关节囊坚韧致密，向上附于髋臼周缘及横韧带，向下附于股骨颈，前面达转子间线，后面包罩股骨颈内侧 2/3。

髋关节有一系列强有力的韧带辅助，即髂股、耻股和坐股韧带。髂股韧带限制过伸及内收，坐股韧带限制过伸、外展及内旋，耻股韧带限制外展及外旋（图 6–15）。

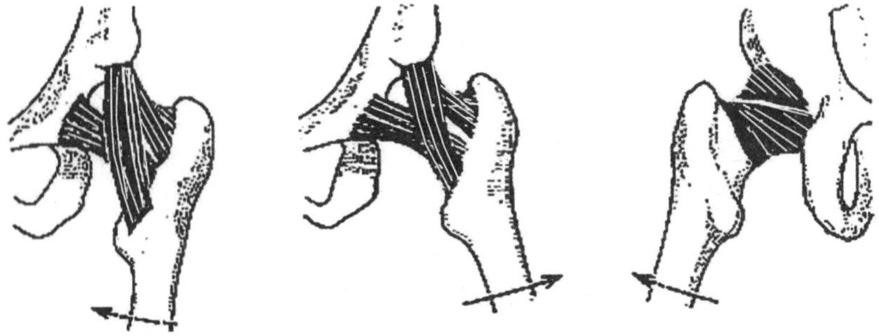

髂股韧带限制内收过程，耻股韧带限制外展及外旋
前面观

坐股韧带限制外展、内旋及过伸
后面观

图 6–15　髋关节结构示意图

（二）结构性力学特征

1. 股骨颈

股骨颈连接股骨头与股骨体，形成两个角度，即颈干角和前倾角。

（1）颈干角：股骨颈与股骨体之间所形成的角度，称为颈干角。在婴儿期约为 150°，成人的正常范围为 110° ~140°，但大多数皆为 125° ~135°。由于股骨颈及颈干角的存在，使粗隆部及股骨干远离髋臼，以适应髋关节大幅度活动的需要。颈干角度正常时，股骨头的负荷与股骨颈所承受的应力之间达到生理平衡；当颈干角减小（髋内翻）时，股骨头负荷减小，但股骨颈所承受的应力则大增；反之，当颈干角增大（髋外翻）时，股骨头负荷增加，但股骨颈所承受的应力则相应减少，以致可使剪应力完全变为压缩力。无论髋内翻还是髋外翻，均可引起股骨近端负荷及应力的改变，导致继发性结构异常和功能障碍（图 6–16）。

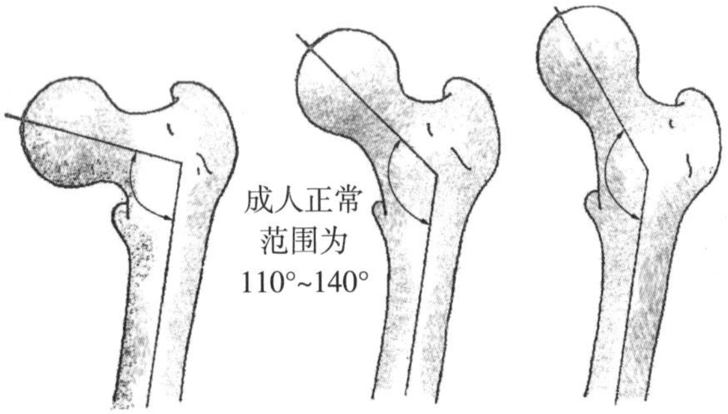

图 6–16　股骨的颈干角示意图

（2）前倾角：下肢在中立位时股骨头与股骨干不在同一个冠状面上，股骨头居前，股骨颈向前倾斜，与冠状面形成一个角度，称为前倾角。在婴儿期为20°～30°。随年龄的增长前倾角逐渐变小，至成人平均为12°～15°，女性稍大于男性。前倾角为臀中肌提供一个在矢状面上的杠杆臂，使肌肉效能成倍增加。这个杠杆臂越长，为保持直立姿势所需的臀中肌力越小，但过度前倾，则有碍于髋关节的外旋活动，且有造成脱位的潜在危险。

2. 股骨近端内部骨结构

由于股骨颈的存在，改变了力传递的特点，使股骨近端的内部结构也存在适应生理应力的特征。正常情况下，一方面股骨头主要承受压缩应力，骨小梁由股骨头周边沿压缩合力的方向下行，汇合至内侧骨皮质，形成最大的一组骨小梁，称为主要抗压缩骨小梁。另一方面，由于股骨头和股骨颈亦承受剪应力，从而在颈上方产生张力，因而有一个骨小梁由外侧骨皮质沿张力方向延伸至内侧皮质，称为主要抗张力骨小梁。两组骨小梁约呈60°交叉，两组交叉之间承受应力最小，此区称为Ward三角（图6-17）。

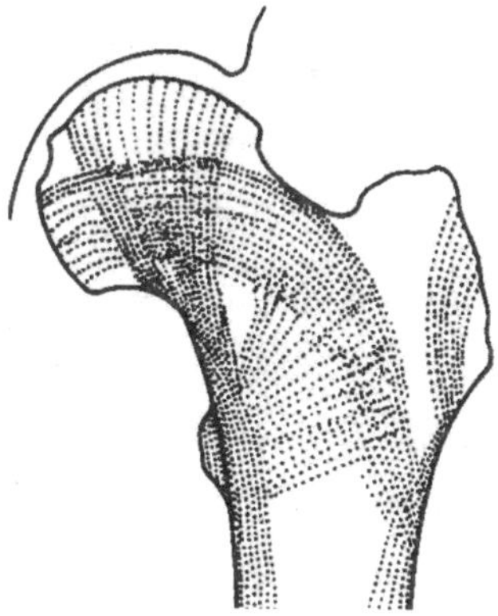

图6-17　股骨近端骨小梁排列

颈干角的改变引起股骨近端负荷与应力的改变，张力将导致骨小梁的重新调整。当髋外翻时，由于压缩力增加，使抗压缩骨小梁增加，抗张力骨小梁减少，以致消失；当髋内翻时，则抗张力骨小梁增加，抗压缩骨小梁减少，因而，可以由骨小梁结构的改变，反映出股骨近端负荷与应力的变化。

（三）髋关节的稳定

髋关节在额状面上的平衡，是外展肌与内收肌之间的平衡。臀中肌是主要的外展肌，大收肌是主要的内收肌，而阔筋膜张肌则主要是髋关节在额状面的稳定肌。

当单足负重时，由于身体重心通过负重侧髋关节的内侧，骨盆便产生向非负重侧倾斜的趋势，如倾斜超过水平线以下15° 时，阔筋膜张肌稳定骨盆使之不继续倾斜，但臀中肌主动收缩以维持骨盆的位置，使其不向对侧倾斜。当身体向负重侧倾斜，身体重心落于负重侧髋关节的外侧时，同侧的内收肌收缩以维持平衡（图 6–18）。

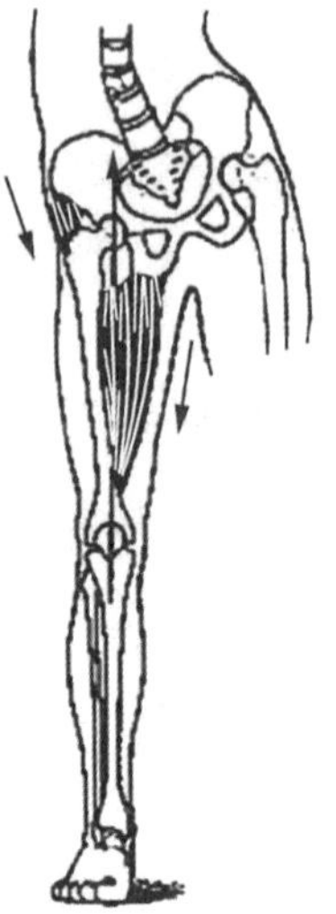

图 6–18　在髋关节的额状面上外展肌群与内收肌群之间的平衡

髋关节在矢状面上的平衡，是伸肌与屈肌之间的平衡，主要是伸肌——臀大肌。当重心线落于髋关节前方时，臀大肌收缩以防止髋关节突然屈曲。当重心线落于髋关节后方时，关节前方的髂股韧带被动收缩，起到限制髋关节过伸的作用，屈髋肌辅助维持平衡（图 6–19）。

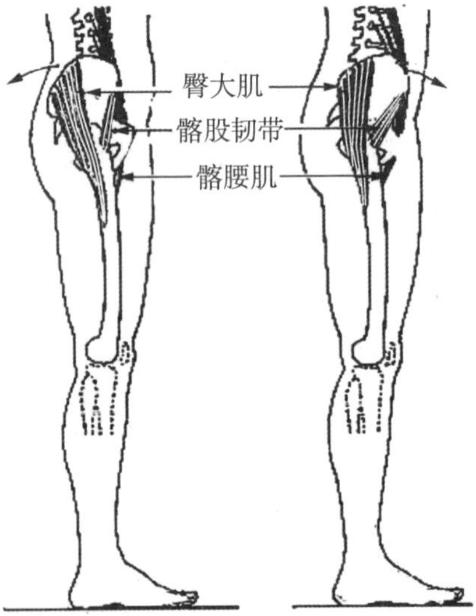

图 6–19　髋关节在矢状面上以臀大肌为主的伸肌群与髂股韧带之间的平衡

（四）髋关节运动

髋关节以股骨头为中心可以进行多轴运动，其基本运动轴有额状轴、矢状轴和机械轴（髋关节的机械轴与关节的垂直轴有一定差别，垂直轴通常是指标准姿势下环节的纵轴，而机械轴是指“髋和膝关节两中心的连线”）。（图 6–20）

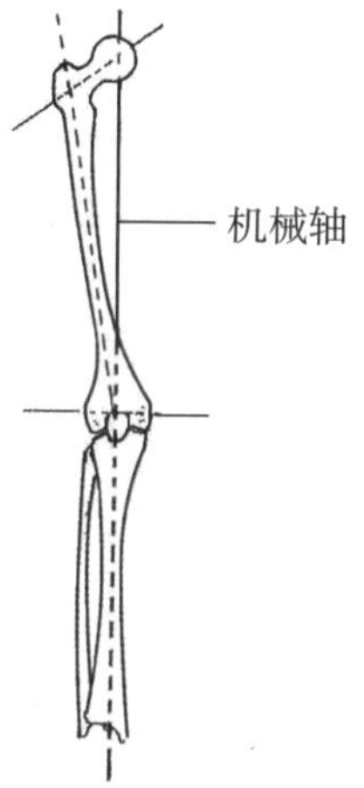

图 6–20 股骨机械轴

1. 屈与伸

绕额状轴（两髋关节的中心连线）前、后运动，如：高抬腿、前踢腿；俯卧背腿、后踢腿等运动。在正常直立位，髋关节后伸幅度为 15° ~ 40° ；前屈幅度为 105° ~ 145° 。

2. 内收与外展

下肢绕髋关节矢状轴靠近与远离身体正中面的运动，如鞍马摆越、下肢侧摆等。髋关节的外展与内收幅度不超过 90° ，外展约到 45° 时大转子碰到髋臼上缘，限制了大腿外展。

3. 旋内与旋外

绕机械轴的内、外旋转，如俯卧式跳高过杆时下肢的主动转动和内、外脚背踢足球等。髋关节旋内旋外总幅度为 40° ~ 50° ，其中旋外大于旋内。

（五）髋关节力学分析

1. 站立时髋关节的机械负荷

在站立位时，股骨近端的生理负荷以 R 表示（图 6–21）可以粗略计算其大小；用 K 表示负荷体重（即体重减去负重侧下肢的重量），其作用力线与身体重心 S 相交，呈垂线方向；M 表示外展肌肌力，按其作用方向与垂线相交；R 即作用于股骨头上的压缩合力，其作用方向为肌骨头的旋转中心与 MK 的交点，且与垂线呈 16° 角。按力学原理计算，R=MK 的矢和(即有方向、有大小的力量和)，其中起主要作用的是外展肌力 M 的大小。

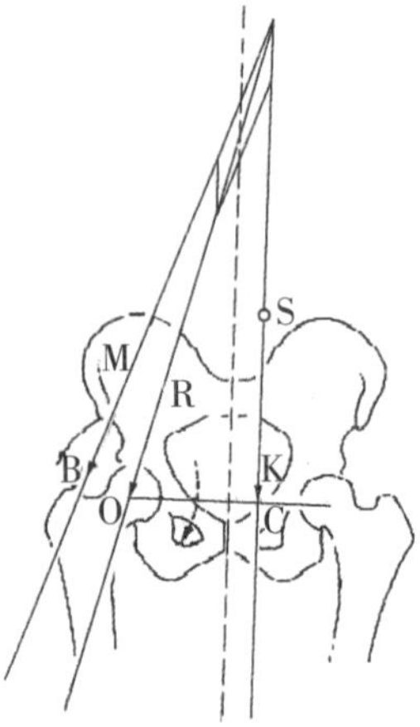

图 6–21　股骨近端的生理负荷

一般情况下，体重的力臂 OC 约为外展肌力力臂 OB 的 3 倍，结果作用于股骨头上的合力 R 接近负荷体重的 4 倍。很显然，外展肌力及其力臂是影响股骨近端负荷的决定因素，如果延长其力臂，可减少所需要的外展肌力，从而降低股骨近端的负荷；缩短其力臂，则可得到相反的效果（图 6–22）。

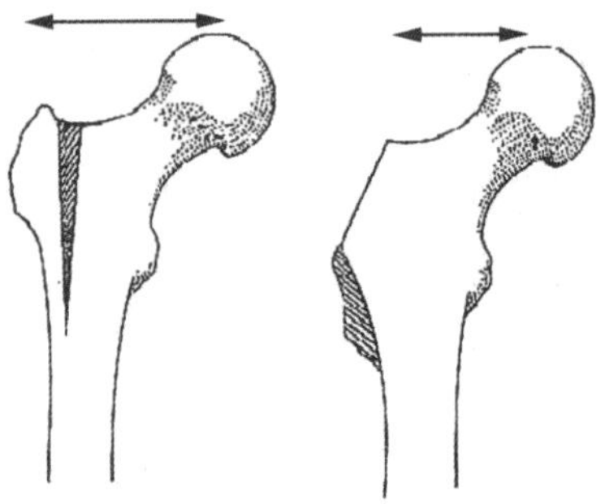

左：延长力臂　　右：缩短力臂

图 6–22　股骨颈对外展力臂的影响

2. 站立时髋关节的应力

应力与负荷不同，负荷是指作用于人体的外力，而应力则指外力作用于人体某个部位所引起的效果，两者有根本的区别。同样大小的负荷，由于作用部位和方向不同，可引起不同大小和类型的应力。例如，在一根立柱上分别施加同等大小的负荷，如重量放在主柱的中心（图 6–23a），则引起纯粹的压缩应力；如重量偏向一侧（图 6–23b），则在支撑重量侧产生压缩应力，而偏向对侧则产生张应力；重量偏离立柱愈远，所引起的应力也愈大，甚至断裂（图 6–23c）。股骨近端并非一个简单的主柱，因此所产生的应力亦较复杂(图 6–24、图 6–21)。

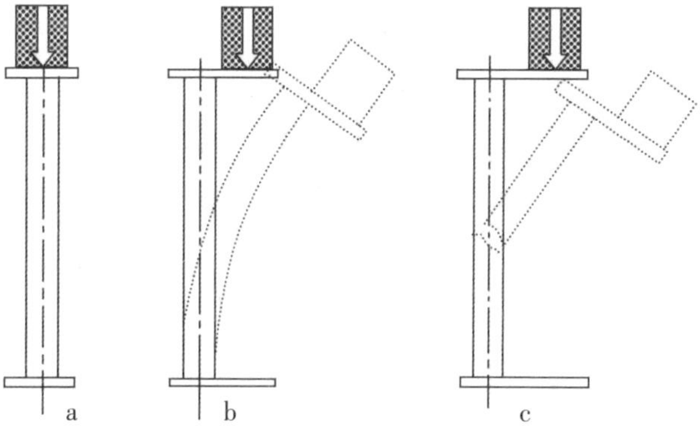

图 6–23　立柱应力

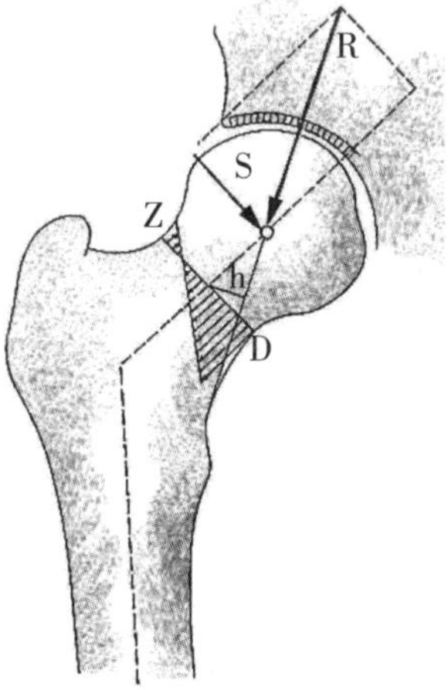

图 6–24　股骨近端生理应力

如上所述，由于作用于股骨近端的生理负荷是垂直于股骨头和关节面，因此在股骨头内所引起的是纯压缩应力，而这种压缩应力平均分布在负重区。股骨头内压缩应力的大小不只决定于负荷的大小，同时还决定于负重面的大小。

对股骨颈来讲，由于颈干角与前倾角的存在，使得合力 R 不能垂直作用于股骨颈的横断面，因此就产生了不同类型的应力（由前倾角造成的影响可忽略不计）。由于合力 R 与股骨颈轴线不一致，即 R 的作用方向偏离股骨颈的核心之外，因而在股骨颈内侧产生压缩应力 D，在颈外侧产生较小的张应力 Z，另外还承受一种剪应力 S，这种剪应力由 R 的分力引起。

3. 负荷的变化

在站立和运动时，关节的负荷有明显的变化，即在正常双足站立时，作用于每个髋关节的力约为整个体重的 1/3，或者为髋关节以上体重的 1/2。单足站立时，作用于负重侧髋关节的外力要大得多，为体重的 2.5 ~ 4 倍。与身体重心和力臂的变化有关，身体重心距负重侧股骨头越远，即力臂延长，则所需外展肌力越大负荷增加越多。

身体的重心位于第 5 骶椎之前，与髋关节中心的水平距离为 8.5 ~ 10cm，在髋关节上的垂直距离为 3cm，在正常行走时，身体重心的左右移动距离为 4.4 ~ 5cm，这种交替移动是平稳和有节奏的，而且只需最低的能量消耗。但是，由于人体重力线与髋关节的垂直支撑反作用力不在同一直线上，因此每个髋关节都需要偏心地支持体重，故作用于股骨头上的力比站立时明显增加。在行走过程中，负荷的主要部分来自肌肉的作用，有三个负重高峰：在足跟着地后，由部分负重转为完全负重时受力最大，约为体重的 5.8 倍；另两个较小的高峰发生在对侧足跟将着地时和同侧足趾离地时。有人测量步行的速度越快，髋关节的受力越大。即使在不负重的状态下，如当仰卧位直腿抬高，或俯卧位伸髋时，由于肌肉的收缩亦可使受力大于体重。了解这些，对于临床治疗以及指导功能锻炼等方面，均有指导意义。

三、膝关节

膝关节是全身中结构最复杂、最大，所受杠杆作用力量最强的一个关节，它虽为屈戌关节，但其运动则是二维的，运动范围虽不及肩、髋关节广泛，却具有更为精确、复杂的规律。

（一）膝关节结构

股骨远端的内、外侧髁为关节头，胫骨近端内、外侧髁上关节面为关节窝，形成股胫椭圆关节；髌骨后面的关节面与股骨的髌面形成髌股滑车关节，因此，膝关节是椭圆滑车关节。由于股、胫两节面差异较大，关节内软骨半月板使两关节面更好地适应。此外在关节的周围有一系列韧带加固关节，即前面有髌韧带，内侧有胫侧副韧带，外侧有腓侧副韧带，关节内有前、后交叉韧带加固（图 6–25）。

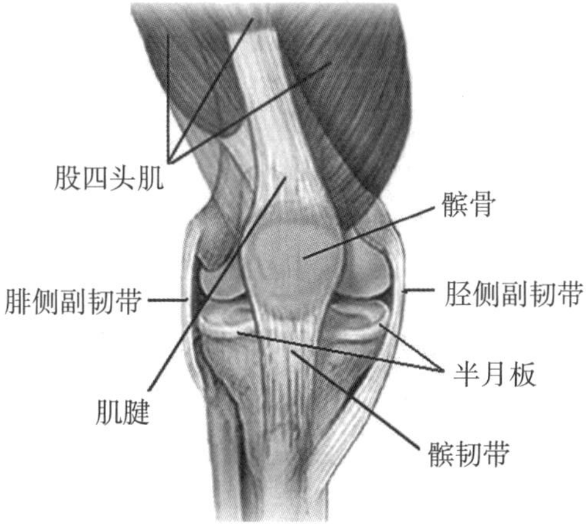

图 6–25　膝关节结构

人类膝关节是身体中最大且最复杂的关节，位于身体两个最长的杠杆臂之间，承受了比一般想象要大得多的力（载荷），这些特点使其特别易于受到损伤。

（二）结构性力学特征

1. 股骨髁

股骨髁的前后径较其横径长，其前部呈椭圆形，后部呈球形，因此前部的曲率较后部小；外侧髁长轴与矢状面一致，内侧髁的长轴与矢状面大约呈 22°。股骨髁的这一特征，使得在直立时，较平的髁前部与胫骨平台接触，有利于力的传递与支持；在膝关节屈曲后，髁后部与平台接触，有利于关节的屈伸运动。

2. 股胫外侧角与 Q 角

股骨解剖轴与胫骨纵轴相交成 174°，即膝关节大约有 6° 的外翻角，这是由于股骨结构性特点形成的（图 6–26）。

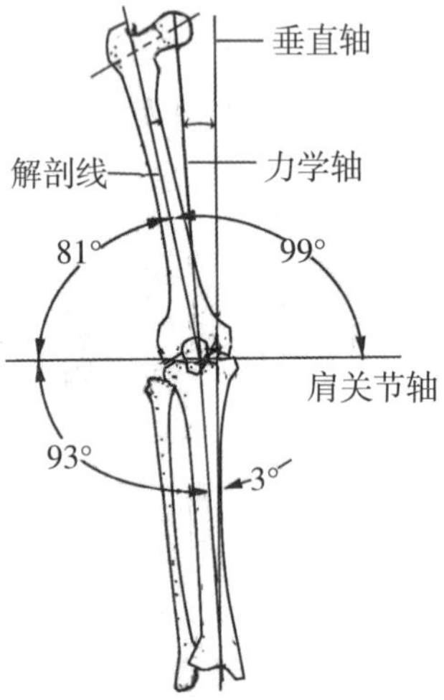

图 6–26　下肢轴示意图

Q 角是股四头肌力线和髌韧带力线的夹角，即从髂前上嵴到棘骨中点的连线为股四头肌力线，髌骨中点至胫骨结节最高点连线为髌韧带力线，两线所形成的夹角为 Q 角，国人正常 Q 角为 11°～18°。Q 角的大小主要受髌骨的影响，即髌骨改变了股四头肌的拉力线方向，增加了肌力臂，提高了肌力效能。如果切除髌骨，股四头肌在伸膝时需增加 30%的收缩力，而且在伸膝最后10°～15° 时常常不能完成。

3. 半月板

半月板是存在于股、胫关节面之间的关节内软骨，内侧的称为内侧半月板，外侧的称为外侧半月板。半月板内缘较薄，外缘较厚，又加深了胫骨髁关节面，对膝关节有稳定作用（见图 6–1）。半月板的存在，可以使关节滑液均匀分布，对润滑关节起着重要作用。研究资料表明，切除半月板，膝关节内摩擦力增加 20%。此外，半月板具有一定弹性，能够吸收冲击性能量，起减缓震荡的作用。

（三）膝关节的稳定

膝关节为全身最大的关节，其前后交叉韧带及内外侧副韧带在维持膝关节的稳定上起重要作用，而关节囊也有一定的维护作用。前后交叉韧带不仅有防止胫骨向前、后滑动的作用，而且也限制膝内、外翻及旋转。侧副韧带除防止内、外翻外，内侧副韧带尚可限制外旋。两组韧带在伸直位时均紧张（图 6–27）。

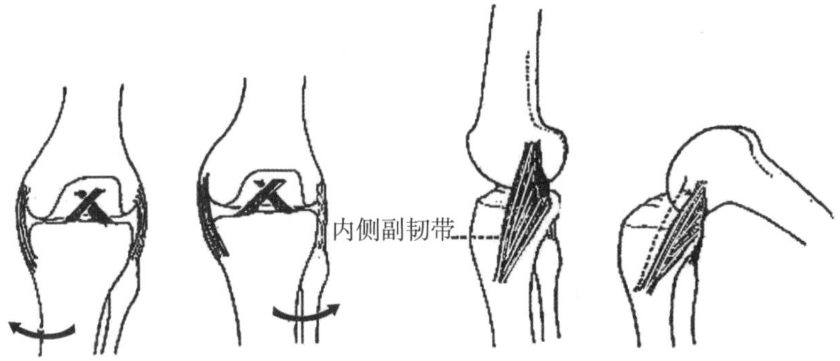

(1) (2)

（1）内、外侧副韧带防止膝关节外或内翻，前后交叉韧带防止胫骨向前或后滑动，并协助限制膝内翻、外翻及内旋

（2）膝内侧副韧带限制外翻，后斜韧带限制外旋

图 6–27 膝关节韧带限制作用

当人体处于直立位时，重心线落在膝关节前方，有迫使膝关节被动伸直的趋势，此时韧带及后关节囊紧张以维持关节的稳定。此外，臀大肌及腓肠肌同时作用，牵拉股骨及胫骨上端向后，以防止膝关节发生屈曲动作（图 6–28）。单足负重时，该侧膝关节趋向于更多的伸展，通过“扣锁机制”使膝关节更加稳定（图 6–29），此时股四头肌松弛。但是，在双足同时负重时，膝关节则往往处于轻度屈曲位，依赖股四头肌的作用以维持其稳定，从而避免在“扣锁机

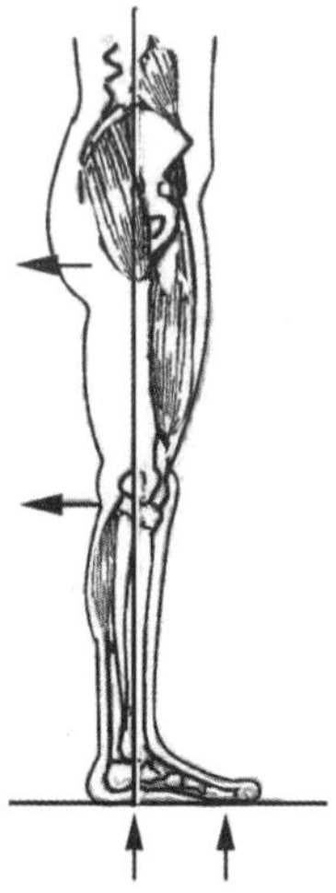

图 6–28 肌力对膝的稳定作用

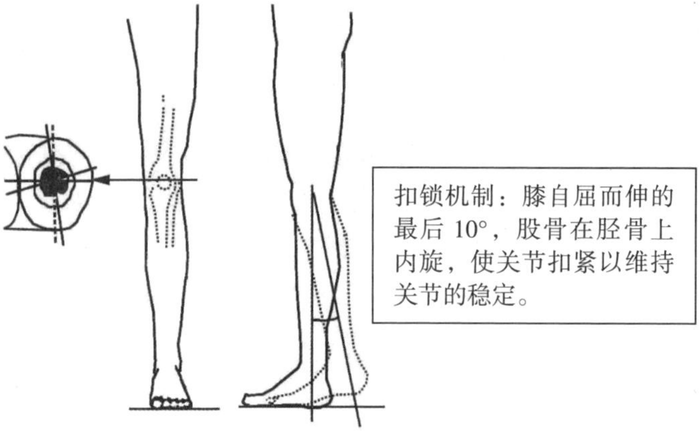

图 6-29　膝的扣锁机制

制”时的完全伸直所引起的不适。

在行走过程中，当一足的跟部着地，另一下肢进入“前摆期”，负重肢体进入“负重期”时，身体重心落在膝关节之后，股四头肌即强力收缩，防止膝关节屈曲，直到身体重心移到膝关节前方为止。行走中股四头肌对膝关节的稳定作用远较腘绳肌重要。

（四）膝关节运动

膝关节的运动以屈伸为主，在屈曲位还有部分旋转运动。

屈伸是膝关节绕额状轴运动环节在矢状面的运动，膝关节角度增大为伸，反之为屈。膝关节屈伸运动中的运动轴不是固定的，随着屈伸运动的变化，其运动轴也随之运动，这是由于股骨髁的结构特点及膝关节屈伸运动形式（滚动与滑动）所决定。

膝关节在矢状面上的活动幅度最大（完全伸直到完全屈曲的幅度）为 0° ~140°。从膝完全伸直到 90° 屈曲，胫股关节在横截面上的活动范围增加。完全伸直时，在横截面中几乎不可能有活动，这主要是由于股骨内髁比外髁长，而使股骨髁与胫骨髁扣锁。屈曲 90° 时，膝外旋幅度为 0° ~45°，内旋为 0° ~30°。屈曲超过 90° 后，横截面中的活动幅度减少，这主要是由于软组织的制约所致。

完成各种生理活动所需的关节活动幅度可通过运动学分析确定。正常情况下，日常生活中较剧烈的活动要求膝关节具有全部活动幅度。膝关节活动的任何限制将由其他关节活动的增加来代偿。

（五）膝关节力学分析

膝关节是人体两个最长的骨杠杆之间的连接结构。在人体站立、行走及跑跳运动中，膝关节在人体的支撑、载荷传递、动力的维持，以及运动协调与控制方面发挥着重要作用。

由于关节结构的特殊性，膝关节也是人体运动损伤概率最高的关节。因此，对膝关节的生物力学研究必须遵循以下规律：从一般运动学特征到各种运动方式下的运动学特征；从动力学研究到关节内应力分析；从膝关节结构性力学分析到软组织的材料力学研究等。

1. 股—胫作用力分析

人体正常站立时，膝关节的稳定是通过关节囊、韧带牵拉及肌肉收缩来维持，而这些多元分力最终要体现在股–胫之间的作用力上。在直立位时，人体重心线落在膝关节前方，而地面的反作用力上传通过关节内侧（图 6–30），这一反作用力对膝关节形成一个内翻力矩：设股—胫压力的合力为 R，并处O 点，P 与 R 之间距 a，此时 P 所形成的内翻力矩为 P×a。要维持这一平衡，需要膝外侧肌提供拉力：设其拉力为 L，L 与 R 之间距 b，其平衡力矩的大小为 L×b，平衡基本条件是 P×a=L×b。因此，L 与 P 的大小变化，都会引起R 的内、外侧偏移，造成膝内、外翻。

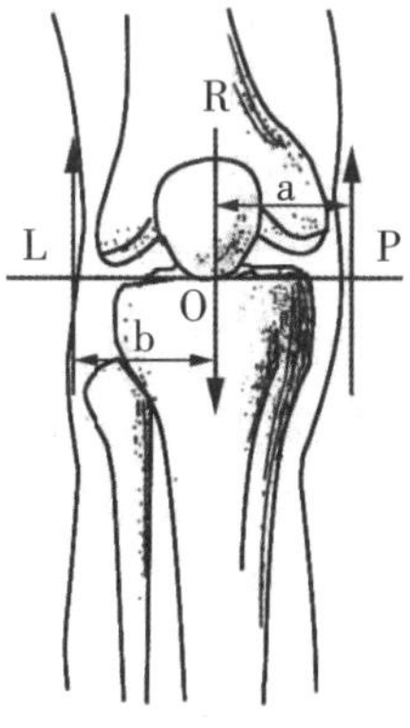

图 6–30 膝简化模型

膝关节的作用力与关节所处状态，即膝关节角度有着密切关系。膝角的每一变化都导致作用力发生较大的变化。研究资料表明，人体在平地行走时，作用力平均峰值为体重的 2.8 倍，快速平地行走为体重的 4.3 倍，上、下楼梯分别为 4.4 和 4.9 倍体重，上、下坡分别为 3.7 和 4.4 倍体重。图 6–31 为膝关节受力分析。

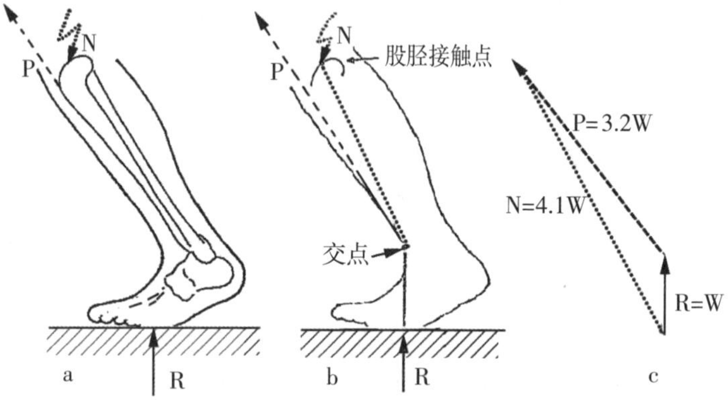

图 6–31　膝关节受力分析

图 6–32a 为一侧下肢状态，将小腿简化为三力作用的平面汇交力系，即地面反作用力为 R（设 R＝体重 W）；股四头肌收缩在髌韧带上产生的张力为 P，胫骨平台上的关节反作用力为 N：

已知地面反作用力（R）的大小（等于体重）、方向、作用线和作用点（足和地面之间的接触点）；髌韧带力（P）的方向（离开膝关节）、作用线（沿着髌韧带）和作用点（髌韧带在胫骨粗隆上的附着点），但不知其大小；股—胫关节反作用力（N）在胫骨表面的作用点（胫骨和股骨髁之间关节表面的接触点），但未知其大小、方向和作用线。

根据地面反作用力（R）与髌韧带力（P）可以求得股—胫反作用力的力线，即由于下肢处于平衡状态，三力的作用线将相交于一点，作 R 和 P 的力线至相交，此交点连接 N 在胫骨表面作用点的力线即为 N 的作用线（图6–32b）。

根据矢量运算法则，由三矢量的力线及地面反作用力的大小建立力的三角形，从三角形中可测量出 P 和 N 的大小，即髌韧带力（P）是 3.2 倍体重，关节反作用力（N）是 4.1 倍体重（图 6–32c）。

对于下肢摆动类的动作（如踢球）的膝关节反力，首先要根据环节的运动力学参数计算其惯性矩，进而计算膝关节的肌力矩，再根据作用于环节的受力情况进行静力学分析与计算。

2. 髌—股作用力分析

髌骨在关节中提供了以下生物力学作用：

(1) 改变了股四头肌的抵止角度，增大了肌力臂。

(2) 髌韧带附于髌骨，通过髌骨与股骨接触，增大接触面积，使应力分布更合理。

髌—股作用力主要是股四头肌肌力的作用，同时膝关节的角度对其也有较大的影响。在同样的股四头肌肌力情况下，不同的关节角度其作用力有着很大的变化（图 6-32），而这种压力的作用是产生髌骨软化、劳损的原因之一。

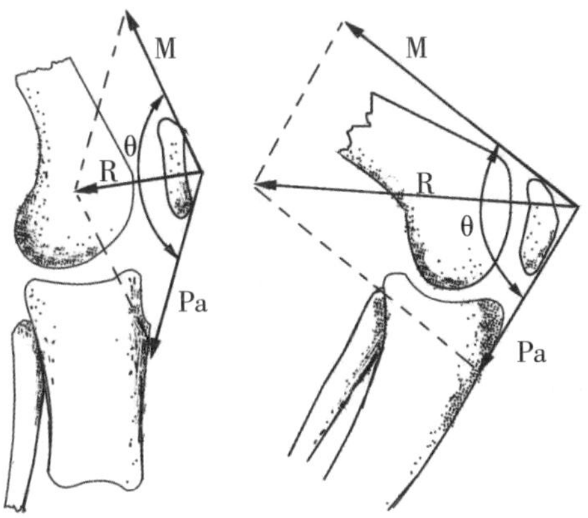

图 6-32 膝角对膑—股压力的影响

四、脊 柱

脊柱为人体的中轴，强壮而又柔韧，支持头和躯干，保持直立，并能使上身弯曲和旋转。

（一）脊柱结构

脊柱由 24 块椎骨、1 块骶骨和 1 块尾骨，借椎间盘、韧带和关节连接而成。脊柱上接颅骨、下接髋骨，胸部有肋骨附着，脊柱前面悬挂脏器并构成胸腔、腹腔和盆腔的后壁。脊柱中央形成椎管，其内容纳脊髓。因此，脊柱具有支持部分体重、维持重心、减轻冲击、保护脊髓和脏器的功能（图 6–33）。

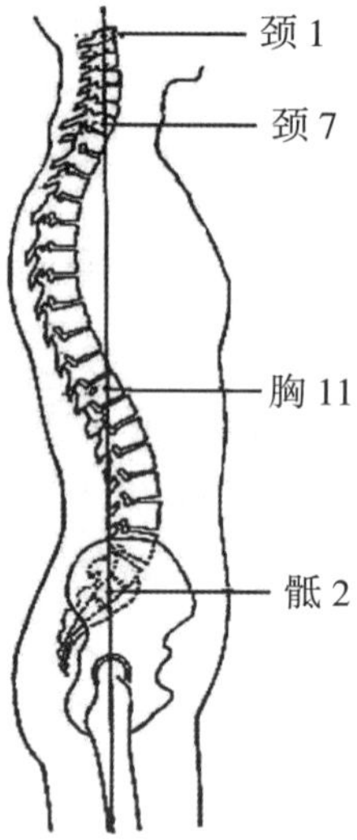

图 6–33　脊柱、生理弯曲及与重力线的关系

不同部位的椎骨虽然各有特征，但都有共同的基本结构。每一椎骨都包括前面的椎体（第 1 颈椎除外）部分和后面的椎弓部分，因而形成脊柱连接中的椎体间连接和椎弓间连接。

23 个椎间盘位于第 2 至第 1 骶骨之间，完成各椎骨椎体间的连接。在椎体和椎间盘的前、后分别有前纵韧带与后纵韧带加固。椎间盘在脊柱全长中占有相当大的比例（占脊柱全长 1/4），即颈部占 20%～24%，胸部占 18%～24%，腰部占 30%～36%。

椎弓间借关节突关节、弓间韧带、横突间韧带、棘间韧带、棘上韧带和项韧带完成弓间连接（图 6–34）。

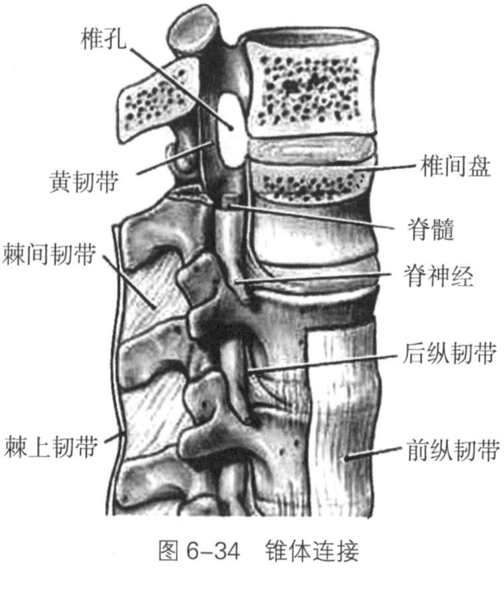

图 6–34　锥体连接

（二）结构性力学特征

1. 椎间盘

椎间盘是连结相邻两个椎体的纤维软骨盘。椎间盘的存在使上、下位椎体间产生潜在的间隙，可使椎体下降和弯曲。椎间盘要承受来自相邻椎体的挤压、剪切和弯曲载荷，因此，一定的硬度，同时具有较好的韧性是椎间盘所必需的，这一特殊的力学性能有赖于椎间盘独特的结构和组成。

椎间盘由纤维环、髓核和软骨终板三个部分构成。纤维环是由 10 ~ 20 层的胶原组成的板样结构，呈环形围绕椎间盘周围并紧密结合（就像一本薄书捆成柱状结构一样），能够承担较大的压力负荷。椎间盘中央是髓核，它是柔软而富有弹性的胶冻样物质。这种半液体状的物质受到压缩时，就会向周围膨出，一方面这种放射状膨出被周围纤维环所约束，另一方面，这种膨出也从内侧支撑了纤维环，使之不至于向内侧弯曲而降低刚度。纤维环与髓核的协作性结合维持了椎间盘的刚度以抵抗压力负荷，同时两者都有足够的顺应性以使椎体间存在一定的活动度。软骨终板是存在于椎间盘上下面的软骨层，将椎间盘固定于各自的椎体上，完成上下位椎体间的软骨结合（图 6-35）。

随着年龄增长及可能性的外伤损害，椎间盘表现出老化与退变的特征，即

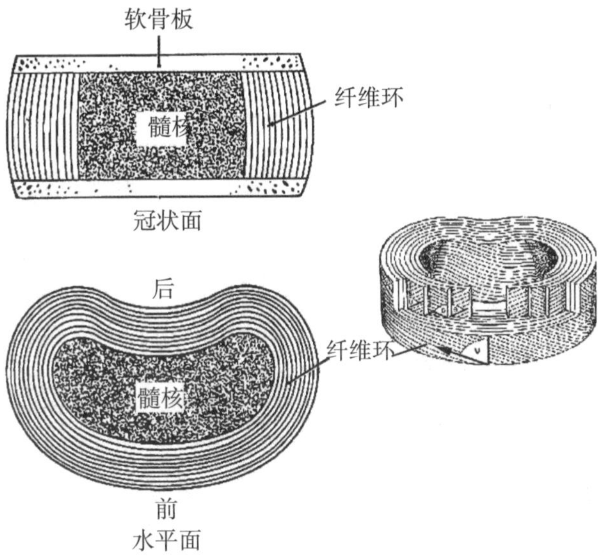

图 6-35　椎间盘的结构示意图

表现出椎间盘成分、结构和功能特异性的改变。这种结构与功能性的改变，导致椎间盘的承载能力及其力的传递能力下降，继而产生脊柱的功能性退化与可能性的损伤。

2. 生理弯曲

从脊柱侧面观察可见 4 个弯曲，即颈、腰前曲和胸、骶后曲，称为生理弯曲。脊柱的生理弯曲以及椎间盘与一系列的韧带装置，使脊柱具有弹性，因此可以将脊柱看做为能调节的弹性杆，这样的结构不仅可减轻震荡，有效地保护脏器，还能承受较大的负荷。生理弯曲调节了人体的重心使之在人体的承载面内，是人体直立姿势的需要（见图 6–33）。

3. 脊柱的稳定

正常脊柱的稳定结构有内外之分。外在因素主要靠腹、腰、背等肌肉主动调节；内部因素主要靠骨关节、韧带进行控制。在内部稳定结构中，除椎体和关节突的形状限制脊柱的活动外，椎骨间韧带也控制着脊柱的活动，如椎弓间韧带、棘间韧带和后纵韧带可限制脊柱的过度前屈；前纵韧带防止过伸；横突间韧带防止脊柱的过度侧屈。椎间盘也是连接椎体避免滑移的内部稳定因素（图 6–36、图 6–37）。

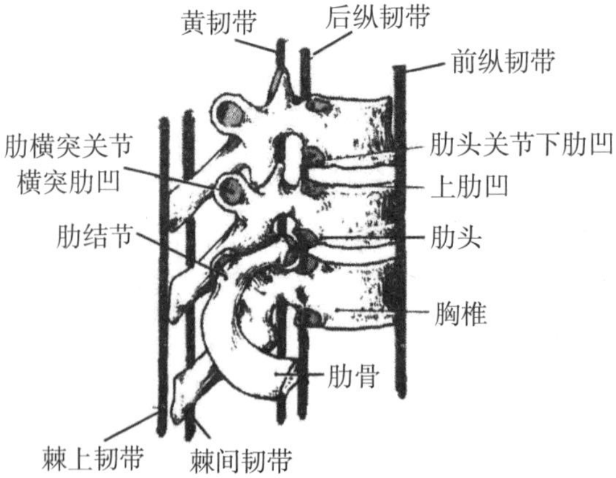

图 6–36　椎体间稳定的维持

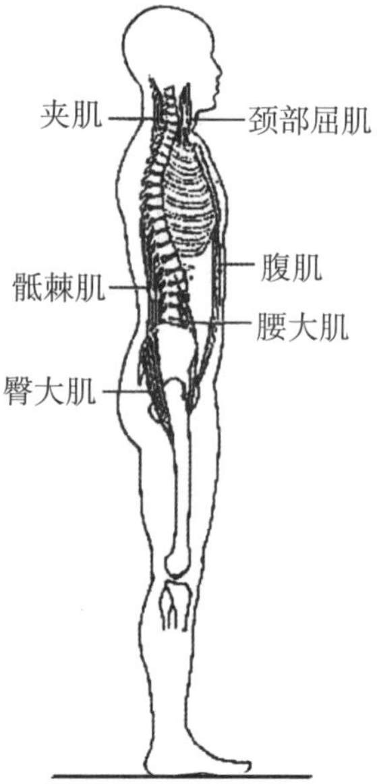

图 6–37　肌肉对脊柱稳定的影响

4. 脊柱的运动

椎间盘的弹性和关节突的微动产生了脊柱运动。由于椎间盘的厚度不一和各段椎间盘关节面的方位不同，因而使脊柱各段的运动幅度存在着较大的差异（图 6–38）。

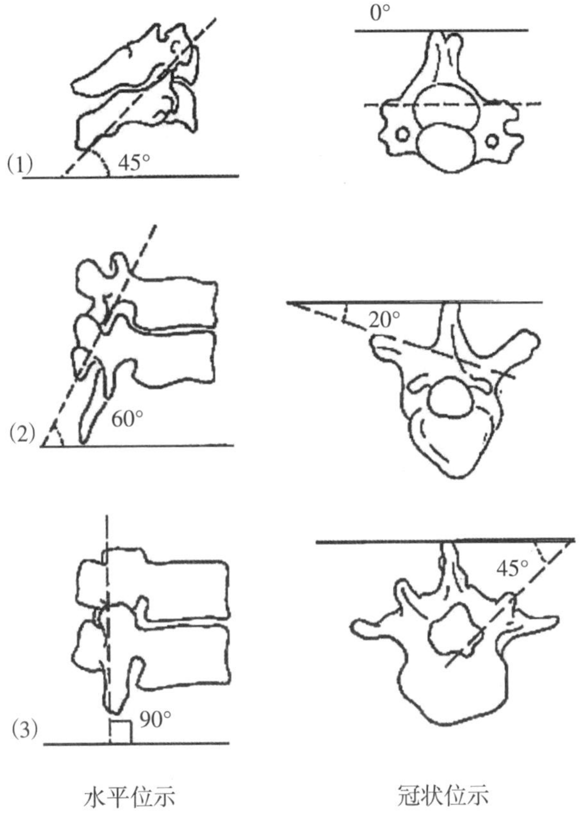

图 6–38　脊柱后关节方位

（1）屈：屈是脊柱绕额状轴在矢状面的运动。颈段和腰段屈曲比较自由。脊柱前屈最初 50°～60° 出现在腰段，而且主要发生在下位节段。

（2）伸：脊柱伸是由解剖位置向后弯曲，或由前屈返回解剖位置并继续向后弯曲。颈、腰段伸的幅度较大，胸段较小。

（3）侧屈：脊柱侧屈是绕矢状轴在额状面的运动。颈、腰段侧屈幅度较自由。

(4) 回旋：脊柱回旋是绕垂直轴在水平面内的运动。颈、胸段回旋幅度较为自由，腰段幅度较小。

(5) 环转：脊柱环转是上述几种运动连续进行的结果。

脊柱的运动不仅是脊柱不同部位的联合运动，而且有赖于骨盆的协同。

5. 体位和负重对腰椎的影响

腰部是躯干的主要负重区。体重 70 公斤的人，当直立时第 3 腰椎间盘的内压力，负荷量约 70 公斤，但如果将腰椎向前屈曲则可以达 120 公斤，如果在此情况下再负重 20 公斤，椎间盘内压力可骤升至 340 公斤。当身体前屈加大转动力矩后，椎间盘的负荷也相应增加。前屈时椎间盘向压力侧突出，在张力侧凹陷（图 6–39）。

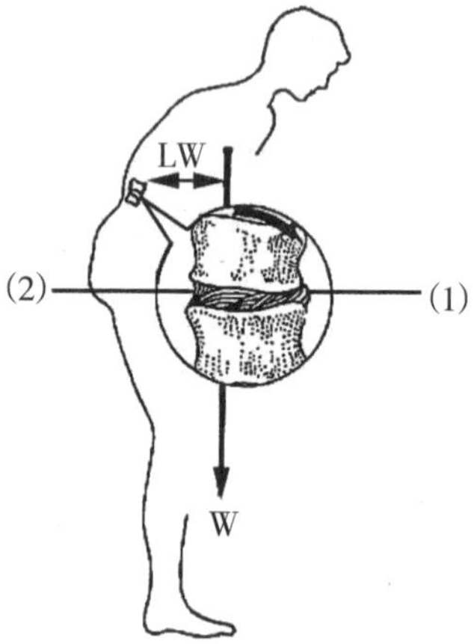

图 6–39　脊柱前屈腰椎间盘压力侧前凸（1），张力侧凹陷（2）

人体在坐位时，肌肉松弛腰部的负荷量比直立时大，此时腰部挺直、骨盆前倾增加腰部前突，可以减少椎负荷，但仍比站立时大，而在腰后垫枕挺胸斜靠时，腰部受力可显著减轻，这是由于部分重量已被垫枕吸收所致。仰卧位时腰椎间盘受力最小（图 6–40）。

负重对腰椎的影响更大。椎体受到一定量的压力后可以造成骨折。根据成人腰椎标本的实验研究，得知椎体的临界负荷为 5000 ~ 8000N。年龄和椎间盘退变程度是影响间盘负荷量的因素。正常椎间盘的抗压强度大于椎体，

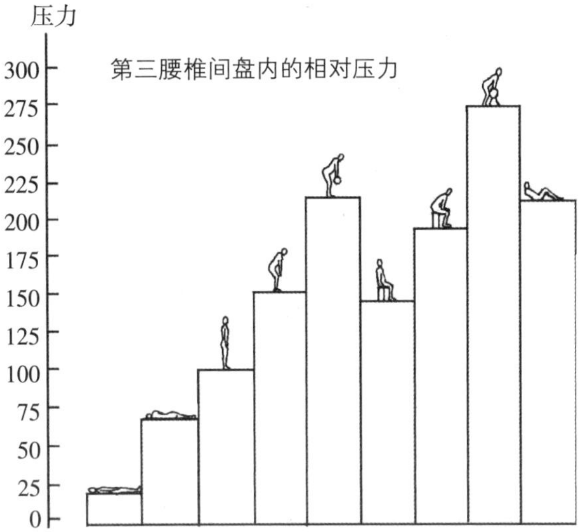

图 6-40　体位对第三腰椎间盘压力的影响

因此临床常见椎体骨折而间盘无恙。举重或提重物时增加腰椎负荷与以下三个方面有关：

（1）物体的重心与脊柱运动中心的距离；

（2）脊柱的弯曲和旋转的程度；

（3）物体的性质、大小、形态、重量和密度，如将物体由远移近身体，可以缩短腰椎的转动力矩从而使负荷减轻。搬重物时采用挺腰屈膝，然后伸膝的方法并缩短转动力矩可以减轻腰部负荷。据测试，当提起 80kg 重物时，腰椎间盘所受压力为 10000N，实际上此时已超过椎体骨折的临界值，但举重运动员能举起数百公斤的杠铃而无骨折，原因是憋气胸腹肌肉收缩，腹内压膨胀支撑，从而减轻了脊柱所受的压力（图 6-41）。

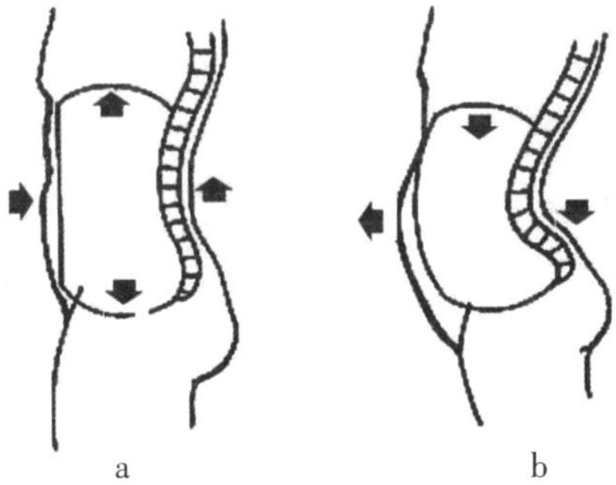

图 6-41　腹压增加的压力支撑作用

第四节 关节创伤

一、创伤原因

造成关节创伤的主要原因是外力。致伤的外来暴力大体可分为直接暴力和间接暴力两种。

（一）直接暴力

创伤发生在暴力直接作用的部位上，如打扑伤、撞击伤、挤压伤、火器伤、机器绞轧伤等。暴力的大小、方向、性质决定了伤情的轻重和类别。

（二）间接暴力

暴力通过传导、杠杆或旋转等作用造成的关节创伤，它不发生在暴力接触的部位上。

1. 传导作用

如跌倒时，前臂旋前、手掌着地，自下而上的传导暴力，使肘关节外展导致桡骨头撞击肱骨小头造成位于关节内的桡骨头骨折。暴力过强，继续作用尚可合并肱骨小头骨折或桡骨小头脱位。

2. 杠杆作用

走路时不慎滑倒，以手掌着地，上肢呈过度外旋、过伸、外展，肱骨头受到肩峰冲击，成为杠杆的支点，使肱骨头向前下部滑脱，先呈盂下脱位，后滑至肩前部成为喙突下脱位。

3. 旋转作用

在足部固定的情况下，膝关节在半屈曲位突然内收或外展，同时作旋转活动。由于股骨在胫骨上的旋转，使半月板移向负重区，在此位置上，激烈的动作继续进行即可引起半月板破裂。

（三）肌肉牵拉力

在肌肉骤然强力收缩的过程中，其对抗肌尚未协调反应。此时可造成肌肉附着点处撕脱骨折，如髌骨、尺骨鹰嘴、髂前上棘等撕脱骨折。

（四）积累性应力

无明显外伤史，由于应力的累积而发生正常骨的自发性骨折，而每一次应力尚不足以引起骨折，经过反复的累积效应则可以造成骨折。这种骨折总是发生在承受力量最大之处，它与金属疲劳折断属同一类型。

关节所受外力的性质、大小、方向、部位和次数，以及关节自身的结构、状态和体位决定了损伤的性质。常见关节损伤有关节内骨折、软骨骨折、关节脱位与半脱位、关节错缝，以及关节囊损伤、滑膜损伤、韧带损伤、半月板损伤、脂肪垫损伤和复合损伤等。

从受伤结构的功能来看，可分为关节的稳定装置和动力装置两类，二者互相关联。稳定装置损伤则必然使动力作用受到影响，而动力装置损伤则稳定状态也必然改变。

二、髋关节损伤

（一）髋关节结构特征

髋关节为连接躯干与下肢的一个多轴杵臼关节，由股骨头与髋臼组成，关节面覆以透明软骨。股骨头为一个 2/3 的球状体，其上方略呈扁平，内侧中央部分的关节软骨最厚，在接近边缘处逐渐变薄。髋臼关节面为马蹄形，边缘部分较厚。髋臼周缘有由纤维软骨形成的关节盂缘，加深了髋臼的深度。

1. 股骨颈

在身体冠状面和水平面上与股骨干形成一定的角度。

2. 颈干角

股骨颈与股骨干二者的长轴在冠状面上相交形成颈干角。新生儿的颈干角为 150°，成年时则减少到 125°。颈干角的存在使股骨干离骨盆较远，不致影响髋关节的活动范围。颈干角大于正常值为髋外翻，反之则为髋内翻。

3. 前倾角

股骨颈与股骨干在身体水平面上形成的角度为前倾角。此角度由股骨颈长轴与通过双侧股骨髁的轴线在水平面上相交所形成。成年人股骨颈前倾角平均约为 12°，女性比男性稍大。

4. 髋臼向前倾斜的程度与颈干角及前倾角三者之间的关系

髋外翻时股骨颈前倾角加大，髋臼位置较平；而在髋内翻时前倾角变小，髋臼倾斜度较大。

5. 股骨干

髋关节承受的体重向下传到股骨干上。股骨干上端 2 / 3 部分在冠状面上形成弯曲，而沿其全长则在矢状面上形成弯曲。股骨干的力学轴线为自股骨头旋转中心至股骨内外髁之间的一条直线，这样股骨干除承受挤压应力外，还受到弯矩作用。弯矩在股骨粗隆下部位最大，而在股骨上下两端最小。

6. 股骨上端结构

该处主要的骨小梁系统是沿股骨颈内侧和外侧各有一个系统。内侧骨小梁系统始自股骨干上端内侧皮质，向股骨颈内侧作放射状分布，最后终止在股骨头软骨下方。外侧骨小梁系统始自股骨干外侧皮质，沿股骨颈外侧上行，与内侧骨小梁交叉，止于股骨头内下侧 1 / 4 处软骨下方。股骨颈内侧骨小梁系统称为压力系统，而外侧系统称为张力系统。骨小梁的排列与股骨头的关节面成直角，通过小粗隆而到达股骨颈下方，从力学角度来看，相当于起重机的力臂。根据“骨的功能性适应”原理，骨小梁是按照应力作用方向进行排列。股骨颈内侧的骨小梁系统受到压力作用，而外侧系统则受到拉力作用，主要是外展肌和阔筋膜张肌作用，骨小梁的排列与所受作用力方向是一致的。

（二）髋关节的功能适应和损伤

髋关节的结构是适应其功能的，但超越其正常生理功能的负荷就可能造成关节损伤。

骺板的位置与作用力垂直。内侧骨小梁系统排列平行于合力作用线。

合力作用方向的改变可引起病理学改变。股骨颈疲劳骨折，肌力可起重要作用。负荷方向可分解为沿股骨颈轴向和垂直方向两个分力，分力的比例不同可产生不同类型的骨折。实验证明，股骨颈骨折类型取决于股骨颈上所受合力的方向。活体则由重力、肌力和接触面间力所决定。

产生骨折的力，一种为肌肉收缩力，一种为外力直接作用所致。如果有足够的肌肉组织（120～300cm^2）跨过髋关节，同时收缩，即可产生引起骨折的力量。当摔倒时所受外力可以通过肌肉吸收消散，如果超越其消散能力或来不及动用神经肌肉的调解机制消散能量，也可以导致骨折。瘦人比胖人股骨颈骨折发生率高，可能与其肌肉容积小、能量消散不能通过肌肉收缩从而充分吸收有关。

（三）髋关节生物力学在临床上的应用

髋关节受到异常强大的压力，或者由于关节软组织变化使髋关节难以承受所负荷的应力，则可导致骨性关节炎。解决方法，一是“加强”关节组织，提高承受压力的性能。二是减少作用在髋关节上的压力。

第一种方法要通过生物学途径来实现，第二种方法则要采取机械性措施实现。

减少髋关节的压缩应力有两种方法，即增加关节的负重面积或减少关节的负荷。减少髋关节负荷最简单的方法是减轻体重，体重每减少 1kg，单腿站立时髋关节承受的静力可减少近 3kg（29.4N）。

减少髋关节负荷的办法是走路时将身体倾向患侧髋关节，减少体重的力矩，从而减少为了平衡躯干而产生的肌肉拉力，使关节承受较少的合力。这种为减少疼痛的步态，实际上就是跛行。

另外一种最有效的方法是使用拐杖或手杖。走路时，在患髋对侧使用手杖，可减轻髋的承受力。手杖形成一个较长的杠杆力臂，其抵地产生的推力可以代替患侧外展肌的拉力。单腿站立时，负重侧髋关节在正常情况下承受的静力接近 165kg（1615N），而使用手杖承担 16.5kg（161.5N）的抵地力量，可使作用在髋关节上的静力减少到不足 30kg（294N）。

骨科医生常用截骨术使股骨头转到一个与髋臼最适合的位置，从而增加髋关节负重面积，以减轻髋关节内的压应力。

（1）内翻截骨术：截去一个以内侧为基底的楔形骨块，使髋臼承受的合力移到髋臼内侧，增加关节负重面积，也减少外展肌的张力。

（2）外展截骨术：多同时切断外展肌、内收肌及腰大肌的肌腱，以有效减少髋关节的负荷。

(3) 麦氏截骨术：将股骨干移向内侧，减少内收肌与腰大肌的张力，从而减轻髋关节压力。Voss 髋关节悬吊手术则是通过对外展肌、内收肌、腰大肌及股直肌的肌腱切断，来减轻肌肉作用在髋关节上的外力。

最常见的关节内骨折是股骨颈骨折。

由于骨折线位于头下或颈中，因此属于关节囊内骨折。按骨折作用力的方向和着力点可分为外展型和内收型骨折。外展型骨折是在股骨干急骤外展及内收肌的牵引下发生的，股骨头多在外展位。内收型骨折是在股骨干急骤内收及外展肌群（臀中、小肌）牵引下发生，股骨头呈内收位。

在 X 线照片上通过两髂前上棘画一水平横线，再沿骨折线画一斜线，测量两线相交角度。角度越小，愈后越好。包威尔依据此角度数，将稳定性分类：小于 30° 为包威尔 I 型；50° 左右为包威尔Ⅱ型；60° 以上为包威尔Ⅲ型。包威尔 I 型骨折线倾斜角小于 30° ，骨折处所承受的剪力较小，多可由肌肉收缩及体重影响而发生嵌入，愈后较好，相当于前述外展型骨折。包威尔Ⅲ型骨折线倾斜角 60° 以上，剪力作用较大而使骨折线逐渐增宽，上折端呈内收且有旋转，下折端向上移位，愈合较难，愈后不良，一般认为多需手术固定。

从治疗上考虑，决定疗效的因素很多，如骨折的部位；骨折复位情况、复位时间；骨折处血液供应情况等。依据生物力学原则，治疗应尽量增加骨折处压力而减少剪力，使骨折端得到生理应力。从这一设想出发，临床采用加压螺丝钉内固定治疗股骨颈骨折，该螺丝钉进入股骨头的一部分具有螺纹而跨越骨折线的一部分没有螺纹，随着螺丝钉的旋进，增加了骨折端的压力使之更紧密地对位而促进愈合。另一种措施是采用单臂架外固定器，该法是经外侧股骨大粗隆下插入两根骨针，通过骨折线，使已经复位的骨折断端得以固定；然后在股骨中下段横向插入一枚骨针，用支杆外固定器将此三针连接起来。外固定器长杆平行于股骨干，它的支撑作用，起到了克服股骨头下移、对抗骨折线处的剪力，功能活动时能使骨折端得到间断性生理应力刺激，促进骨折愈合（图6–42）。

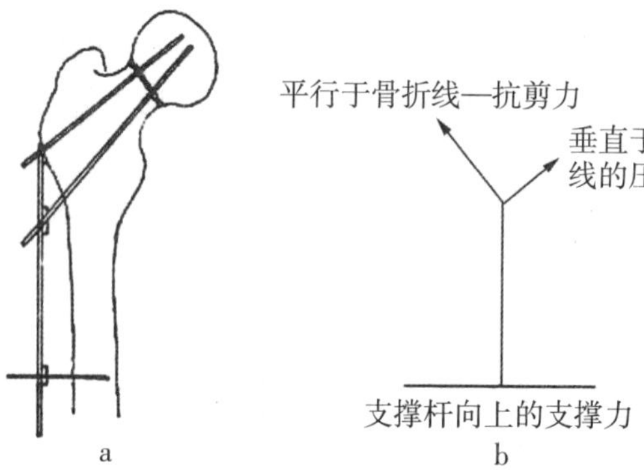

图 6–42 骨受力分析

长久以来治疗股骨颈骨折多采用三翼钉内固定术。在经典著作及过去的教科书上，均强调该钉应平行于股骨颈纵轴并通过骨折线中点，即三翼钉与股骨干所成的夹角应当与颈干角一致。但是，从生物力学角度分析，此法如果使三翼钉与股骨颈纵轴成 20° 角左右的方向，由外下向内上紧贴股距进入，则力学效果更好（图 6–43）。

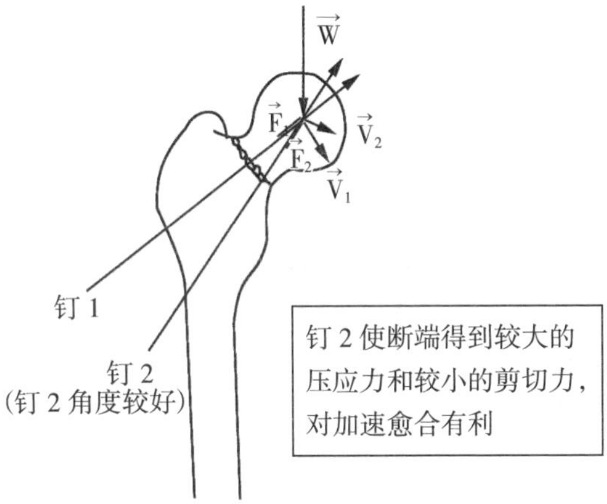

图 6–43 两种不同固定方式的力学关系

三、肩关节损伤

据统计，肩关节外伤性脱位的发生率居人体各关节脱位的首位。

广义而言，肩的活动是由盂肱关节、肩锁关节、胸锁关节和肩胛胸壁“关节”（不具备完整的关节结构，仅从功能上具有关节的一些作用，下同），以及肩峰下“关节”、喙锁“关节”联合活动来完成。因此，它是人体中活动最复杂的关节，也是活动范围最大的关节。

肩关节多方位、大幅度活动与其解剖结构有关。它是人体中最复杂的关节之一，具有以下两个特点从而使其可以大范围活动。

（一）盂肱关节

是一个球窝关节。肱骨头的面积远远大于关节盂的面积，而且韧带相对薄弱，关节囊松弛，保证了肩关节能够充分的活动。关节盂为一上窄下宽的长圆形凹面，向前、下、外倾斜，纤维软骨环围绕关节盂缘，又称之为关节盂唇，它加深了关节盂凹，增加了关节的稳定性。肱骨头为半圆形的关节面，向后、上、内倾斜，仅以部分关节面与关节盂接触，加之盂唇的柔性，比刚性的球窝关节，如髋关节有更大的运动自由度。

（二）盂肱、肩锁、胸锁及肩胛胸壁关节

它们中的每一个关节都能增加肩的运动，综合起来比任一单关节的运动都要大。

1. 盂肱关节

为球窝关节。肱骨头的关节面与肱骨干成135°，与肘屈曲轴线成30°后倾。关节盂是表面有软骨覆盖的盂窝，其表面积仅为肱骨头的1/3~1/4，垂直直径约为肱骨头垂直直径的65%，横向直径约为肱骨头的60%，即肱骨头仅以部分关节面与关节盂相接触。关节盂周围的盂唇，既加深了关节盂窝，又便于活动，而肱二头肌长头肌腱和盂肱韧带也是关节稳定因素之一。肩关节的主要韧带除盂肱韧带外，还有喙肩韧带及喙肱韧带。喙肩韧带加固了肩关节拱形棚顶，喙肱韧带则可约束肱骨外旋。盂肱韧带是关节囊前壁的增厚部，限制肩外旋，是防止肱骨头向前脱出的重要屏障。韧带是稳定关节的静力装置，而肌肉不仅是肩部活动的动源，也是稳定肩部的动力装置。

肩部活动范围大，也容易出现不稳定。如果肩部肌肉瘫痪萎缩，失去了稳定的动力装置，即使没有外力，也可能发生关节半脱位。如果肌肉在松弛状态下，肩部遭受外力，静力稳定装置没有动力稳定装置的配合则也容易受伤，如关节盂唇、关节囊及关节周围韧带损伤、撕裂、撕脱易造成关节脱位，若暴力强大，静力及动力稳定装置受损伤可发生脱位，甚至伴发骨折。

在肩部的诸多肌肉中，以肩袖诸肌尤为重要。冈上肌、冈下肌、小圆肌和肩胛下肌四块肌肉的肌腱与盂肱关节囊相融合，形成旋转袖，它不仅参与使肩部活动，更重要的是它使肱骨头与关节盂密切接触，为其他肌肉引动关节提供条件。

盂肱关节的稳定取决于下述诸因素：

⑴ 关节盂大小合适。关节盂的直径与肱骨头直径的比值在垂直方向若小于0.65，在横向上若小于0.56，则关节盂发育不良，关节多伴不稳定。

⑵ 关节盂窝后倾。若盂窝前倾则关节不稳，肱骨头易后倾。若肱骨头前倾或后外部有缺损则关节不稳；若盂唇撕脱或关节囊拉长则关节也不稳定；控

制肱骨头前后位置的功能性肌群，主要依靠肩胛下肌和冈下肌。

肩为球窝关节，在特定的平面内能够产生三种类型的表面运动：第一种类型是旋转，当球在窝内旋转时，球的接触点改变，而臼的接触点维持不变；第二种类型是滚动，每个关节面上的接触点作等量的改变；第三种类型是平移，球的接触点保持不变，而臼的接触点改变。较扁平的骨性关节盂窝加上柔韧的纤维软骨环绕盂窝形成的关节盂唇，使肱骨得以旋转平移和滚动之外，肱骨还可以使其旋转中心与关节盂相对位移。

2. 肩锁关节

是锁骨远端与肩峰近端间的小滑液关节。该关节仅位于皮下，可以摸到，而且在提高肩部时，在两骨连接之间可以看到小凹陷。它的稳定有赖于以下装置维持：关节囊及由其肥厚部分所形成的肩锁韧带；三角肌及斜方肌的腱性附着部分；锥状韧带及斜方韧带组成的喙锁韧带。这些韧带可使肩胛骨绕三个轴运动。

(1) 锥状韧带自喙突走向锁骨远端的后弧尖，并对肩胛旋转起着垂直轴的作用。

(2) 斜方韧带呈直线附着在喙突和锁骨上，从锥状结节延伸到肩锁关节。在靠近额状面内围绕水平轴做肩胛运动时，这条韧带的作用像一个铰链。

(3) 在矢状面内通过肩锁关节围绕水平轴发生肩锁的运动。

有人认为这种运动是在肩胛骨相对于锁骨做后旋时（绕水平轴），通过后位锥状韧带的相对延长完成的。

肩锁关节外展总范围是20°，并且主要发生在臂外展开始的30°和最后的45°。该关节通常有软骨盘，把关节分成两个功能单位。在肩峰和软骨盘之间发生绕锥状韧带的旋转，在软骨盘与锁骨之间产生斜方韧带的铰链作用。

肩锁关节面的大小及方向有很多变异，较为常见的是斜行，即锁骨关节面朝向下外，呈卵圆形。因此，这种斜行容易引起锁骨向上脱位，但有的为垂直方向或斜行向上外，此类较为稳定，但常发生关节退行性改变。

肩锁关节可在三个平面进行运动：其一，可以使肩胛骨垂直向上向下，如耸肩；其二，可以使肩胛骨关节盂向前后活动，如向前击掌；其三，当上臂抬起时，可沿锁骨长轴旋转。

3. 胸锁关节

是锁骨的胸骨关节面与胸骨柄锁骨切迹及第一肋软骨间所形成的摩动关

节，表浅而易于摸到，尤其是在上肢运动时更为明显。胸锁两骨的关节面大小很不相称，它们的接触面也不是很合适。胸锁关节的关节囊围绕关节，上下两部分较薄弱，而其余部分为韧带所加强，其前后方的加厚部分为胸锁前、后韧带。在胸锁两骨之间亦有关节软骨盘，上连锁骨，下接第一肋软骨，将关节腔分为上下两部分，即两个腔，成为两个功能单位。上下滑动发生于锁骨与软骨盘之间，前后滑动则发生在软骨盘与胸骨之间。软骨盘的大小与锁骨胸骨端相适应，周围与关节囊韧带相融合。其功能为在肩肱关节运动时，能减少胸骨的震荡并制止锁骨向内脱位。

胸锁关节的主要稳定结构是肋锁韧带，它由两层构成：一层沿上内走行，另一层沿上外走行。这两层韧带将锁骨固定在第一肋上，肋锁韧带控制这个关节在较平的表面之间运动。

胸锁关节是肩肱关节与躯干相连的唯一关节。肩肱关节无论向任何方向运动，均需要胸锁关节的合作。在肩部抬高时，它可以使锁骨旋转，若胸锁关节固定则肩肱关节运动必然受限。

胸锁关节所允许的运动包括锁骨在水平面的前伸、后缩；在额状面的上升、下降及围绕锁骨纵轴的旋转。前两种运动的支点是肋锁韧带。

4. 肩胛胸壁“关节”

肩胛骨与胸壁之间并不具备一般解剖学上的关节结构，在功能上应视为肩关节的一部分，其活动与肩胛前间隙有关。这是一个位于肩胛骨前面的肩胛下筋膜及胸壁之间的狭窄间隙，其内有两块互相滑动的肌肉从胸壁将肩胛骨的宽阔前方表面分隔开。这两块肌肉就是肩胛下肌和前锯肌。肩胛骨通过肌肉的连接紧贴在胸壁，并可在垂直于其扁平表面运动。在前锯肌深处，肩胛骨下角的内侧缘有前锯肌内黏液囊，在前锯肌和胸廓上外侧部之间有前锯肌下黏液囊。这些黏液囊有利于肩胛骨运动，但若形成巨大黏液囊则肩胛骨运动时可出现摩擦音响。

肩胛骨运动可分为上升、下降；上旋、下旋；前伸（外展）、后缩（内收）6 种运动。粗略估算，正常人盂肱关节每上举 2°，肩胛胸壁关节则上举 1°。

（三）肩部肌肉作用的特点

由于盂肱关节缺乏坚固的稳定性，因此必须具备肌肉相互间的协调动作才能维持关节的相对稳定而产生运动。因为锁骨、肩胛骨和肱骨之间的密切联结，一块肌肉可越过几个关节而对每个关节都起作用，而肩关节运动范围大，同一肌肉在关节处于不同体位时也可产生不同的作用。

盂肱关节由于关节囊松弛，韧带薄弱，关节盂较浅，因此主要依靠关节附近肌肉维持关节稳定，在稳定基础上进行灵活的多功能活动。当关节周围肌肉发生瘫痪萎缩时，必然引起关节半脱位，而其他关节则不然，可见肌肉对盂肱关节稳定的重要性。

关节肌肉可分为三类：

1. 专供动力的肌肉

如胸大肌、斜方肌等，其肌纤维较长。当此类肌肉瘫痪时，肩关节失去部分运动功能，但不至于引起脱位。

2. 以稳定关节为主的肌肉

主要是稳定关节位置，其次是供关节动力的肌肉，如肌腱帽（又称肩袖）诸肌：冈上肌、冈下肌、小圆肌和肩胛下肌。它们的肌纤维较短。四肌腱共同形成扁宽的腱牢固地附着于关节囊的外侧和肱骨外科颈，有悬吊肱骨、稳定肱骨头、协助三角肌外展肩关节的功能。冈下肌及小圆肌收缩使肱骨外旋；肩胛下肌收缩使肱骨内旋；冈上肌使臂平举外展。这类肌肉瘫痪时，盂肱关节脱位比较明显，同时亦失去部分动力。

3. 既稳定关节又提供动力的肌肉

此类肌肉如三角肌瘫痪，肩关节失去部分动力也容易脱位。

总之盂肱关节活动必须具备两个条件，一是需要良好的肩部肌肉使其相对稳定；二是肱骨头必须与关节盂密切接触，主要依赖于肌腱帽的完整。

（四）造成肩关节脱位的损伤机理

肩关节脱位一般是由直接或间接暴力引起。直接暴力多因外力作用在肱骨头后部，使肱骨头向前脱位，但较为少见。间接暴力是造成肩关节脱位的常见原因，如侧位跌倒时患侧手掌着地，肢体处于外旋及中度外展位，暴力沿肢体传达使肱骨头撞击绷紧的关节囊使其破裂，或从骨附着处撕脱，肱骨头冲击关节囊形成脱位。若损伤关节盂唇，则易造成肱骨头后外侧压缩性骨折，也易于形成复发性脱位。

另一种情况为杠杆作用，当上肢过度外旋、后伸、外展位跌倒时，肱骨颈受到肩峰冲击，成为杠杆支点，使肱骨头向前下部冲击而造成肩关节前脱位。

治疗肩关节脱位的方法很多，正确的复位手法都应符合生物力学的原则。常用复位方法为手牵足蹬法，即 Hippocrate 法。患者仰卧，术者坐于其患侧，双手握住患肢腕部加以牵引，同时医生一足伸入患侧腋下抵住，做对抗牵引。顺上臂轴向徐徐牵引，逐渐外旋，由外展位内收，同时用足向外上顶拨肱骨头使之复位，力直接作用于肱骨头。

另一种方法为牵引回旋法，即 Kocher 法。是利用牵引和杠杆作用将脱位的肱骨头复位。先顺上臂轴向牵拉，逐渐外旋，然后内收使其肘部尽量靠近胸壁，借助杠杆作用，使肱骨头向外移动，最后内旋使肱骨头复位。

四、髌股关节损伤

关节半脱位常见于肩锁关节、肩关节、髋关节、髌股关节等，尤以髌骨关节为多。

髌骨外侧缘位于股骨外侧髁的外缘，超出 5mm 以上即为髌骨半脱位，即髌股关节半脱位。主要是由于稳定髌骨的诸因素平衡失常的结果。

髌骨的主要作用：保护股骨关节面；传递股四头肌力，使股四头肌肌力得到集中；增强股四头肌的作用力矩，以加强股四头肌的力量；它与股骨滑车关节面相吻合，负重时起稳定膝关节的作用；髌骨有“车链”作用，能增加膝的旋转能力；髌骨软骨面无神经血管支配，能适应高压力负荷；在高压力负荷下，软骨的粘弹特性又可使压力缓冲，分散到股骨上。

膝关节由伸直到完全屈曲，髌骨在股骨髁滑车面上的移动轨迹，从外上开始呈弧形移向内下，呈开口向外的 C 形，移动距离大约 6cm。正常膝屈曲90°时，胫骨结节与髌骨内半侧对应，膝完全伸直时，则与髌骨外半侧相对。髌股关节接触面积，从伸直位到屈曲 90° 位，随屈膝角度增大而增加；屈膝 90° 以后则随屈膝角度增大而减少。当屈膝 90° 时，髌股关节接触面最大，约为 $5cm^2$。日常生活中膝关节活动范围大多为 0°～45°。在 0°～90° 范围内，髌股关节内外侧间隙等宽，屈膝 120° 时，髌骨的最内面才和股骨髁间窝的内缘月形面相接。完全屈曲时，髌骨陷入髁间窝内。

髌股关节的压力主要来自于股四头肌收缩。髌韧带和股四头肌肌腱分别牵拉髌骨上下极，二者力相等，方向相反。二力矢量和即为髌股关节压力。站立时，屈膝 30° 位，髌股间压力与体重相等；屈膝 60° 位，髌股间压力等于体重的 4 倍；屈膝 90° 位，髌股间压力等于体重的 6 倍；行走时髌股间压力约为体重的 1.5 倍；上下楼梯时，其压力约为体重的 3.3 倍；下蹲时，髌股间压力达到体重的 8 倍。

维持髌骨稳定与活动的主要动力结构是股四头肌。股直肌止于髌骨上缘，股间肌位于股直肌之下。股内侧肌止于髌骨内缘上 1 / 2 ~ 2 / 3；股外侧肌止于髌骨外缘的上 1 / 3 ~ 1 / 2，有纤维附着于髌骨表面并组成髌骨两侧筋膜扩张部。

屈膝超过 90° ，主要是股四头肌的直头起伸膝作用，不足 90° 时其他三个头的肌肉才逐渐参与伸膝功能。在 30° ~ 50° 时伸膝力最大，几乎所有的运动动作如跑、跳等，都是在 30° ~ 50° 时“发力”。股四头肌张力，屈膝 15° 时，约是负荷的 1 倍，屈膝 45° 时，约是负荷的 4.5 倍。

股内侧肌附着于髌骨内缘上 2 / 3 处，股外侧肌止于髌骨上缘偏外侧。正常情况下，股四头肌收缩，股内侧肌向内牵引髌骨的力足以抗衡向外的力，否则髌骨将会向外脱位或半脱位。由髌骨中点到髂前上棘的连线代表股四头肌牵拉力作用线；髌骨到胫骨结节的连线代表髌韧带拮抗股四头肌拉力的反作用力线，两线相交所形成的向外张开的角，称为股四头肌牵拉角，简称 Q 角，正常小于 15° 。

当股内侧肌力减弱或外侧粘连，挛缩拉力增强，内外失于平衡，或是 Q 角增大，增加向外的分力则使髌骨易于脱位。Q 角大于 20° 属于异常。

如果髌骨未遭受来自侧向的力，其所承受的压力再大，也只能发生骨折或软骨损伤，而不至于发生髌骨半脱位。这是由于股骨外髁向前突出而股内侧肌向内牵拉髌骨，从而防止髌骨脱位。

造成髌骨不稳的因素有两类，一为骨性异常，属静力装置改变；二为软组织异常，包括动力装置改变。

骨性异常包括膝外翻；胫骨外旋；髌骨形态异常，如属 WibergIII 型；髌骨高位；股骨外侧髁发育不良、偏低或股骨髁间角变浅。

软组织异常包括股内侧肌萎缩力弱；膝内侧关节囊及支持带断裂或松弛；髌韧带止点偏于外侧，Q 角增大；膝外侧支持带紧张、粘连或挛缩。

以上诸因素，或者并存或者单独存在，如果再遭受使髌骨向外脱出的暴力，或者持续向外侧移位的力大于向内侧的力，即可发生髌骨不稳或脱位。

治疗上，排除骨性异常因素外，就是矫正软组织，使之内外侧力平衡，手术多达几十种。大体可分为两类：一为加强使髌骨向内的力，切断或松解髌骨外侧组织，以减弱其向外的力；二为减少股四头肌牵拉角，以减弱使髌骨外移的力。

五、半月板损伤

关节软骨是关节结构与功能的核心，也是关节伤病最常发生的所在。关节软骨外伤常见为三类，即软骨损伤、剥脱和坏死。

在人体 186 个滑膜关节中，有软骨盘的关节很少，如膝关节、颞颌关节、下尺桡关节及肩锁关节、胸锁关节等，但其发病率很高，远远超出其数量上的比例，尤以膝关节软骨盘损伤更为多见，因其形如半月，故称半月板损伤。

（一）半月板的结构

半月板为膝关节内股胫之间的半月形纤维软骨盘，其横切面呈三角形。实际上它仅仅是在表面覆盖薄层纤维软骨，而其内部含有混夹大量弹性纤维的致密胶原纤维，比较脆弱，两端排列较松。胶原纤维排列方式使半月板具有更大的弹性，以抵抗压迫。半月板的外侧面借冠状韧带疏松地附着于胫骨髁边缘。冠状韧带系纤维性关节囊，其周围与关节囊纤维组织紧密相连。

内外侧半月板的横切面均呈楔形，使胫骨关节面稍微加深，更好地与股骨髁相接，增加了膝关节的协调性。半月板上面凹陷，与股骨髁相接；下面平坦，与胫骨平台相接。半月板外缘肥厚，与关节囊结合，两半月板遮盖胫骨上面约 2/3 的关节面，外侧半月板与关节囊之间有腘肌腱相隔，内缘锐利，游离于关节腔内。

内侧半月板比外侧半月板大，呈月牙形或称为 C 形。它有三处和周围组织相连，前角薄而尖，附着于髁间隆起前方非关节面处，位于前交叉韧带及外侧半月板前角的前方；后角附着于髁间隆起后方非关节面处，位于外侧半月板后角及后交叉韧带附着点之间。从前后方向看，半月板内缘所围成的腔，内侧半月板为外侧半月板的 2 倍。内侧半月板前后角之间的距离比外侧远，内侧半月板把外侧半月板和前十字韧带的附着部抱在怀中。另一连接处位于内侧半月板后 1/2 与内侧副韧带的深层相连接。内侧半月板前窄后宽，边缘肥厚；越接近中央凹缘越薄，其中前部较显著，后部变化不大。后部比前部厚，中央甚薄。

外侧半月板近似圆形，较内侧半月板小。其前后二角距离较近，附着于胫骨上非关节面处。前角附着于胫骨棘之前，位于前交叉韧带之后；后角紧附于胫骨棘之后，位于内侧半月板附着点之前，从它的后端发出一坚强的斜行纤维束，附着于股骨内髁，称为半月板股骨韧带。外侧半月板后外侧有一沟，腘肌腱由此通过，它将外侧半月板与腓侧副韧带隔开，因此外侧半月板比内侧半月板具有更大的灵活性。其边缘与内侧半月板同样，也有冠状韧带。

内外侧半月板的前方有横韧带相连接，半月板形状可随其移动而略微变形，系受股骨髁挤压之故。

半月板边缘有丰富的血管，可深达内侧半月板边缘的 10% ~ 30%、外侧半月板的 10% ~ 20%，其余部分则靠滑液营养。

（二）损伤原因

半月板具有消除肢体上传冲击力的作用。膝关节在屈伸加扭转、内外翻的过程中，半月板的运动不一致，致使其在股骨髁与胫骨平台之间发生剧烈研磨，是半月板发生损伤的主要解剖生理学因素。

在体育运动中常见的致伤项目与动作有：

（1）举重时脚尖内扣提起杠铃，再突然下蹲；球类运动中，快速跑动时的突然急停转身；投掷铁饼时的旋转用力。这一类动作都有小腿固定，大腿内旋或内收，再突然伸直或下蹲的特征。

（2）跳马腾空落地时脚尖外撇；体操空翻转体落地时角度不够；武术跳跃动作后接“坐盘”、“旋风脚”落地后呈匍匐等。这一类动作都有导致膝关节急剧屈曲加扭转特征。

（3）大力踢球（物）时漏空或在快速跑动中脚后跟陷入坑凹导致膝关节过伸。这一类动作都有导致膝关节突然猛力过伸的特征。

六、脊柱损伤

人的腰脊柱结构复杂，它连系着很多肌肉和韧带，进行生物力学研究有一定的难度。Nachemeson 和 Elfstrom（1970 年）测量过椎间盘髓核，及腰椎间盘胶质中心的压力，他用一个微缩压力传感器测量，并由数据计算出腰椎的负荷。

Schultz（1986 年）测量了电讯号通过神经，引起肌肉收缩时的肌电活动性能。证据表明，在正常情况下，肌电性能与肌肉收缩力呈线性关系。他测量了一个人向后弯到最大限度时脊柱和肌肉的力，如身体向前弯曲 30°，可使肌肉力等于正常放松站立状态力的 3 倍，尽量往后弯曲造成脊椎内的压力等于放松站立时力的 10 倍，同时造成躯体肌肉内很大的拉力。

放射性疼痛是一种痛源在远处器官的疼痛。常见的例子有肩膀疼痛伴随着横膈膜失调、膝盖疼和膝关节炎、分娩时的骶骨疼（臀部与下背之间）、心绞痛或胸闷时的左肩和左臂疼，以及下背疼引起的睾丸疼等。Thomas Lewis 在 1936 年第一次对放射性疼痛做了简单的实验：注射一种刺激剂，深入到下脊椎区域探讨肌肉疼痛。他发现，疼痛扩散到下肢，但注射的地方却只有很小的不适（Lewis，1942）。Kellgren 在 1938 年发表了这种放射性疼痛现象的系统研究结果，显示出它们是一段一段地扩散但不超过中线。

牵涉痛是生物力学的一个课题，因为对神经的压力常常是根源。当压力作用于靠近神经末梢的地方，就会感到针刺的感觉，但主要症状是麻木。当压力作用在神经主干，然后又去掉压力，针刺的感觉大于麻木。但如果压力作用在脊椎的神经根部，那么，只在压力作用时有针刺的感觉，当压力一旦去掉，这种感觉就消失。牵拉神经根部可引起较疼的感觉，通常的起因是椎间盘突起。

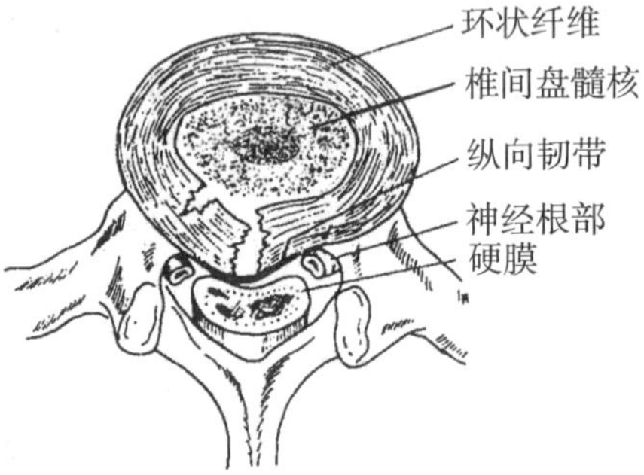

图 6-44　椎间盘的损伤

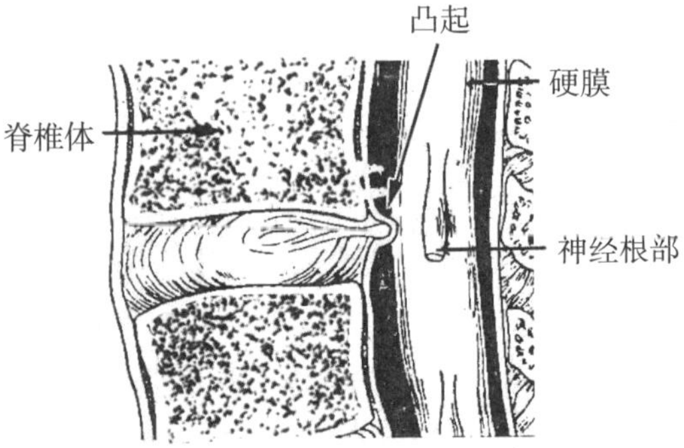

图 6-45　脊髓和椎间盘受损示意图

图 6-44 表示一种椎间盘受损的情况。一种环状裂纹导致随后的位移，然后纵向韧带向后突起，压迫硬膜引起背疼。没有任何椎盘核压出来，因此很容易用手压减轻症状。

图 6-45 表示椎间盘受损会挤压前面的韧带造成压迫硬膜，引起背疼。如果随之突起并扩张到神经根部，就会感到下肢疼痛。

在上述病例中，可选用牵引治疗法。如果脊椎后下的突起重新吸入，并适应了这种突起，使硬膜和神经不再被压，就有可能自然复原。研究放射疼痛必须考虑整个系统，即疼痛的器官和神经受损。分析有助于找出减轻疼痛的途径。

脊柱损伤涉及了比较复杂的生物力学问题，需要从骨科、神经科和放射科几个方面合作，对病人的损伤机制、解剖结构和稳定性等方面进行评估，迅速采取急救措施，如保持呼吸道通畅、止血、抗休克和对损伤部位的固定。对病人的排尿、生命体征及神经系统的症状进行观察，选择安全、可靠的方法处理骨折脱位及脊髓损伤。

（一）损伤机制

损伤机制是了解脊柱损伤的首要问题。分析损伤机制有助于选择复位方法及治疗各种损伤。脊柱的损伤有屈曲型、伸直型、旋转型、侧弯型和压缩型，但在脊柱运动学和运动节段受力分析的研究中显示，这些传统的关于脊柱运动的说法不能透彻地阐明脊柱的力学和损伤机制。传统的屈伸并不是单一的运动，它包含着两种运动方式，即在一个平面内的平移和旋转。所以，只用一种位移评价损伤机制显得过于简单。

（二）预防和人类工程学

预防包括未得病的人预防疾病和有病者防止复发这两个方面。有理由认为，许多力学因素能加重脊柱痛。预防学和人类工程学与治疗有关，这与理疗、锻炼相似。

预防脊柱病方法很多。它包括在工作以及日常生活中，如街上、道路上和高速公路上的安全性。人类工程学认为，驾驶卡车和机动车似乎是预先安排一些人得椎间盘病。与椎间盘疾病有关的脊柱痛病人应限制乘车，尤其是开车。运动损伤是脊柱损伤的另一个原因。良好的条件、科学的训练和管理方法有助于防止运动受伤。

1. 姿势的生物力学

人类工程学涉及腰椎舒适位置问题的研究认为，酒吧的条桌高度是为了顾客喝酒时可使背略弯而更舒服些，髋部弯曲能减少腰大肌的张力和腰椎前突，这能减轻腰椎的载荷。人类工程学的这种建议，对于在手术台前站立数小时的外科医生也非常重要。家庭主妇也可以这种姿势工作。实验研究表明，伸展（背屈）比屈曲更易引起椎间盘向后突出。后靠、略伸展及不加载的脊柱在椎间盘上的压力较小，且脊柱旁肌肉活动较小。生物力学的资料赞成在坐下时采取略后靠、微伸展的姿势。

2. 坐姿与生物力学

研究者分析了背靠后倾、有腰支撑时，在 L_3 椎间盘内压力及大量的肌电图测量记录，目的是为了确定座椅的型式和后倾角，这些问题与最低的椎间盘压力和最少的脊柱旁肌肉活动度有关。受试者每当改变这两个参数时要报告坐椅舒适性的主观感觉。这项研究获得了一些重要线索，即最小的椎间盘压力和最少的脊柱旁肌肉肌电图活动，是在靠背后倾 120° 和有 5cm 的腰部支撑时出现的，最大的椎间盘内压力是在无腰支撑、后倾 90° 时即直背时出现的。

3. 工作活动

工作中的一个重要问题就是如何举起重物。在椎体前部作用的载荷越大，作用在腰椎上的力就越大。这是因为外力必须由脊柱旁肌力拉力来平衡，因而作为支点的腰椎运动段上所受的合力就大。另一个重要因素是举物时重物离人体的距离。研究表明，肌电图、躯干和椎间盘内压力的测定值与重物至人体的距离有直接关系。

研究表明，在举重物时躯干内压力会增加。物体越重和举起的速度越快压力就越大。对拉、推和举时胸内及腹内压力进行比较，结果表明，推时压力大，而拉时压力小。还发现在拉时背肌张紧，而推时腹直肌张紧。图 6 46 是对推和拉时椎间盘载荷的分析。图 6–46a 是拉时腰背部肌肉用力，由于这组肌肉力臂短（相对于转轴），所需的力就大，椎间盘载荷也增加，如图6–46b 所示。推时的情况就不同了，图 6–46c 所示水平推力方向向后，它的弯矩由腹直肌来平衡。由于这组肌肉的力臂比骶棘肌的力臂长，所需力就小，因此推比拉

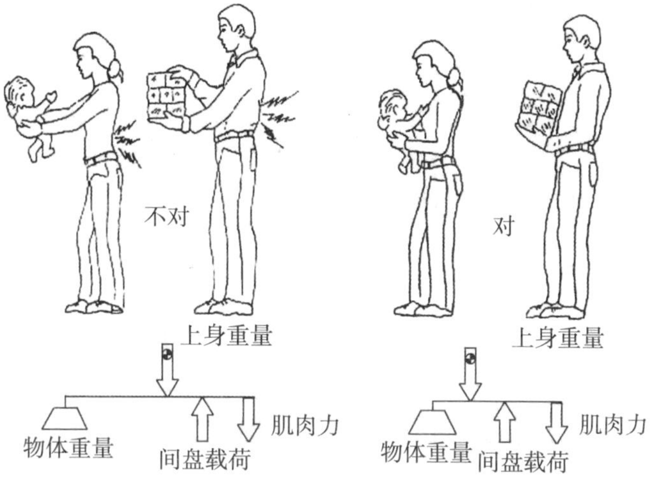

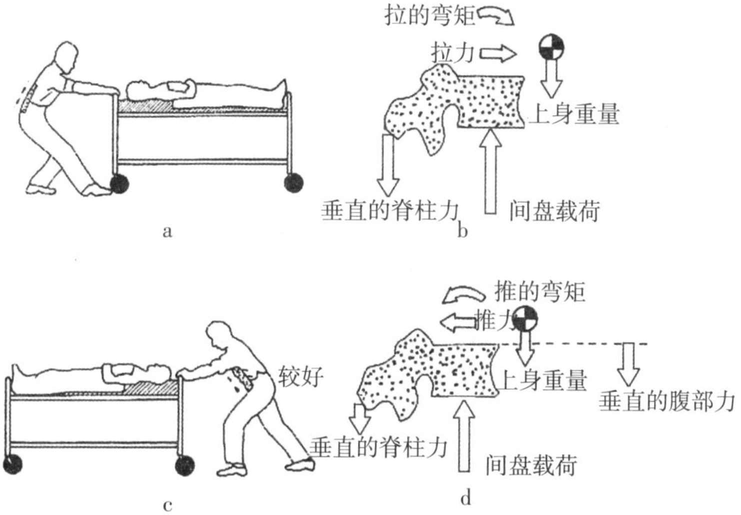

图 6-46　拉和推的生物力学平衡关系

在椎间盘内增加的载荷要小。

4. 应避免的活动

图 6-47 表示出了以站立姿态 L_3 处椎间盘压力为 100，不同姿势和不同锻炼时 L_3 椎间盘压力的变化。在图中可以看出坐时的压力大于站立。

脊柱痛病人可能会由于咳嗽、打喷嚏、大笑而加剧病情。同样，像前弯、

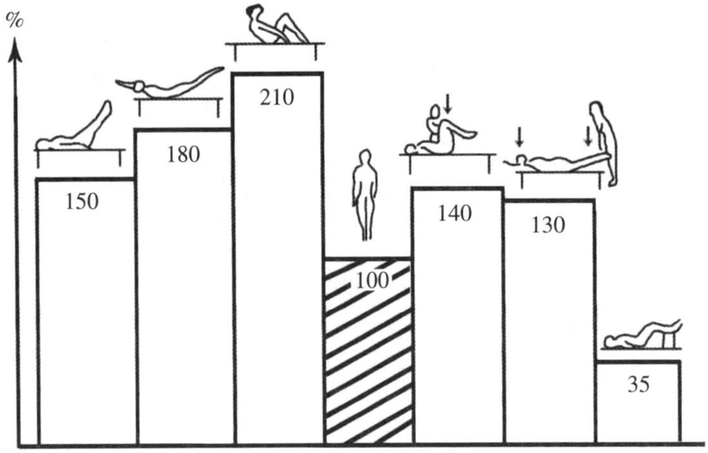

图 6-47　不同锻炼时 L_3 盘压力的变化

举重物这样的动作会增加椎间盘内压力，也会加重病情。另外，脊柱痛病人应避免举腿和腰部过度伸展的锻炼。

第七章

运动与关节

关节的分类方法有多种，如按关节运动轴的数目、关节面的形态、构成关节的骨数，以及关节运动方式进行分类。

第一节　关节的分类及影响因素

一、关节的分类

（一）依据关节运动轴的数目

依据关节运动轴的数目，关节可分为单轴关节、双轴关节和多轴关节三种。

1. 单轴关节

此类关节只能绕一个运动轴在一个平面内运动，如滑车关节和车轴关节。

（1）屈戌关节（又称滑车关节）：其关节头为滑车状，另一骨上有相应的关节窝。运动关节绕额状轴（冠状轴）在矢状面内做屈伸运动，如肱尺关节、指间关节等。

（2）车轴关节（又称圆柱关节）：其关节头成圆柱状，关节窝是相应的半环，运动环节可绕本身的垂直轴在水平面内进行回旋运动，如桡尺近侧和远侧关节。

2. 双轴关节

此关节有两个运动轴，能绕两个相互垂直的轴在两个平面上运动，包括椭圆关节和鞍状关节。

（1）椭圆关节：其关节头是椭圆体的一部分，关节窝与其相适应，运动环节能进行屈伸、内收外转和环转运动，如桡腕关节。

（2）鞍状关节：其相对两骨关节面均呈鞍形。关节可做屈伸、外转内收和环转运动，如拇指腕掌关节。

3. 多轴关节

此类关节能绕三个相互垂直的轴在三个平面上运动，包括球窝关节和平面关节。

（1）球窝关节：其关节头是球体的一部分，关节窝与关节头相适应呈窝状，其基本运动有屈伸、外展内收、回旋和环转，如肩关节、杵臼关节。有的也是球窝关节，只是关节窝较深，运动幅度要小得多，如髋关节。

(2) 平面关节：其关节面可看做直径很长的球体的一部分。由于关节面大小相互一致，只能做微小的回旋和滑动，故又称微动关节，如骶髂关节。

（二）按构成关节的骨数，关节又分为单关节和复关节

1. 单关节

这类关节是由两块骨组成的关节，即一个关节头和一个关节窝，如肩关节、髋关节。

2. 复关节

这类关节是由两块以上的骨构成，被一个关节囊所包裹，其中每块骨都能独立活动，如肘关节、膝关节。

（三）按关节的运动方式，关节可分为单动关节和联合关节

1. 单动关节

指能单独进行活动的关节，如肩关节。

2. 联合关节

指两个或两个以上的独立关节，在运动时需绕共同运动轴进行活动，如桡尺近侧和远侧关节在结构上是独立的，活动时必须共同运动，使前臂做旋前和旋后运动。

（四）关节动脉、淋巴管和神经

1. 关节血管

关节的动脉主要来自附近动脉的分支，它们在关节周围形成动脉网，其细支直接进入关节囊，分布到纤维层和滑膜层，并与邻近骨膜的动脉吻合，在滑膜层附着缘形成关节血管环，分支供应滑膜。关节软骨无血管。

2. 关节淋巴管

关节囊各层都有淋巴管网，由小淋巴管与骨膜淋巴管吻合。关节囊的淋巴

经输出管汇入邻近的局部淋巴结。关节软骨无淋巴管。

3. 关节神经

关节神经支配与某一关节运动有关的肌群的神经，通常都有关节支分布于该关节囊的一定区域及覆盖该关节的皮肤，只是不同来源的关节支，在支配区域上有重叠。关节的神经纤维种类较多：躯体感觉神经——分布于关节囊纤维层滑膜、韧带；本体感觉神经——分布于韧带及关节囊；内脏神经的纤维——分布于关节血管的管壁。

（五）关节运动幅度和稳定性

关节运动幅度指一个动作从开始到结束，在某一关节处的两个运动环节之间运动的极限范围（用角度表示），即运动环节围绕某运动轴进行转动的最大活动范围。

关节的结构体现出关节既有灵活性因素又有稳固性因素。运动轴愈多，运动形式就愈多样化，愈灵活，但稳固性相对较差；关节囊坚韧、紧张，周围韧带和肌腱坚固，则使关节运动受限，从而增强其稳固性，但灵活性相对较差。

二、影响关节运动幅度的因素

关于关节灵活性涉及较广，如肌肉放松程度、神经系统在当时的机能状态和调节等。这里仅就关节活动幅度及其与关节稳固性的关系进行讨论。

（一）相对关节的两关节面积差（弧度差）

先天决定的因素。构成关节的两关节面的面积大小，相差愈大则关节活动幅度也愈大，但关节稳固性会相应下降，如肩关节。

（二）关节囊厚薄与松紧度

薄而松弛则关节运动幅度大（如肩关节），反之相反（如髋关节）。不同关节间或同一关节不同部位间的厚薄均不一致，关节运动幅度在各关节运动方向上也不一致。

（三）关节周围韧带的多少与强弱

关节韧带愈多、愈强愈厚则关节愈稳固，运动幅度相应减小，如髋关节。若韧带少而薄弱则关节运动幅度大。

（四）关节周围的骨结构

关节周围的骨突常阻碍关节的运动，影响关节的运动幅度，如髋关节的关节窝较深，关节窝周围的环形突起就会影响髋关节的活动幅度，又如桡腕关节附近的桡骨茎突就会影响手的外展幅度。

（五）关节周围骨骼肌强弱、体积、伸展性、弹性程度

关节周围肌肉的伸展性和弹性好，关节的活动幅度就大，反之则运动幅度小。康复运动中通常所说的柔韧性，实际上是指肌肉和韧带两个方面的伸展性和弹性好坏。在做伸展练习时，首先应该使该部的肌肉伸展和放松，才可进一步使该部的韧带伸展，如直膝屈大腿时，大腿后群肌的伸展性不够，就会影响大腿屈曲的幅度。因此，肌肉伸展性的好坏，不仅影响关节的活动幅度，而且也影响有关韧带，这就是柔韧练习中要“耗腿”“担腰”的道理。只有较长时间的“耗腿”“担腰”，才可在肌肉伸展放松之后，使韧带也得到伸展性的锻炼。

另外，局部肌肉的体积也会影响关节的活动幅度，如屈肘时，发达的肱肌和肱二头肌的体积常会影响屈肘时的幅度。

（六）年　龄

儿童、少年的软组织弹性好，故关节的运动幅度也大。老年人软组织弹性下降，关节运动幅度也会减小。要取得良好的关节活动幅度，需从小练起，且不可间断练习。

（七）性　别

女子软组织弹性好，关节活动幅度通常较男性大；男子肌肉发达软组织弹

性较差，故关节活动幅度较小。

（八）体育运动

体育运动对人体关节活动的幅度影响较大。经常参加体育锻炼的人，如果注重柔韧练习直至老年仍可保持较好的活动幅度。各体育专项对有关的关节活动幅度影响非常大，如举重和投掷运动员，有的可以前臂交叉，两手反握，自前向后转肩达360° 。

（九）气　温

肌肉内部结构所组成的胶状物质分子之间与肌纤维之间存在黏滞性，它在肌肉收缩或拉长时阻碍肌肉的工作速率（而黏滞性与温度相关，气温升高，黏滞性减少，肌肉收缩或拉长的速度快，关节的运动幅度大）。

三、增大关节运动幅度的方法

关节运动幅度是柔韧性素质的重要标志，关节运动幅度的大小，是肌肉工作能力能否充分发挥的前提之一。适宜的关节运动幅度可保证动作的协调性，防止运动损伤。在运动训练中要注意以下三个方面：

（一）增大肌肉和韧带起止点之间的距离

可采用拉伸其起止点距离，所施加的外力与其拉伸方向一致。

（二）动力拉伸与静力拉伸相结合

一种是通过节奏较快的动力拉伸法，一种是通过缓慢动作并较长时间固定于某一姿势的静力拉伸法。

（三）要考虑强度和时间两个因素

被拉伸的软组织略感“酸、胀、痛”即可。

第二节　体育运动对关节的影响

“X”光片的资料证明，体育锻炼可以使骨关节面的密度增加，骨密质增厚，从而能承受更大的负荷。动物实验证明，长期运动可以使关节面软骨增厚。关节面软骨是一类似海绵状的结构，在运动时其小孔内可吸收大量滑液使体积增大，承受较大的挤压应力。动物实验还证明，体育运动可使肌腱和韧带增粗、胶原含量增加、单位体积内细胞数目增多。

体育运动项目不同，对关节的柔韧性作用也不相同。例如，跨栏和跳高增大髋关节的运动幅度，以及游泳和体操增大肩、手、足关节的运动幅度特别显著；艺术体操和花样滑冰增大了脊柱的运动幅度，个别运动员的脊柱后伸甚至可达 180° 。

关节炎通常有风湿性、类风湿性、创伤、化脓性、结核性等，最常见的是风湿性关节炎。它的发病原因是由溶血性链球菌引起上呼吸道感染后，在身体内产生的一种感染——过敏反应。这种风湿性关节炎常发生在膝、踝、肩、肘、髋等大关节处，以游走性、多发性、对称性为特点。急性发作时关节局部有红、肿、痛、热病症，天阴下雨或劳累时病情可加重，这类关节炎并非体育锻炼所造成。

与体育有关的关节痛的原因有以下几种：

第一，由于锻炼时准备活动做得不够，不注意循序渐进等造成膝、踝、肩、肘等关节损伤，甚至有小的骨片撕脱等。局部肿痛后未及时治疗酿成创伤性炎症，日久影响关节的正常功能，并经常疼痛，天阴下雨，气压低时酸痛也可加重，往往被误认为是风湿性关节炎。

第二，慢性劳损。由于运动量和强度过大，活动过于剧烈，局部负担过重，甚至有些微细的损伤，慢慢地形成慢性劳损，如跑跳过多、半蹲动作过多等，致使膝关节反复牵拉、磨损，其髌骨的软骨面及肌腱发生退行性变性，容易产生髌骨劳损，造成慢性关节疼痛。

第三，运动后关节处受风寒侵袭，局部血管突然痉挛，造成局部组织代谢障碍，也会出现关节酸痛。

上述原因往往都是因为在锻炼时不注意而引起的，并不是由于锻炼本身所致。

对慢性关节炎或关节痛，在进行针灸、按摩、理疗、服药、敷药等治疗的同时，加上一定的体育锻炼，会改善局部的血液循环，加强肌肉力量，增加关节的灵活性。例如，髌骨劳损的病人可通过加强股四头肌的力量锻炼，不仅不会加重病情，相反会有良好的治疗效果。其他类型的关节炎在急性期不宜采用体育锻炼，而在慢性期则可配合体育锻炼，完全不可因关节痛或怕患关节炎而放弃锻炼。

骨质增生，医学上称为骨质退行性病变，俗称“骨刺”。中年人随着年龄的增长，骨发生老化，最常见的疾病是腰椎长骨刺，医学上称为肥大性脊椎炎或腰椎骨关节病。中老年人常出现不同程度的慢性腰痛。此外，有的患者还伴有一侧或双侧臀部大小腿后外侧明显麻木，走一段路，疼痛明显加重，休息后症状好转。还有中老年人的颈背与颈臂疼痛，有时疼痛沿上肢一侧向手指放射，或小指发麻如触电感，当头转动到某一部位时，疼痛会明显加重，而离开此位置时则明显缓解，有时病人诉说有“长期落枕感”，这是颈椎骨质增生所致。

中年以后，骨质逐渐退化。首先是软骨软化，加上骨长期承担重力和活动，椎骨的边缘呈现出乳头状突起，以及发生椎骨变扁平、椎间盘失去水分而萎缩等变化。椎骨边缘的乳头性突起即为“骨刺”。这些骨刺若刺激椎间孔内的脊神经根就产生上述骨质增生的临床症状。一般来讲，人在 30 岁以后开始出现骨质增生这种变化，当超过 50 岁，这种变化就更明显。但也有很多人没有任何症状，这与经常运动和体育锻炼有关。

运动系统的活动对人体的其他系统，如消化、呼吸、循环、神经系统的活动都有促进作用。因此，经常参加生产劳动和体育锻炼可以增强体质。不运动的人，肌肉血液供血不足，往往造成肌肉营养缺乏而萎缩，力量减退，肌肉弹性下降，而且容易发生损伤。经常运动和参加体育锻炼的人能使骨变得粗壮，而瘫痪和长期卧床的病人，骨质变得疏松，肌肉无力而萎缩。

运动和体育锻炼对关节肌肉有以下明显的好处：

1. 经常运动可以改善血液循环功能，能使机体各部获得充足的营养。

2. 经常运动使各关节保持较大的活动范围，关节软骨受力而均匀，不至于软化。相反，不坚持运动的人，关节软骨受力局限而加重破坏，易造成关节炎。

3. 经常坚持运动，使肌肉、韧带强而有力，可以稳固关节，加强骨的坚固性。

4. 经常运动，可以使关节内不断分泌滑液，滑液对关节有营养作用，可以推迟其老化。

第三节　人工关节及其进展

Swanson 曾提出，理想的关节假体设计要求标准为保证关节间隙；允许关节活动并稳定；设计上简单实用；提供简单而长期的固定；可抵抗力和退变；符合人体解剖结构和生物力学机制，对宿主生物学和力学上可接受；容易制造、消毒和使用，有良好的手工操作工具，较简单的安装技术并确保能够准确地安装到位；便于康复锻炼。

当然，目前还没有任何一种人工关节能够满足上述所有条件，需要临床医生、材料学家、生物力学工程师等相关学科共同努力，创造出完美的假体。

一、材　料

在负重情况下，假体必须同时承受拉力、压力、扭转力和界面剪切力，以及反复疲劳、磨损和综合力量的作用，因此，要求假体材料必须具有足够的强度、塑性和抗疲劳、抗磨损、抗腐蚀性能。整个关节的安全承载能力至少应大于 7 倍体重。除此之外，由于假体长期植入体内，材料应具有良好的生物相容性、无毒副作用、耐体液的化学和电化学腐蚀，还希望比重轻，弹性模量接近于人的皮质骨。鉴于这种情况，目前的生物材料还达不到尽善尽美，只能根据综合性能匹配选用，尽可能满足生理环境、生物力学和关节力学的要求。早期的金属人工关节是用不锈钢制造，因其耐磨蚀性和强度不能令人满意，已逐渐被其他金属所替代。目前在人工关节金属材料方面，钛、钴、铬及其合金是主要制造材料。

（一）钴合金和钛合金

是目前人工关节中最常用的两种金属，普遍应用于国内外的假体材料中，几乎占据全部人工关节假体市场。这两种金属虽然在抗疲劳强度、弹性模量耐磨性等方面有某些差异，但其临床效果基本相似。钴铬合金（Co-Cr-Mo）的耐磨性、耐腐蚀性和综合机械性能都较好，有铸造型和锻造型两种，是较优良的植入材料。钛合金（Ti6AL4V）表面易氧化生成致密的二氧化钛氧化膜，耐腐蚀性非常好，优于钴合金，但比重轻，约为钴合金的一半，其弹性模量与人骨的弹性模量较接近，生物相容性好，生物界面结合牢固，是较理想的植入材料。

（二）高分子聚乙烯

人工关节的另一个重要材料是超高分子聚乙烯（UHM-WPE）。进入20世纪60年代后，由于Charniey首先选用高分子聚乙烯，确定了金属—聚乙烯的配伍方式，并经试验证实，采用直径22.5mm的金属股骨头和聚乙烯的髋臼组成低磨损的全髋关节，这种配伍方式延续应用至今。

虽然目前认为高分子聚乙烯磨损碎屑是影响人工关节使用寿命最主要的因素，但是仍缺乏理想的替代材料。一般情况下，钴合金对聚乙烯的磨损每年为0.1~0.2mm，聚乙烯颗粒一般在0.5fem左右，90%小于1.0fem。

近年来，发现人工关节表面（如臼与柄之间）是磨损碎屑的主要来源。这些磨损碎屑颗粒将被软组织及骨所吸收，与假体周围的骨溶解和骨吸收有明显关系，是假体松动的潜在原因。研究表明，与骨水泥和假体金属等其他碎屑相比，聚乙烯碎屑的组织反应最明显，不但在假体周围组织中可大量发现，甚至在远离磨损的地方也有存在。改变和替代聚乙烯的努力正在进行当中，但到目前为止，尚未找到一种新的材料能常规地减少临床的磨损。在采用聚乙烯髋关节时，以下几个因素可以帮助减少产生碎屑：聚乙烯臼的厚度不应少于6~8mm；股骨头直径的大小应<28mm；当聚乙烯臼使用金属外壳时，其外壳内侧的设计应减少聚乙烯磨损碎屑，而且聚乙烯内衬应与外套紧密贴配并力求机械稳定；作为内衬用的聚乙烯应为高质量的耐磨强度极佳的产品；股骨柄的球头应为高度光洁度的钴合金。另外，为减少磨损，在超高分子聚乙烯性质方面，也做了不少工作，以增加其耐磨性能，其中包括改进消毒方法。近年来研究表明，Y射线可对超高分子聚乙烯有一定破坏，应改为环氧乙烷消毒。

（三）硅　胶

硅胶柔顺弹性假体发展于20世纪60年代，随着Swanson设计的硅胶铰链式的广泛应用，成为手足小关节最流行的植入材料。假体起着内在模型的作用，在其周围发展成为一个新的关节囊韧带系统。通过关节囊韧带和肌肉肌腱系统的合适平衡，关节取得稳定。假体柄的轻度移动使得负荷分布于更大的骨组织。由于低弹性模量的性质，假体比骨组织软，这使得力量衰减可以进一步保护骨和软组织。横向的铰链和位于假体的中间部位可传递负荷到切骨面和骨干的皮质骨。

硅胶作为假体材料的优点是：制作费用低廉，工艺过程简单，内在稳定性好，在固体情况下几乎是惰性的，可经受高压蒸汽或干热（>540℃）消毒，而无化学性质上的改变。但是也存在较多缺点：首先易疲劳折断，机械性寿命短，据统计假体骨折率高达25%；其次是生物相容性差，磨损颗粒可引起异物反应，诱导巨噬细胞反应，发生反应性滑膜炎、局部骨质囊性变、淋巴腺炎等，只有取出假体或切除滑膜后，方可治愈。基于上述因素，硅胶并不是一个十分理想的关节置换假体，但在临床上已应用较长时间，并获得一定的成功，因此沿用至今。

（四）其　他

钴合金和超高分子聚乙烯所组成的假体仍是人工关节材料的“金标准”。目前有关超高分子聚乙烯的改进工作仍处于尝试阶段，其他一等弹性或低弹性材料（如生物陶瓷）也未成熟。

早期的假体是金属对金属的接触，近年来金属—金属的头臼配伍方式又复出现，尤其在欧洲应用较为多见。另外，国内外生物陶瓷正被广泛研制，并开始应用于临床。陶瓷—陶瓷、陶瓷—金属等新关节面材料的应用将愈加扩大，但仍需长时间观察和研究。陶瓷头光洁度高，可减少聚乙烯的磨损。有人采用氧化锆用做球头材料，其光洁度虽然很好，但价格昂贵又有少量放射性的副作用，目前人们仍在寻找更加理想的人工关节材料。

二、固定方式

1951年，Haboush试用甲基丙烯酸甲酯固定假体，20世纪60年代charnley试用于临床，取得了成功，被广泛接受。

然而随着时间的推移，到70年代以后，经过长期随访，骨水泥固定假体的松动和下沉问题日益突出，某些学者甚至提出了“骨水泥病”的概念。为此，采用生物固定的外骨水泥假体引起重视，出现了各种不同类型的生物固定型假体。到了90年代，外骨水泥型假体似乎并未获得预期的良好生物学固定，因而再次唤醒了人们对骨水泥的重视。

（一）骨水泥固定型假体的安装操作相对较简单快捷，术后可早期负重活动，适用于高龄、体弱患者，尤其是合并骨质疏松的患者；缺点是晚期易出现骨水泥老化，疲劳断裂，骨水泥周围骨质吸收发生假体松动。

（二）生物固体型假体一经问世，曾大受欢迎，认为骨组织可直接长入假体表面烧结孔内或粗糙面中，可达到生物性融合。用于年轻、骨质条件较好或返修术的病人，要求达到骨与假体之间的紧压配合，手术技术要求严格。

随着生物材料的不断发展，国内外正在研究、发展利用喷涂技术或烧结技术，在金属外表面结合一层羟基磷灰石材料或是聚醋酸、碳素等材料制成复合材料，借此形成骨性结合，增加固定效果，防止松动、脱离。

（三）随着对骨形成蛋白（BMP）的深入研究，国内外正在研究使骨形成蛋白并按一定比例与羟基磷灰石结合制成新型的人工关节涂层。对于非骨水泥人工髋关节假体柄的长度，以及烧结或粗糙面积宽度，适宜什么部位等仍在不断探索之中。

（四）自 1994 年 CDC（中国疾病预防控制中心）会议以来，部分学者对髋关节假体提出了“杂交式”固定方式，即采用骨水泥固定股骨假体柄，髋臼侧假体使用骨水泥固定，其 5~10 年的随访结果令人鼓舞，但仍需更长时间的观察。

三、现代骨水泥技术

除了对假体的固定方式进行研究改进之外，另一些学者致力于对骨水泥固定技术的改进，通过改变骨水泥的配方、改良骨水泥充填技术等手段，通过加强骨水泥抗疲劳性能和固定强度，最终降低松动发生率。这些技术包括采用真空搅拌减少骨水泥中的气泡含量；使用骨水泥加压充填骨水泥；对骨界面用脉冲加压冲洗，清除碎骨；使用髓腔栓压力固定股体至固化；假体柄的中心化，保证骨水泥均匀分布，假体周围厚度保持 2mm；使用低黏度骨水泥并进行预冷；对假体进行骨水泥预涂，减少骨水泥与假体面之间的分离等。这些措施极大地减少了以往骨水泥的缺点和承受的应力，加强了界面的结合强度，从而减少了松动。

四、新型人工关节材料的设想与展望

人工关节作为一种重要的医疗器械，既关系到人类的健康，又关系到高新技术经济的发展。因而加速研究和开发具有良好生物相容、耐蚀性、耐磨性、耐疲劳性、强韧性好及弹性模量更低的人工关节材料具有十分重要的意义。未来研究的设想与展望主要集中在以下几方面：

（一）仿生智能化人工骨材料

随着材料科学与生命科学的发展，生物植入材料的研究应从被动适应生物环境，向功能性半生命方向、组织电学适应性及参与生物体物质、能量交换的功能发展。从仿生原理、组织工程、基质控制矿化的思路出发，研制成分、组织与人体自然骨组织相近的生物复合材料。尽管制作具有与人体自然骨同样功能特性的材料非常困难，但它是植入材料十分重要的开发方向。人工关节仿生智能化功能应同时具有五个功能，即最佳构造、功能适应性、自愈性（自修复性）、自润滑性、运动稳定性。利用生物技术，将活体组织、细胞（如骨胶原、纤维蛋白以及骨形成因子等）与羟基磷灰石（HA）生物活性陶瓷复合，将大大改善生物学性能，并可使其具有治疗功能。HA/ 骨胶原复合材料已有初步研究结果。因自然骨所具有的压电效应能刺激骨折愈合，故有学者试验制备压电陶瓷 -HA 复合材料，并利用生物体自身运动使置换的假体产生压电效应，从而刺激骨损伤部位的早期愈合。此外，由于肿瘤血管供氧不足，局部被加热到43℃~45℃后，癌细胞很容易被杀死。因此，可考虑将铁氧体与 HA 陶瓷复合，填充在因骨肿瘤而产生的骨缺损部位，填充物在外加交变磁场的作用下，因磁滞损耗而局部发热，则可杀死癌细胞，而不影响周围的正常组织。这些新型人工骨材料尽管尚处在研制阶段，但相信它们具有非常广阔的应用前景。

（二）生物梯度功能材料

设计一种能调整其结构及相关组成（按梯度规律逐渐变化）的整体材料是未来生物植入材料又一重要研究方向，如把骨胶原纤维与羟基磷灰石制作成成分逐渐变化的功能材料，或表面为生物活性陶瓷而内部为金属的成分逐渐变化的整体材料，可较好解决两者材料性能差异而造成的不匹配问题，为长寿安全的人工关节提供新型生物材料。

（三）人工关节生物固定层的组装及计算机辅助设计与精细加工

新一代人工髋关节将由活性陶瓷股骨头、陶瓷髋臼、表面活性生物陶瓷涂层的金属柄部组成。人工关节的形状、力学设计引入计算机辅助设计，并进行计算机控制的精细加工，建立人体骨骼系统的各种受力状态下的力学模型与人体信息库，从而能够指导并优化材料设计。例如，可根据病人骨骼的具体形状（可根据 CT 片等分析数据），设计与生产符合病人个体需要的人工关节，这样在置换中就可避免因关节形状、尺寸不当而引起的手术失败，并提高其远期效果。另外，对材料在人体复杂的生理环境内的变化、代谢过程亦可进行计算机模拟等，以预测人工关节置换后的远期效果。

（四）人工关节材料生物相容性分子水平的评价研究

人工关节假体植入人体后，必然与成骨细胞直接接触。成骨细胞会合成与骨形成相关的骨钙蛋白、骨粘连蛋白等，而遗传物质的主要活性是指导蛋白质的合成。可见，植入物在分子水平的遗传基因表达方面已经造成一定的影响，故为确保假体安全地应用于人体，对人工关节材料等进行分子水平的生物相容性评价势在必行。

20 世纪 90 年代初，LeeChou 提出并确定了对生物材料进行分子水平生物相容性研究的设想。这就是说，对生物材料的生物相容性研究与评价，不仅要从整体水平去观察材料对人体各系统的影响，从细胞水平去观察材料对细胞数量、形态及分化的影响，还要从分子水平去观察材料对细胞 DNA、RNA 及细胞外基质胶原蛋白和非胶原蛋白的 RNA 基因表达的影响。这样从整体、细胞及分子生物学这三个水平全方位地评价生物材料的生物相容性，以确保生物材料更安全地应用于人体组织。可见，分子生物学技术从分子水平上研究生物材料对机体基因结构、转录和翻译的研究，在分子水平上建立评价生物材料生物相容性标准是未来人工关节材料又一重要的研究方向与发展趋势。

第八章

肌肉、腱和韧带

肌肉有别于其他软组织，它是由神经控制，通过自主收缩形成人体的机械运动。它不仅可以被动承载，还能主动作功。动物的肌肉有骨骼肌、心肌和平滑肌三类。它们组织成分相同、收缩的生化机理相近，但在结构、功能和力学性质上有着许多差异。肌肉是化学能转换成力和机械功的生物学机器，必须应用生物力学、生物化学、电子学和热力学方面的一些概念和实验技术才能认识其作用。

第一节 肌肉的组织结构

一、肌肉的基本知识

肌肉构成人类机体的大部分，约占40%。身体的“肉”几乎纯粹是肌肉，心脏、肠道和其他内脏（如子宫、膀胱）也含有大量的肌肉细胞。肌肉由蛋白质组成，通常分为肌动蛋白和肌浆球蛋白两种，简称为ATP的三磷酸腺苷是其能量来源。

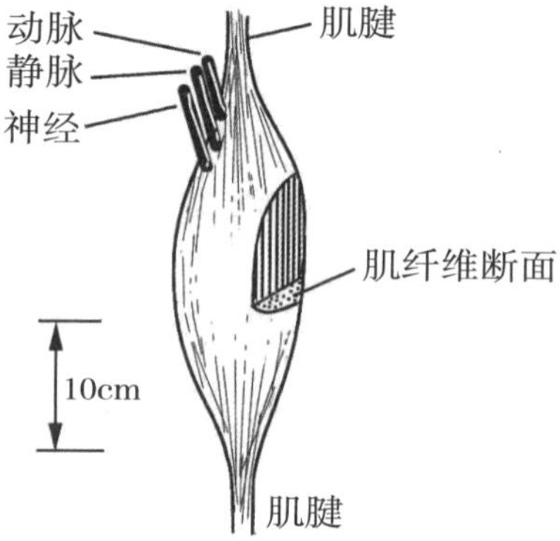

图8-1 肌肉大体解剖

肌肉必须不断地消耗化学能以产生力量。肌肉收缩越是缓慢，维持收缩的力量也就越小，产生的机械功率也就相应地减少。例如，人们手臂肌肉要作高功率的活动，当产生力量时，肌肉多消耗能量才能达到，如人们试图提起一只沉重的手提箱就要多消耗些能量。相反，像猫一类的四足动物，如果其后肢肌肉不是持续地产生力量，则合拢的后肢将会使其跌倒。这些维持姿势的肌肉是缓慢地收缩而能量的消耗却很少。

骨骼肌、心肌纤维都有明显的横纹。

平滑肌构成了与上述两种很不相同的另一类肌肉。脊椎动物的内脏平滑肌由许多内部结构很少的小梭形细胞组成，而许多无脊椎动物的平滑肌细胞则含有高度分化的蛋白质肌丝系统。

在肌肉中，结构和机能间的相互关系很密切。我们首先讨论研究得较多的脊椎动物骨骼肌的详细结构。

图 8–1 示出肌肉的大体解剖，两端是肌腱，中间是肌腹。人体有 150 块以上不同名称的肌肉，通常都借助肌腱附着于骨骼的两端。

肌肉只有拉动作用而没有推动作用，并且肌肉必须以不同的形式同时作用于骨骼杠杆系统，才能使机体产生复杂的运动，运动时，需要大量的氧。肌肉中含有动脉和静脉，也有神经支配，由中枢神经系统沿运动神经纤维传导的信息，调节肌肉的收缩。为了协调肌肉运动，中枢神经系统也接受来自肌肉实际长度和肌腱张力的信息。

此信息由特殊感受器提供，并沿着感觉神经纤维送回中枢神经系统。肌肉呈现条纹状外貌，这是因为它由许多较小的亚单位——纤维所组成。肌纤维间是细胞间隙，有血管、结缔组织等充填其中，约占总体积的 20%左右。

肌纤维内部有许多圆柱状的亚单位——肌原纤维，是真正收缩的成分。肌原纤维间的肌浆中还有一些机能上重要的结构如进行氧化分解各种能源物质结构复杂的线粒体、在肌肉收缩和舒张机制中发挥重要作用的内质网、限制某些离子通过的表面膜等。

在有机体内，只有由中枢神经系统经运动神经纤维传来的动作电位到达肌肉时，兴奋和收缩才得以发生，才能使运动神经纤维在终板部位与肌纤维发生联系。

二、组成肌肉的蛋白质

蛋白质细丝有粗肌丝和细肌丝两种，二者互相交错排列。粗肌丝除中间一小段外，都有向两旁伸出的横突。这些突起称之为横桥，是真正产生收缩力的所在。

当肌动蛋白溶液和肌浆球蛋白溶液相混合时，两种蛋白质结合形成肌动球蛋白，而溶液则变得很黏稠。此时，肌浆球蛋白仍保留有 ATP 酶活性。人死后，ATP 含量下降，肌肉由松弛状态变为僵硬。在法医工作中，如在死亡前有过激烈的肌肉活动，则尸僵发生得更快。ATP 是最重要的能量储备，是收缩蛋白质能够直接应用的唯一能源物质。肌肉中的 ATP 含量并不多，就青蛙肌肉而言，只有 3mmol / kg，仅够 8 次收缩之用。因此，在肌肉活动时必须利用其他的储存能量，如磷酸肌酸（CP），其含量约为 20mmol / kg，足够近 100 次肌肉收缩之用，当肌肉持续收缩时，磷酸肌酸这种能量可被利用。这种能量储备最后以碳水化合物和颗粒形式储存在肌肉中。

三、骨骼肌、心肌和平滑肌

在各类肌肉中，虽然包括肌动蛋白、肌浆球蛋白和 ATP 在内的有关肌肉收缩的基本生化机理相同，但其结构安排却各有不同。肌肉都是由肌细胞组成，它可以是单个细胞也可以是合体细胞。各种肌纤维的分类主要取决于有无规则的横纹而定。脊椎动物的心肌和骨骼肌都是横纹肌，而没有横纹的平滑肌则分布于肠道、血管和内脏器官。

（一）骨骼肌

骨骼肌是构成躯体的主要材料，是运动的“发动机”，受神经控制。

一块横纹肌对一次适宜刺激产生一次单收缩后随即舒张。如图 8-2a 所示，收缩的过程取决于被试肌肉的种类和温度，温度每升高 10℃，反应速度增加 2～3 倍。

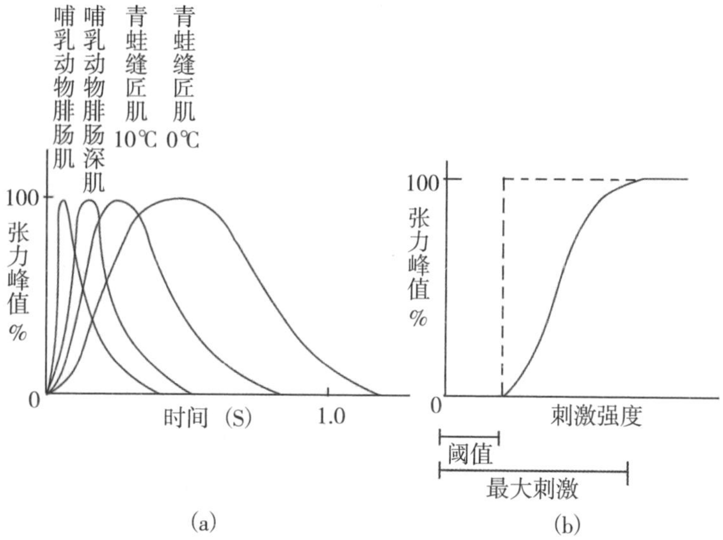

图 8-2　a 图示不同温度时的肌肉收缩曲线；b 表示刺激强度和反应大小的关系。虚线表示全或无反应，实线表示逐渐增强时的分级反应。

如图 8-2b 所示，收缩反应的大小决定于刺激强度。太弱的刺激没有反应，当刺激强度超过阈值时就可有一个弱反应，此后，随着刺激强度的增大，收缩反应也逐渐增加，直到刺激强度达到最大值时为止。这种刺激与反应依从关系的原因在于，弱刺激只兴奋了刺激电极附近的少数肌纤维，而最大刺激则兴奋了全部肌纤维。骨骼肌的特点是刺激频率越高，产生的张力越大（图 8-3）。当频率足够高（高于 100Hz）时，张力达到最大值，且不再因频率而变化，也不随时间改变，这种状态称为完全强直或挛缩。有关骨骼肌力学性质的实验大都是在挛缩状态下进行的，骨骼肌松弛时应力很小，可以忽略不计。

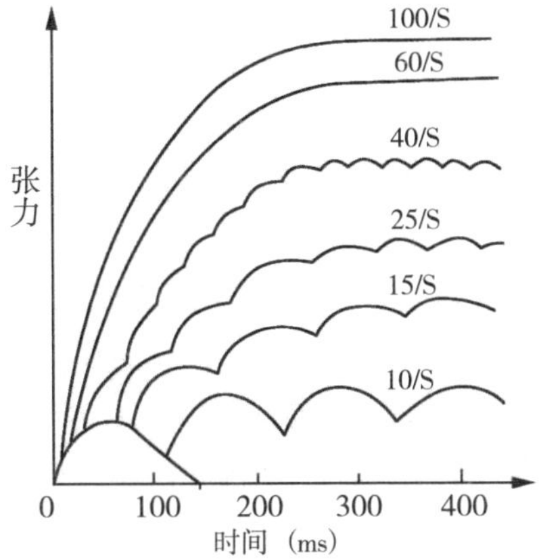

图 8-3　波形叠加和挛缩

（二）心肌

心肌也是一种横纹肌，它和骨骼肌有以下几点不同：

1. 心肌细胞含有大量线粒体，毛细血管亦较多，大约每一心肌纤维都有一毛细血管供给氧气和营养。骨骼肌纤维里的线粒体和毛细血管较少，可以暂时缺氧，而心肌则不可以。

2. 心脏中全部心肌细胞的收缩和松弛是同步的，而骨骼肌则不然。在正常情况下，心肌张弛节律性很强，不允许挛缩，因此不同于骨骼肌。

3. 心肌在松弛状态下的应力不容忽略，心脏每搏输出量与心脏舒张末期容量有关，而容量又取决于心肌在松弛状态下的应力—应变关系。对于心肌收缩特性的认识，目前仅来自对猫、兔等小动物心脏乳突肌的实验。

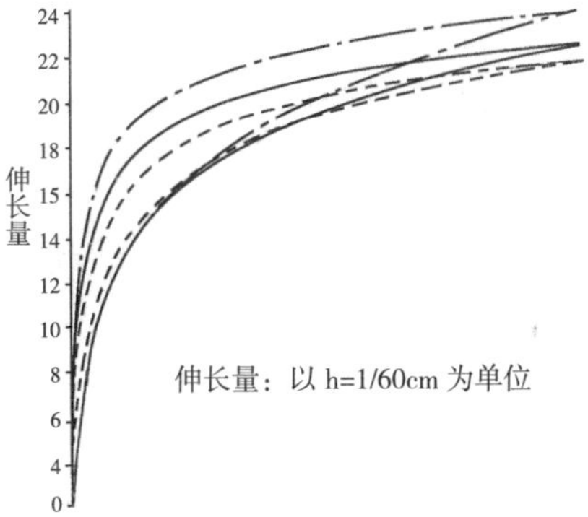

图 8-4　静态乳突肌在不同应变率下，加载和减载的滞后回线

松弛的心肌是一种非均匀、各向异性的不可压缩黏弹性材料，性质随温度及周围环境条件而变化。图 8–4 显示的是松弛心肌的滞后回线。激活状态下心肌的力学性质则相当复杂。

（三）平滑肌

平滑肌无明暗相间的条纹，其运动不受自主神经控制。除心脏外，人体内脏器官均由平滑肌构成。在不同的器官内，平滑肌的组织、功能以及力学性质有显著差异。因为它的种类繁多、机械性能复杂、细胞比骨骼肌细胞小得多。如图 8–5 所示，脊椎动物平滑肌由梭形细胞组成，每个细胞有一个核，有模糊的纵纹。

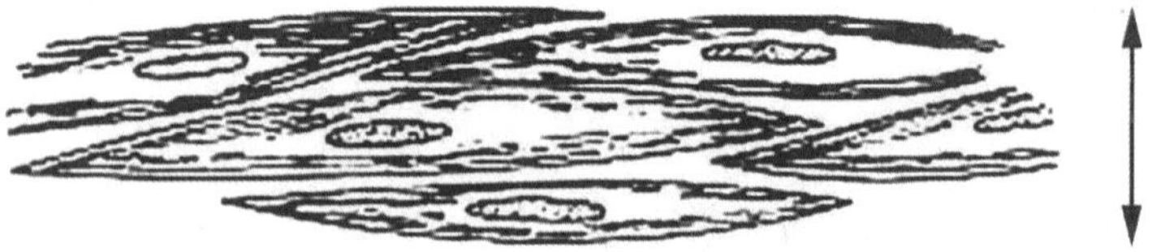

图 8–5　内脏平滑肌细胞总切面图

平滑肌的收缩机理和横纹肌一样，收缩蛋白也是肌浆球蛋白。最近用电子显微镜观察到肌浆球蛋白纤维和横桥，平滑肌细胞的排列不像横纹肌那样规则、平直，而是弯曲的，往往纠缠在一起。在平滑肌中，肌浆球蛋白纤维的直径约为 1.45×10^{-2} μ m，长为 2.2 μ m，约为横纹肌中肌浆球蛋白纤维丝长度（约 1.6 μ m）的 1.4 倍，因而每根平滑肌纤维产生的张力约比横纹肌高 40%。肌动蛋白纤维丝直径约 6.4×10^{-3} μ m，其数量是肌浆球蛋白纤维丝的 15 倍。此外，平滑肌中不存在规则的肌纤维节，收缩较慢。由平滑肌构成的器官普遍能够自发地收缩、分解、蠕动、输运、淋巴流动、血流自动调节等。

第二节　骨骼肌的结构和收缩学说

骨骼肌和附着的骨骼共同组成运动器官，被动地承受、传递外力，执行神经系统下达的指令，使身体发生运动。骨的功能主要是承受压缩和弯曲，骨骼肌的功能是通过主动收缩使自身出现拉应力，运动动作的主动力来源于肌肉，各种运动都是通过肌肉的协同动作来实现的。肌肉的两端通过腱和骨相连，当肌肉收缩时，它所产生的拉力即通过腱传到骨上，使骨发生运动并在运动过程中做功，其运动模拟如图 8–6 所示，图中示出运动器官（包括骨、骨骼肌、腱和关节），肌肉相当于能收缩的单向活塞作功筒，骨相当于连杆，腱相当于接头，关节相当于铰链。

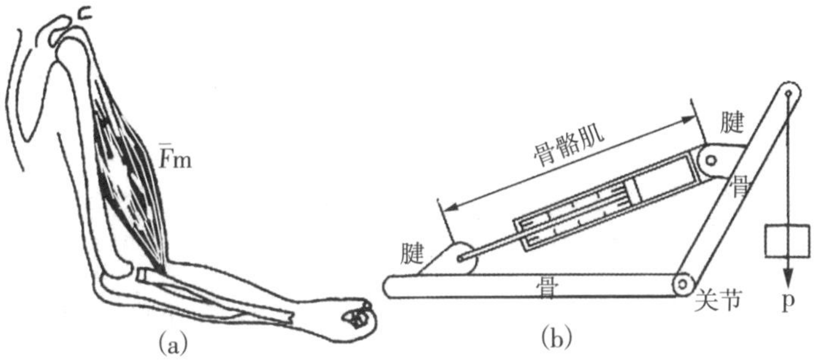

（a）运动器官的解剖学模型　（b）运动器官的力学模型

图 8–6　运动器官模型图

一、骨骼肌的基本结构

骨骼肌每块肌肉的外面包裹着一层较厚的结缔组织膜，称为肌外膜。内部排列着许多肌束，每个肌束外部被一层由胶原纤维和弹性纤维混合而成的结缔组织膜包裹，此结缔组织称为鞘套，肌束中包含着无数条肌纤维，是构成肌肉的基本单位。肌纤维外部被称为肌内膜的结缔组织膜所包裹。骨骼肌的层次构造如图 8–7 所示。

（一）肌纤维

肌纤维是构成肌肉的基本单位，是一种多核细胞，呈长圆柱形或长棱柱形。人体的肌纤维最短约 1mm，最长达 125mm，通常为 3 ~ 40mm。肌纤维的一端或两端与肌腱相连终止于骨面。肌纤维的直径（或宽度）范围是 10 ~ 60μm。通过锻炼或体力劳动会使某些肌纤维的直径增大，但不能使其数量增多。肌纤维由肌内膜、细胞核、肌浆和肌原纤维组成。

1. 肌内膜

肌内膜是包在肌纤维外面的一层均质薄膜，亦称肌膜，主要由结缔组织组成，较透明，富有弹性，不易着色。肌内膜可分为两层：外层叫基膜，由粘多糖蛋白和极细的网状纤维构成；内层叫包膜，由蛋白质与类脂质组成，其成分和多数细胞膜相近。

2. 细胞核

细胞核，每个骨骼肌的肌纤维都是一个多核细胞（较长的有数百个细胞核）。细胞核多为椭圆形，在肌膜下方呈纵行排列或螺旋排列。

3. 肌　浆

肌浆是含肌红蛋白的均匀物质，根据肌浆中线粒体肌红蛋白含量，可将肌纤维分为红纤维和白纤维。肌浆中含有丰富的线粒体（肌粒），可在肌肉活动期生成三磷酸腺苷（ATP），为肌肉收缩提供能量。肌浆内还有脂肪滴和糖原颗粒。

4. 肌原纤维

肌细胞质内有许多肌原纤维，是直径为 1～2μm 的细丝，平行地排列在肌浆中，在骨骼肌中肌原纤维含量最多。

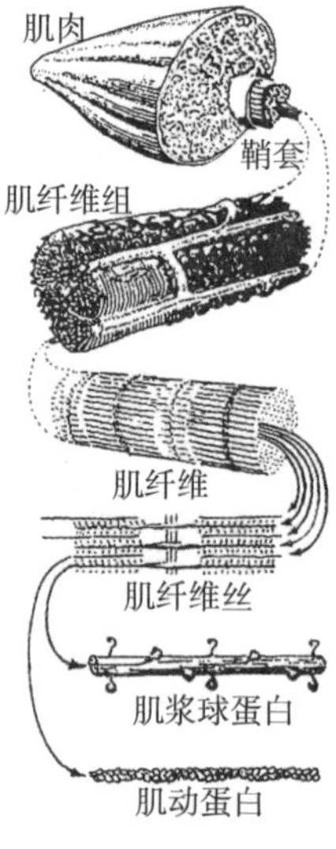

图 8-7　骨骼肌的层次构造图

用染色剂浸染肌原纤维，在显微镜下可观察到每条肌纤维都有明暗相间的横纹，其排列呈周期性。高倍放大镜下可看到二类条带，如图 8–8 所示。

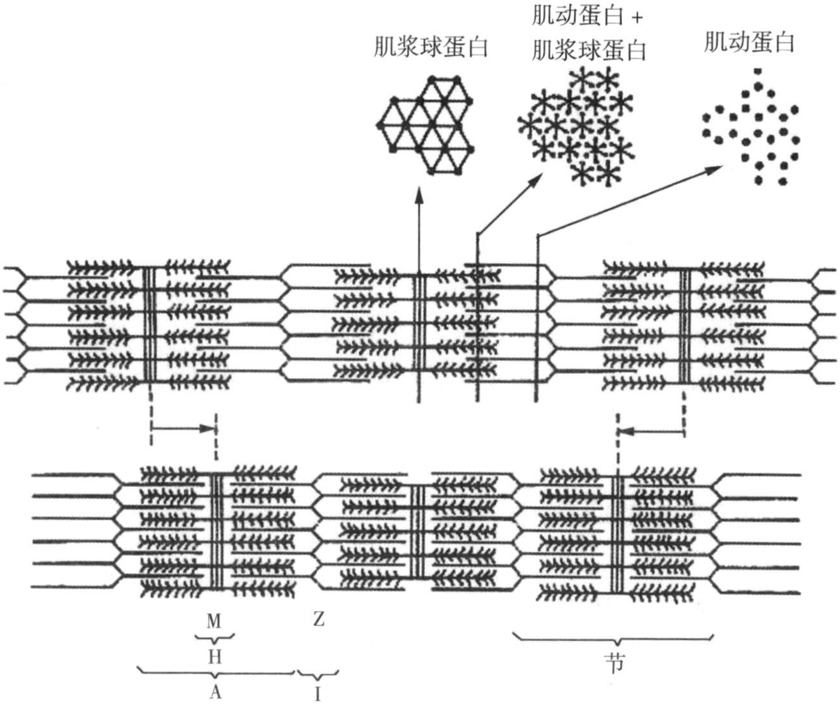

图 8–8 肌纤维构造
图示肌浆球蛋白和肌动蛋白分子的空间排列

(1) A 带：又称暗带，比较暗淡，在肌肉收缩时保持着不变的宽度（约 1.5μm）。在该线的中央有一条颜色较浅的窄带称为 H 带，在 H 带的正中有一条颜色很暗的线称为 M 线（也叫中线），由 M 膜形成。

(2) I 带：又称明带，比较明亮，当肌纤维舒张时变得较宽（约 0.8μm），而收缩时变得较窄。I 带被一条颜色很深的细线一分为二，称为 Z 线，是由 Z 膜所形成，亦称间线。两个相邻间线之间的部分称为肌节，每个肌节长 2 ~ 3μm，其两端为明带中间为暗带。无数长度大体相同的肌节沿轴向串联就组成了肌原纤维。

（二）肌微丝

在电子显微镜下可以观察到，每个肌节都是由许多更细的肌微丝交错对插排列所成。这些肌微丝可分为细肌丝和粗肌丝两类。

1. 细肌丝

又称肌动蛋白微丝，长约 2μm，直径约 5×10^{-3}μm，固定在 Z 膜上。每根细肌丝的一部分位于 I 带，另一部分在 A 带内滑动，但在 H 带内无细肌丝。

2. 粗肌丝

又称肌浆球蛋白微丝，亦称肌球蛋白，长约 1.5μm，直径 1.2×10^{-2}μm。肌浆球蛋白微丝由约 180 个肌浆球蛋白分子组成，分子量为 5×10^{5}，呈杆状，一端较大，略成球形，突出于杆轴线之外称横突，杆本体构成肌浆球蛋白微丝。如图 8–8 所示，球形成对出现，相差为 180°。相邻两对之间的距离为 1.43×10^{-2}μm，旋转约 120°，呈螺旋状排列。

二、肌肉收缩的肌丝滑行学说

在各种类型的横纹肌中，肌纤维被横跨其上的 Z 线分隔成许多肌节，它们是肌肉收缩系统的机能单位。如图 8–9 所示，每个肌节包含一个完整的 A 带和两侧各半个 I 带。一根骨骼肌纤维可达几厘米长，含有几千个肌节。

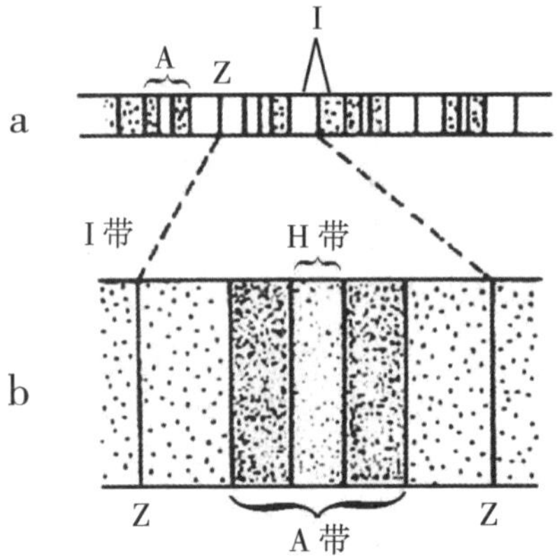

图 8–9　a，干涉显微镜下单根肌原纤维；
b，肌原纤维中一个肌节图解检查肌肉切片

当整块肌肉被牵张时，肌节相应地受到牵拉，条纹彼此靠拢，肌节间距离因牵拉而增大。研究表明，A 带长度实际不变，所有变化都发生在 I 带。A 带是由肌浆球蛋白微丝按六角形排列所组成，肌动蛋白微丝则由 Z 线发出，行走于肌浆球蛋白微丝之间。两种肌丝保持固定长度。因此当肌节缩短时，重叠部分就增加了。

三、肌肉收缩的横桥学说

随着电子显微镜和 X 线衍射技术的应用，以及生物化学的发展，对骨骼肌纤维的微观构造和化学成分有了突破性的认识。1950 年，A. F. 赫克斯利和 H. E. 赫克斯利同时各自提出肌肉收缩的肌丝滑行学说，此后随着实验结果的不断积累，这一学说已为大家所接受。按此学说，肌肉收缩力量由重叠区域的横桥产生，而且肌肉缩短也是由横桥的运动所引起。肌肉松弛时，肌浆球蛋白分子的头部贴近纤维丝，受刺激时，头部突起，粘接于肌动蛋白微丝上，形成“横桥”，产生张力，使肌浆球蛋白微丝和肌动蛋白微丝之间发生相对滑移。当肌纤维收缩或伸长时，两种肌丝的长度均不改变，但收缩时通过相互间的滑行使重叠部分增加，此时 I 带缩短，整个肌肉的长度也因此变短。拉伸情况则与之相反（图 8–10）。

由于在收缩状态下细肌丝与粗肌丝之间的重叠部分较多，所以肌肉越收缩，承载负荷的能力就越强。因此，所有肌肉在静息时都是处于部分收缩的状态。当肌肉完全收缩时，比静息状态还要再缩短 1/3～1/2。横桥间距约为 45nm，只相当于半个肌节长度的 5%。但是，骨骼肌和心肌主动收缩时可以缩短 30%，所以每个横桥必须与原先接触的肌动蛋白微丝脱离，然后在另一处再次与肌动蛋白微丝接触，这样重复 5～6 次，就像人们一把手接一把手地拉拽绳索的动作一样。

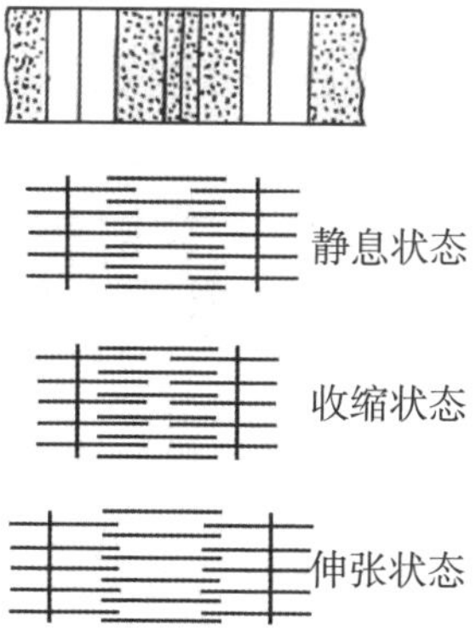

图 8–10　肌纤维的收缩与伸张模型

肌纤维的收缩是由于细肌丝向 M 膜方向移动，这在 A 带长度不变的情况下使 I 带缩短，从而缩短了肌节长度，整个肌纤维也随之缩短。细肌丝之所以向 M 膜方向移动是受到粗肌丝横桥（肌浆球蛋白分子头）拉力作用的结果。当肌浆球蛋白分子头向 M 膜方向运动时，就会把附着在它上面的细肌丝拉向M 膜的方向。产生此运动所需的能量由三磷酸腺苷（ATP）供给。但是，肌浆球蛋白分子头上所结合的 ATP 只有在被 ATP 酶分解后才能释放出能量，而存在于肌浆球蛋白分子头上的 ATP 酶只有与肌动蛋白结合才具有分解 ATP 的活性。松弛状态的肌纤维，在肌浆球蛋白分子头与细肌丝的肌动蛋白之间隔有原肌球蛋白，它阻碍着肌动蛋白与肌浆球蛋白分子头接触。当肌纤维要收缩时，肌质网释放出钙，肌浆中钙浓度增高。钙与细肌丝的肌原蛋白结合，肌原蛋白的构型与位置因而发生变化，原肌球蛋白的位置也随之变化，使肌动蛋白与肌浆球蛋白分子头接触。在接触的瞬间，ATP 酶被激活，它分解 ATP 并使储存于 ATP 内的化学能变为机械能，造成肌浆球蛋白分子头的运动，将细肌丝拉向 M 膜。当肌浆中的钙被肌质网收回，并有另一个 ATP 分子结合在肌浆球蛋白分子头上时，肌浆球蛋白分子头才能脱离细肌丝。两种肌丝又回复到原来的相对位置，肌纤维松弛。若细胞内缺乏 ATP 时，肌浆球蛋白分子头便不能脱离细肌丝以转动退回到原来的位置，细肌丝也不能返回原来的位置。这样，肌纤维就一直处于收缩状态下，这种情况为肌强直。

第三节　人体软组织的力学性质

一、软组织的力学特性

生物及人体的一般软组织特点是柔软易变形，具有不同程度的抗拉强度，但不能抗弯和抗压。它们大多数富有弹性。许多软组织具有预拉伸应力，例如，一段动脉或一根腱被切断后，它们就会自动收缩。因此在外科手术中必须加上外力才能连接。总之，生物软组织材料具有很高的非线性、各向异性和黏弹性等性质。

（一）非线性

生物软组织的应力—应变关系一般不服从胡克定律。工作在较高载荷下的软组织，例如，兔腱在单向拉伸载荷下的载荷—变形规律包含了三个阶段（图 8–11）。在开始加载时，AB 段载荷—变形间呈指数关系。以后 BC 段材料刚度增大，载荷与伸长之间为线性关系。材料的弹性模量大致为 tgα。最后 CD 段载荷与伸长之间又呈现出非线性关系，材料瞬时刚度逐渐下降到零。当达 D 点时材料即被拉断。对于一般的生物材料，AB 为正常生理工作阶段，此阶段所承受的载荷是软组织在动物正常生理状态下所承受的载荷，其最大值为最大使用载荷。BC 和 CD 段的载荷相当于强度贮备。它保证了材料在一定的超载下不被破坏，D 点对应为破坏载荷。

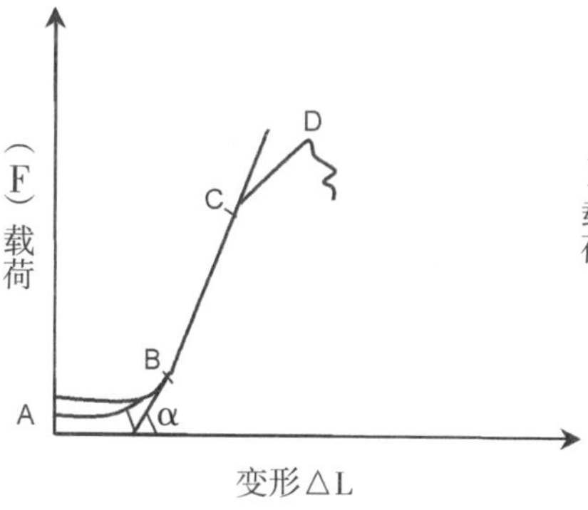

图 8–11　兔腿腱的载荷—伸长曲线

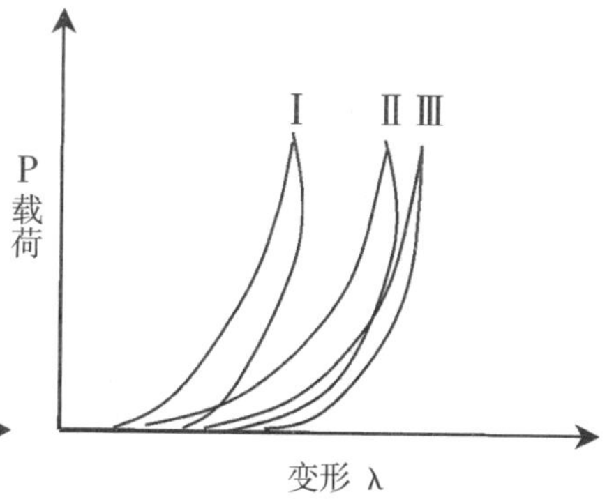

图 8–12　前交叉韧带的载荷—变形循环

（二）加载试验时预调的必要性

软组织材料在每次加载循环下的载荷—变形曲线都不相同，如图 8–12 所示，但图上的各次循环曲线表明，随着循环次数的增加，加载与卸载曲线之间的差别越来越小，两次循环间的曲线在形状和距离上的差距也越来越小。因此，对这一类材料的研究通常应对稳定后载荷—变形曲线进行分析，这就需要进行多次重复加载，使两次循环间曲线接近重叠为止，这一做法称为预调。对生物组织的力学分析应该同时介绍预调的过程。各种材料或同一种材料的不同状态其预调过程均不相同，例如，对血管来说，当有血液在其中流动时，预调过程只需要二三次即可完成，但如果管内血流被切断，则需要较多次数的预调。在经过充分预调后得到的载荷—伸长之间的稳定关系，才能作为下一步骤的研究依据。由于组织的内部结构随加载和卸载循环次数而变化，要多次重复才能达到一个稳定状态，所以每个软组织试件都要进行预调，才能取得重复性好的数据。

（三）黏弹性

一般说来，黏弹性具有应力—应变曲线滞后、应力松弛和蠕变三个特点。

软组织的加载应力—应变曲线与卸载应力—应变曲线不同。如图8-13 所示：同样载荷下，卸载曲线的伸长比 λ 是受载下的长度与原来长度之比，要比加载过程中的 λ 值大，只有在卸掉较多载荷的情况下，才能恢复到原有载荷状态下的变形，材料的这一特性称为滞后性。这种软组织材料的应力—应变关系特性和金属材料的塑性特性完全不同，只有完全消除载荷并经过一段时期后，它才能恢复其原有形状而无明显残余变形。

应力—应变曲线的上升曲线同下降曲线不相重合的现象称为弹性滞后，图 8-13 中闭合曲线称为滞后环，滞后环面积反映了加卸载循环过程中能量的损耗。

若将试件突然固定在一定变形之下，开始时材料内部达到一定的应力，以后随着时间的延长，该应力逐渐减小，这一过程称为松弛。材料应力与时间的关系曲线称为应力松弛曲线。图 8-14 显示的是腱的应力松弛曲线。

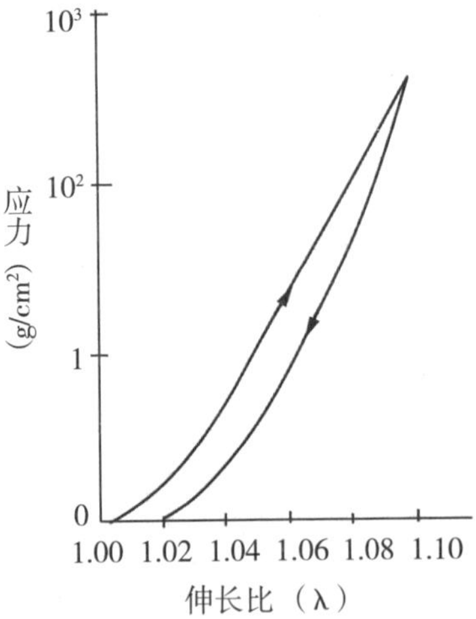

图 8-13　间的载荷—变形曲线

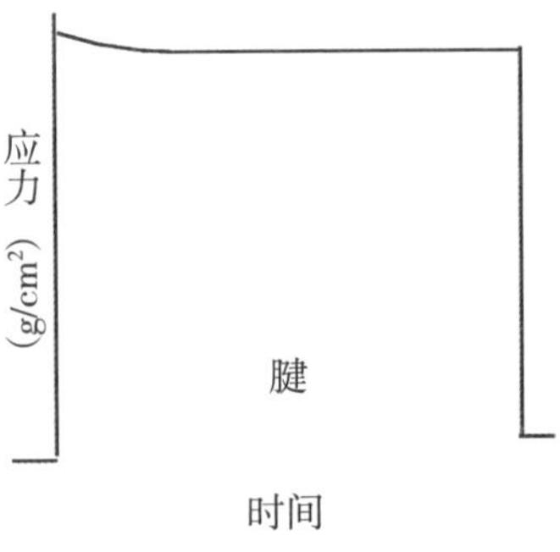

图 8-14　腱的应力松弛曲线

若对试件突然加载，然后保持载荷不变，则突加载荷终了时试件具有一定变形，随着时间的延长试件变形将逐渐增长，这一过程称为蠕变。变形随时间而变的关系曲线称为蠕变曲线。

二、希尔方程

（一）肌肉的力学特性

肌肉的基本机能是把化学能转化为机械功或力。肌肉活动的基本生物力学指标是肌张力（从肌肉端部测出的力）和肌肉长度变化的速度。当肌肉受刺激时，它的力学状态将发生变化，这种变化叫做收缩，它表现为肌肉张力和长度的变化，其他力学特性如弹性、刚度等也有变化。

肌肉的力学特性与组成肌肉的各种元素，如与纤维、结缔组织等的力学特性，以及肌肉的状态（刺激和疲劳等）有关。

1. 肌肉构造的简化模型

建立肌肉构造的简化模型，即把肌肉看做弹性元和收缩元的联合体。弹性元的力学性质类似于弹簧，要把它们拉长，必须施以力的作用。力所做的功等于弹性形变能，而这种能量在运动的下一时相内又转化为机械功。弹性元有并联和串联两类：并联弹性元表示完全松弛后的肌肉力学性质，该性质在肌肉完全松弛后确定；串联弹性元则表示两种肌丝和横桥的弹性。

收缩元对应于肌原纤维节的另一些局部，肌动蛋白微丝同肌浆球蛋白微丝正好在那里互相覆盖。在这些部位，当肌肉受刺激时，肌动蛋白微丝同肌浆球蛋白微丝之间相对运动便形成拉力，从而使肌肉张力和长度发生变化。

由于每一根肌原纤维都由大量的（n 个）肌原纤维节串联而成，因此肌纤维长度的改变量和速度都 n 倍于单个肌节。每一肌节所发挥出的力与肌原纤维末端所计算的力大小相等，这就同运动链两端受到拉力时，链中每一环节所受的力都与此相等一样。如果将同样数量的 n 个肌节并联起来，则相当于许多肌原纤维并列一样，产生的力扩大 n 倍，但肌肉长度改变的速度却与单个肌节长度改变的速度相同。所以，在其他条件相同的情况下，增大肌肉的生理横截面可使力增强，但不改变肌肉缩短的速度。相反，增加肌肉的长度有利于收缩的速度但无益于力的发挥。

2. 张力—长度曲线

静止的肌肉具有弹性，如果对一端施以外力，肌肉便被拉长，而当撤除外部负荷后肌肉便恢复其初始长度。负荷量同肌肉的伸长量不遵从胡克定律，如图 8–15 所示。

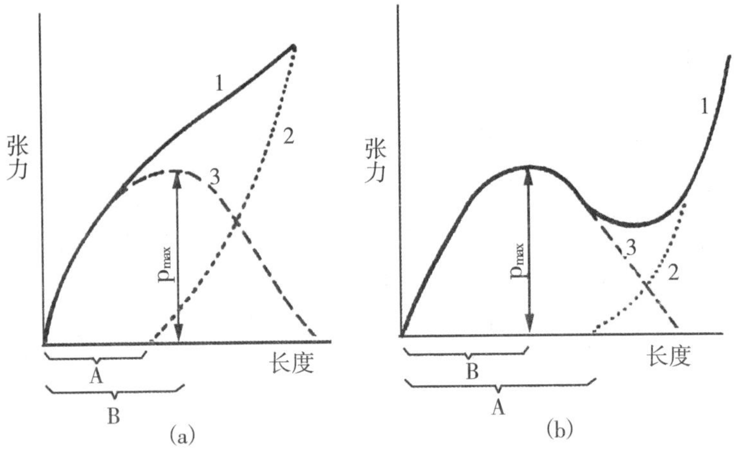

图 8–15　不同肌肉长度同受力的关系：a 为平衡长度，b 为静止长度

最初肌肉很容易被拉长，以后很小的伸长也要求施加越来越大的力。静息时肌肉的弹性主要由肌肉内结缔组织所产生，而肌肉受牵张时其纤维进一步拉紧。

如果经过较短时间间隔重复地拉伸肌肉，则肌肉长度的增加要比单次拉伸为多。肌肉的这种特性在灵活性练习实践中很有用，例如，各种弹性动作、重复摆荡等。在加外力过程中，张力与长度的关系如图 8–15 中曲线 2。当肌肉受刺激时，收缩元产生张力，其大小依肌肉长度而变化，如图 8–15 中的曲线 3。因为收缩元和并联弹性元是处于平行的，二者张力必定加在一起，所以在每种情况下真正记录到的是图 8–15b 中完整的曲线 1。它与图 8–15a 中曲线 1 的形状区别主要是 a 中曲线 1 没有一个凹陷，这仅仅是由于收缩元和并联弹性元重叠部分不同，以及肌肉内部结缔组织数量和分布不同所致。若肌肉活动时长度改变，则结果更为复杂。随着微小的（–1%）长度改变而发生的力量变化曾用于研究横桥本身，横桥是参与串联弹性元的，并且其位置以及接触的速率也受机械条件影响。

完全撤除负荷时，肌肉力图保持的长度称为平衡长度，如图 8–16a 所示。在平衡长度时肌肉的弹力等于零。在活体内肌肉的长度总是稍大于平衡长度，所以即使完全放松的肌肉也仍保持一定的张力，当肌肉拉长到超过平衡长度时，在并联弹性元中出现弹力，如图 8–16b 所示。

如果肌肉在超过平衡长度时收缩，则收缩元发挥出来的力同并联弹性元的弹性形变力加在一起，使肌张力的合力增大可参看图 8–15。所以肌肉在超过平衡长度时收缩张力较大。

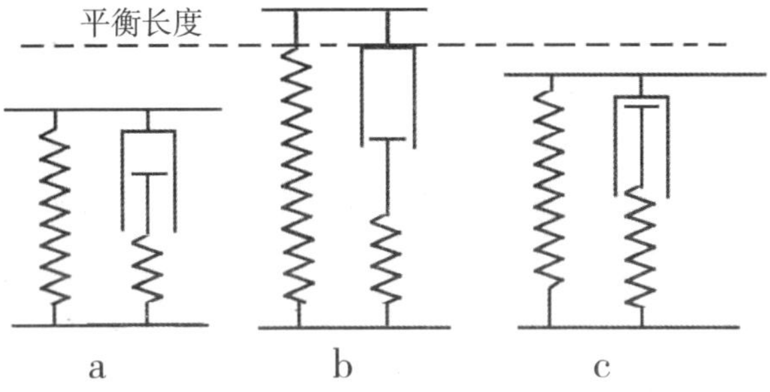

图 8–16　a.静止肌肉；b.受刺激肌肉；c.在被拉长时各种元素的变化

肌肉中的结缔组织结构越多，肌肉被拉长时并联弹性元的弹力出现得就越早，因而对增加肌肉受刺激后的合张力作用也就越大。例如，在大多数下肢肌中，结缔组织和纤维斜向排列的羽状肌要比上肢肌多得多，它们多属于图 8–15a 中所示的类型，而上肢肌则属于图 8–15b 中所示的类型。

随着肌肉长度的减小，肌张力也要下降，而收缩元在肌肉过分伸长时也会下降，这是因为收缩元是在肌动蛋白微丝同肌浆球蛋白微丝的主动部分相互交叉的面积最大时才能发挥最大的力。当肌肉的长度增长或缩短时，肌动蛋白微丝同肌浆球蛋白微丝的相互交叉面积减小，因而它们之间所形成的横向间桥的数量也相应减少，所以力也相应下降。

收缩元的力最大时的肌肉长度叫做静止长度（图 8–15b）。

如果肌肉长度小于平衡长度时肌肉受到刺激，此时再对肌肉施以较大的外力（如跑中脚着地时腿部肌肉的情形）肌肉就被拉长并产生弹力。因为这时并联弹性元的长度没有超过平衡长度，所以起基本作用的是串联弹性元（图 8–16c）。由于肌肉中存在并联和串联两种弹性元，所以在肌肉处于任何长度时都能产生弹力。

肌肉的弹性形变力，随着时间的推移而逐渐减小的松弛特性也很重要。在立定跳高的蹬地动作中，如果迅速下蹲后立即蹬地，要比蹲到最低点后犹豫片刻再蹬地跳得高得多，因为在迅速下蹲时所产生的弹力在经过间歇时间后由于肌肉的松弛特性而得不到利用。

（二）肌收缩力学

在肌肉受刺激时张力增大，如果肌张力同外部阻力相等，则肌肉长度不变，肌收缩的这种状态叫做等长状态。如果肌张力不等于外部阻力，肌肉长度改变了，叫做异长状态。若肌张力超过外部阻力，肌肉拉长，这种状态叫做退让状态。在实验室条件下可以建立一些条件，即使进行克制工作的肌肉在恒定的张力下举起某种重物，这种状态叫做等张状态。在实际运动中等张状态绝无仅有，因为肌张力的大小总是不断地改变。肌肉力不恒定的状态叫做异张状态。

当肌肉或单独一根肌纤维收缩时，先在肌肉的收缩元中产生张力，此时在肌肉的外部端末还检测不到力的增长（图 8-17a、b）。然后，已经缩短了的收缩元将串联弹性元拉长。只有使串联弹性元被拉到足够的长度，才能在肌肉的端末检测到力的变化（图 8-17c）。

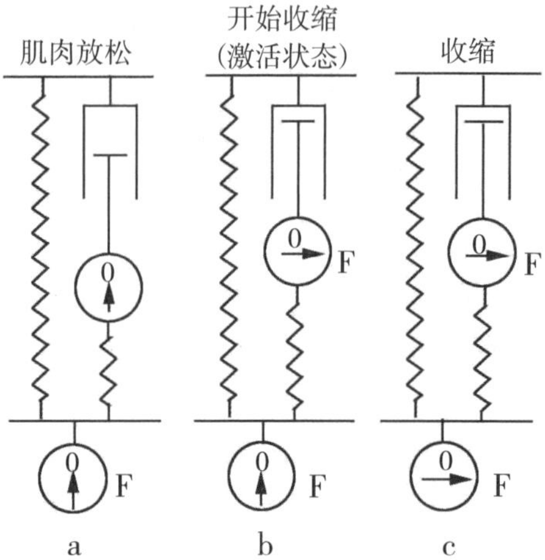

图 8-17　肌肉受刺激时力学效应的顺序性

肌肉收缩时收缩元力学状态的变化叫做激活状态。如果在潜伏期内，即在肌肉受刺激后到端末出现力学反应这一段时间内，迅速拉长肌肉，则在肌肉端末测得的张力要比拉长静止肌肉时的张力大得多，这证明肌肉已处于激活状态。这是因为串联弹性元的迅速拉长使收缩成分的激活状态能够向外部表现出来。有这样一种设想，认为迅速拉长的串联弹性元在跑、跳的蹬地中起着极为重要的作用。现已证明，腿部屈肌（如腓肠肌）在脚着地前 15 ~ 25ms 便已出现电活性，这表明运动神经元向肌肉发出的脉冲早于着地时刻。然而在这段时间内还来不及收缩，到了支撑阶段，串联弹性元迅速被拉长，从而使肌肉收缩元的力表现出来。肌肉激活状态同张力发展的顺序见图 8-18。

肌肉收缩的力学特征与阻力的大小有密切联系，当负荷增大时（如阻力增大，负重量加大）肌肉收缩力学特性发生三种变化。

1. 潜伏期延长

潜伏期的长短在很大程度上取决于将串联弹性元拉长到肌肉的等长张力超过肌肉末端阻力的程度所必需的时间。（图 8-19）

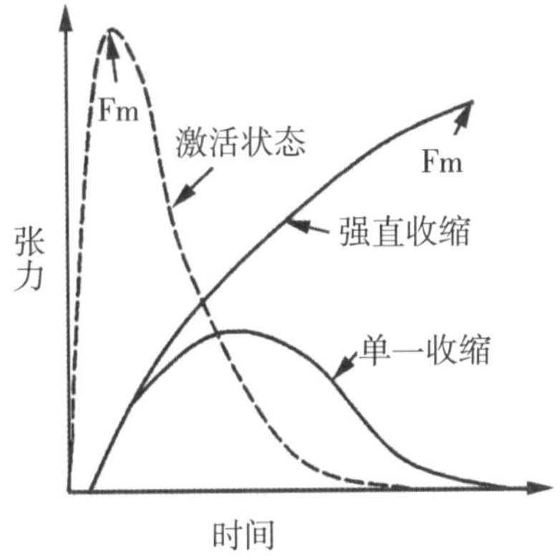

图 8-18 肌肉激活状态

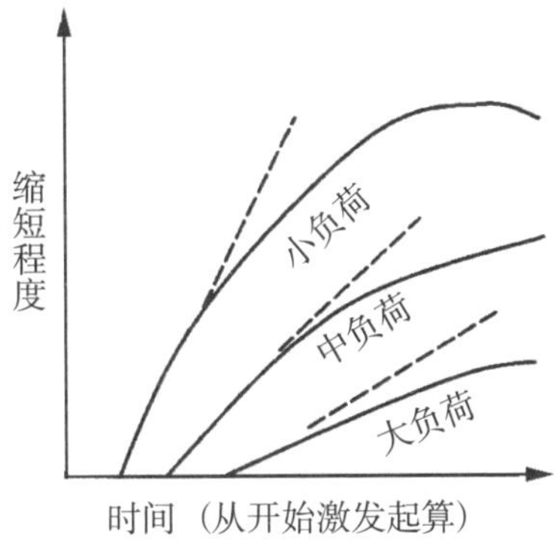

图 8-19 外部阻力增大时肌收缩发展顺序的基本特征变化

2. 肌肉长度变化量（缩短程度）

减小被克服阻力的大小同肌肉的终末长度的相互关系，完全与前面叙述过的“肌肉长度与张力关系”相一致（图 8-15）。

3. 肌肉收缩速度与力

肌肉缩短的速度下降在张力（P）同肌肉长度变化速度（V）之间存在着反比关系（图 8-20）。“力与速度”的关系在运动实践中大量地表现出来。在退让状态下肌肉的张力也以速度为转移，如果肌肉伸长的速度较大，它所发挥的力，在激发程度相同的情况下也比较大。

处于激活状态下的肌肉被拉长时还积累弹性形变势能，当肌肉收缩由退让状态过渡到克制状态以后，这种弹性势能还可转化为运动环节的动能。运动方向改变和由退让工作过渡为克制工作时的肌肉收缩状态，叫做逆变状态。

总之，在相等程度的刺激下，肌肉张力的大小决定于三个因素：第一，该瞬间肌肉的长度（图 8–15）。

第二，长度变化的速度（图 8–20）。

第三，从开始刺激时刻起算所经历的时间（图 8–18）。

因此，到达肌肉的同一种神经脉冲，将引起不同的力学效应，这就要看受刺激的肌肉处于何种状态。

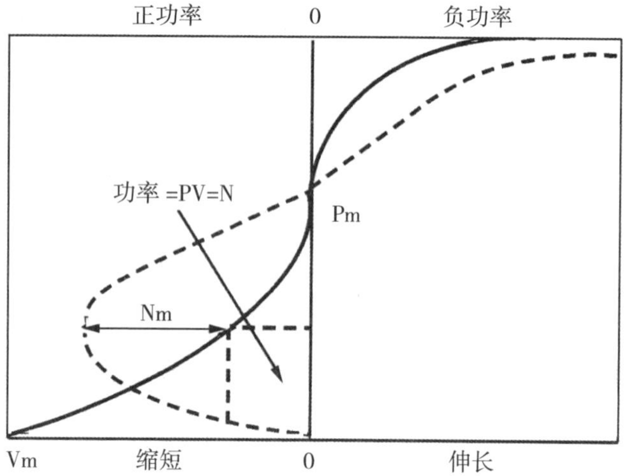

图 8–20 肌肉长度变化的速度和肌肉功率同张力的变化

（三）肌收缩的功

如果肌肉进行异常收缩，它便做了功。在等长收缩时没有位移，所以没有做功。功率的情况与此类似。在等长状态下功率为零，而在异长状态下功率等于力同肌肉长度改变的速度之乘积。所以功率的大小可以根据“力与速度”关系曲线计算。在此曲线每一点上的功率等于以该点和坐标原点为二顶点的矩形面积（图 8–20 中虚线所示）。在对肌肉的刺激最强时，肌肉的功率取决于收缩速度。功率的最大值出现于速度和力的最佳值处，而速度和力的最佳值都大约等于它们最大值的 1 / 3。假定肌肉收缩时力和速度同时达到最大值，这时功率应是最大，但这是不可能达到的，实际上功率的最大值只大约是这种假想值的 1/10（$1/3 \times 1/3=1/9 \approx 1/10$）。

肌肉收缩时要消耗能量，它将此能量转化为功和热。在等长状态中机械功等于零，化学反应结果所释放的全部能量都转化为热。在异长状态中，一部分能量消耗于做机械功，另一部分能量转变为热能。所做的功对消耗的总能量（功＋热）之比，叫做效率，肌肉的效率决定于它的收缩速度。当肌肉收缩速度大约等于它的最大速度值的 20%时，肌肉效率最高。

第九章

运动与肌肉

肌根据构造不同可分为平滑肌、心肌和骨骼肌。平滑肌主要分布于内脏的中空器官及血管壁，舒缩缓慢而持久；心肌为构成心壁的主要部分；运动系统的肌肉附着于骨，故又名骨骼肌。每块肌肉都是具有一定形态、结构和功能的器官，有丰富的血管、淋巴分布。骨骼肌主要存在于躯干和四肢上，收缩迅速有力，但易疲劳。心肌与平滑肌受内脏神经调节，不直接受意志的支配，属于不随意肌。骨骼肌受躯体神经支配，直接受人的意志控制，故称为随意肌。在显微镜下观察，骨骼肌与心肌一样都有横纹，均属横纹肌。

第一节　骨骼肌概况

骨骼肌是运动系统的动力部分，多数附着于骨骼，少数附着于皮肤，称为皮肌。骨骼肌在人体内分布极为广泛，有600多块，约占体重的40%。

每块肌都有一定的形态、结构、位置和辅助装置，执行一定的功能，有丰富的血管和淋巴管分布，并接受神经的支配，所以每块肌都可视为一个器官。

一、肌肉的形状

肌肉的形态多种多样，可概括地分为长肌、短肌、阔肌和轮匝肌四种（图9-1）。长肌多见于四肢；短肌多分布于躯干的深层；阔肌多分布于胸、腹壁；轮匝肌呈环形，分布于孔、裂的周围。

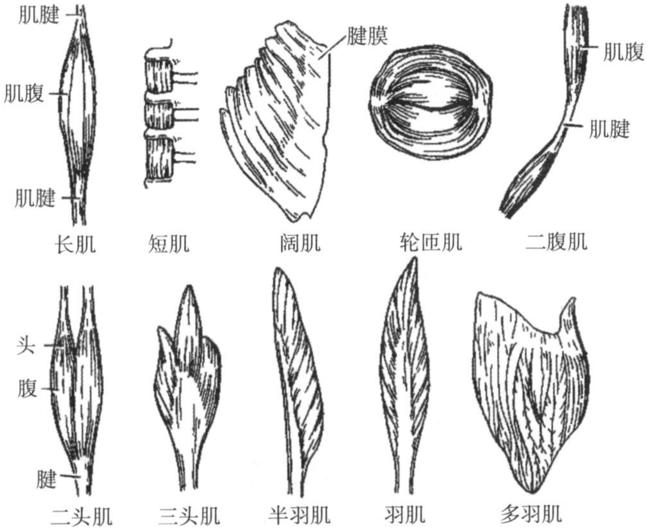

图9-1　肌肉的形态

二、骨骼肌构造

（一）骨骼肌的基本结构

每块骨骼肌包括肌腹和肌腱两部分（图9-1）。肌腹是肌的主体，由横纹肌纤维组成，色红而柔软，具有一定的收缩和舒张功能。肌腹的两端为腱性部分（肌腱），呈索条或扁带状，腱性部分主要由平行排列的（胶原纤维束形成）致密结缔组织构成，色白、强韧而无收缩功能，但能抵抗较大的拉力。骨骼肌借肌腱（或腱膜）附着于骨或筋膜。长肌的肌腹呈梭形，肌腱呈扇条状，亦称腱索。阔肌的肌腹和肌腱都呈膜状，其腱性部分称健膜。还有的长肌两端为肌腹，其中间为肌腱，称中间腱（如二腹肌）。有的肌腱与肌腹交替排列，称腱划（如腹直肌）。整个肌腹的表面包有结缔组织的肌外膜，由肌外膜发出若干纤维隔进入肌内，将其分割为较小的肌束，肌束外的结缔组织为肌束膜。其两端则与肌腱组织融合在一起，肌束内每条肌纤维还包有一层薄的结缔组织膜，为肌内膜，供应肌的血管、神经和淋巴管等沿着这些结缔组织深入肌内。

（二）肌肉的辅助装置

肌肉的辅助结构包括筋膜、滑膜囊和腱鞘（图 9–2）。

1. 筋　膜

分为浅筋膜和深筋膜两种。浅筋膜位于皮下，又称皮下筋膜，由疏松结缔组织构成。深筋膜位于浅筋膜深面，又称固有筋膜，由致密结缔组织构成。深筋膜在四肢插入肌肉群之间，并附着于骨，构成肌间隔，将功能、发育过程和神经支配不同的肌群分隔开来，与包绕肌群的深筋膜构成筋膜鞘保证肌肉独立活动，这在临床上具有重大的意义。

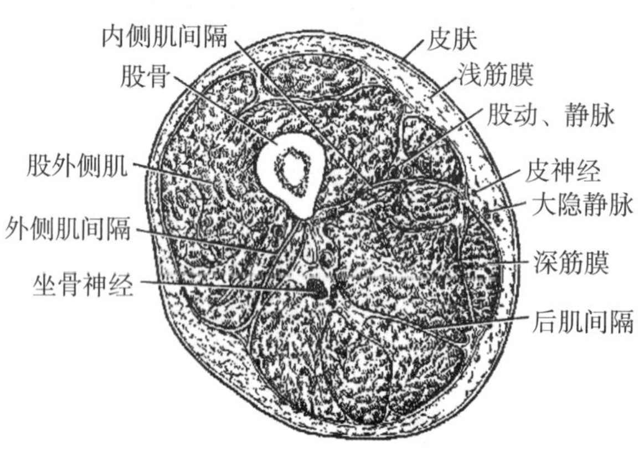

图 9–2　大腿中部水平切面（示筋膜）

2. 滑膜囊

为封闭的结缔组织囊，壁薄，内有滑液，多位于腱与骨面接触处，以减少两者之间的摩擦。

3. 腱鞘（图 9-3）

腱鞘由外层的腱纤维鞘和内层的腱滑膜鞘共同组成，套在肌腱上。当肌腱快速活动时，起着滑车和约束肌腱的作用。

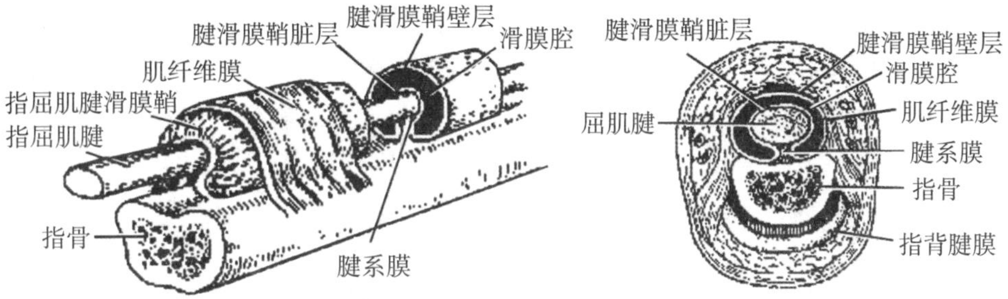

图 9-3 腱 鞘

三、肌肉的附着点和固定条件

（一）肌肉的附着点

骨骼肌通常以两端附着在两块或两块以上的骨面上，中间跨过一个或多个关节。肌肉收缩时牵引其所附着的两骨绕关节运动轴彼此靠近而产生运动。骨骼肌两端的附着处分别称起点和止点（图 9-4）。从解剖位置上描述肌肉的起止，通常把位于接近身体正中面靠近颅端，或四肢部靠近近侧的肌肉附着点看做肌肉的起点；肌肉远离身体正中面、近足侧端或靠近肢体远侧端的附着处称止点。

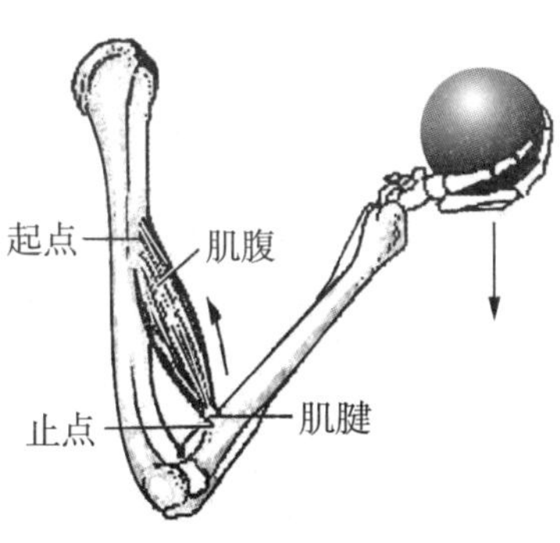

图 9-4 肌肉的附着点

（二）肌肉工作时的固定条件

1. 定点和动点

肌肉工作时，大多数动作是一块骨的位置相对固定，而另一块骨相对移动。肌肉收缩时相对固定的这一端肌肉附着点称为定点，肌肉收缩时相对移动的这一端肌肉附着点为动点。由于运动动作的复杂多样，肌肉的定点和动点在一定条件下可以相互置换。例如，肱肌两端分别附着于上臂的肱骨和前臂的尺骨，在手持哑铃弯举动作中，上臂的肱骨相对地固定，定点在肱骨，肱肌收缩引起前臂绕肘关节向上臂运动，动点在尺骨。相反，在完成引体向上动作中，前臂相对地固定，定点在尺骨，肱肌收缩引起上臂绕肘关节向前臂运动，动点在肱骨。所以肌肉的定点和动点在一定条件下可以相互转换，但是肌肉的起点和止点永远不变。

2. 固定条件

在分析四肢肌肉工作时，以起点为定点称近固定（或远侧支撑），以止点为定点称远固定（或近侧支撑）。例如，手持哑铃在肘关节处屈的时候，前臂向上臂靠拢，肱肌是在近固定时工作，此时的动点在止点，定点在起点（图9–5a）。引体向上时，肘关节做屈，此时的肱肌是在远固定条件下完成的工作，定点在止点，起点为动点（图9–5b）。

在分析躯干肌肉工作时，以肌肉上端附着点为定点的肌肉工作条件称上固定（或上支撑），以肌肉下端附着点为定点的肌肉工作条件称下固定（或下支撑）。例如，腹直肌上端附着在第5～7肋软骨和胸骨的剑突，下端附着在耻骨

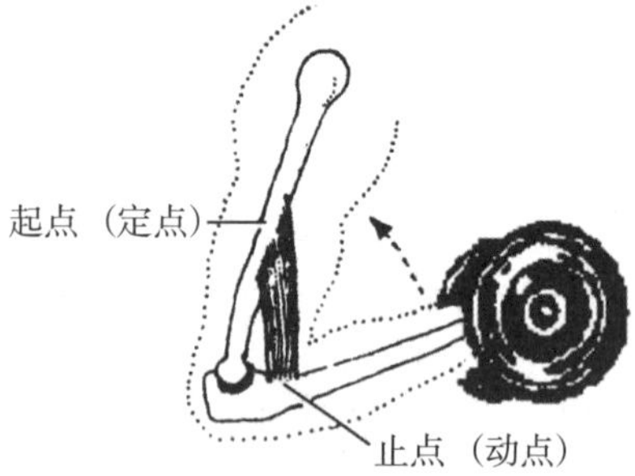

a 手持哑铃屈前臂

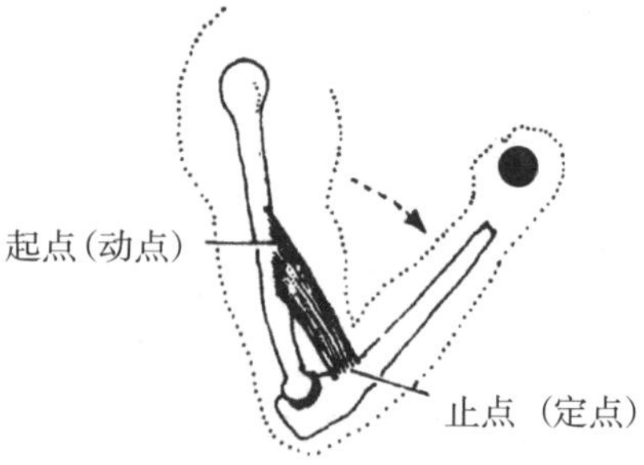

b 单杠引体向上

图9–5　肌肉的固定条件

结节上，做仰卧举腿动作时为上固定工作，做仰卧起坐动作时为下固定工作。

在分析人体完成某种动作时，肌肉两端的附着点都不固定，其两端附着处均相对做相向运动，我们将此类肌肉工作称为无固定（或无支撑）。例如，仰卧“两头跷”动作，腹直肌是无固定工作。

四、骨骼肌的分类和命名

骨骼肌分布于头、颈、躯干和四肢，参与完成肢体的各种运动。肌肉按其形状、大小、位置、起止点或作用等命名。

1. 根据肌肉的形态分为斜方肌、三角肌等。
2. 根据肌肉的部位分为冈上肌、骨间肌等。
3. 根据肌肉的形态结构和部位综合分为肱二头肌、股四头肌等。
4. 根据肌肉的大小和位置综合分为胸大肌、腰大肌等。
5. 根据肌肉的起止点分为胸锁乳突肌、胸骨舌骨肌等。
6. 根据肌肉的作用分为旋后肌、大收肌等。
7. 根据肌肉的位置和肌束的方向分为腹外斜肌、腹横肌等。

五、骨骼肌物理特性

（一）伸展性和弹性

骨骼肌在外力作用下可以伸展其长度的特性为伸展性，当解除外力后，骨骼肌又恢复原来的长度，这一特性叫弹性。

（二）黏滞性

为阻碍肌肉快速舒缩的现象。其内部分子之间及肌纤维之间的摩擦产生阻力，使活动遇滞，主要由内部胶状物质造成。

六、确定肌肉功能的方法

确定肌肉功能的方法一般有 5 种，即解剖法、触扪法、电刺激法、肌电法和临床法。单独使用任何一种方法，都不能获得肌肉在运动中全部准确的知识。

（一）解剖法

解剖确定骨骼肌的起点和止点、经过关节的方位和肌束排列的方向，用以推断骨骼肌的作用。这是认识骨骼肌作用的基本方法，也是确定深层肌作用的最好方法。缺点是只能分析出肌肉的各种可能作用，但不能确定其在体内实际发挥作用的时相。

人体关节的运动，都是肌肉活动的结果。肌肉对身体某一部分所产生的作用，取决于肌拉力线由关节运动轴的哪一方通过。在体育教学实践中，学习一块肌肉功能的方法，常根据该肌所在关节部位的位置、起止点的相关位置来确定其功能，所以，我们将此种方法称推算法。推算法的核心是在尸体或骨架上，根据肌肉的起止点，确定肌拉力线与关节运动轴的关系。

（二）触扪法

此法是让受检者作一定的动作，或承受一定的重量，观察和扪摸其各肌的收缩情况。此法的缺点是不能了解深层的作用，也不能确定每一块肌肉的作用时相。

（三）电刺激法

在肌肉体表投影处给予电刺激，引起肌的收缩，可在活体检查单个肌的作用，但对深层肌肉亦难检查。

（四）肌电法

当肌收缩舒张时，肌纤维的电位发生变化。可将肌电极埋入肌内或放置于身体表面记录其电位的变化。从而获得肌电图。肌电仪可同时记录数块肌肉的活动。在临床上，可用肌电仪诊断神经或肌肉的疾病。肌电法的缺点是难以确定各肌肉在完成一个动作中的确切作用，有时此法与电刺激法对一块肌肉测得的结果正好相反。

（五）临床法

观察肌或肌组织瘫痪的患者，可得出有关肌作用的资料。但是，周围神经系统损伤的患者，瘫痪肌的作用可能由其他肌所代替，使瘫痪程度减轻。

综上所述，目前还不能在错综复杂的人体运动中，准确地认识每一块肌在一定运动过程中不同阶段的具体作用。

七、骨骼肌的配布规律

骨骼肌大都围绕关节分布于全身（除表情肌），其规律是以相互拮抗的原则配布于关节轴的两侧，即任何一个运动轴相对的两侧，总有与拉力方向相反的两组肌或肌群，这两个互相对抗的肌或肌群称为拮抗肌。例如，肘关节前方的屈肌群和后方的伸肌群。这两组肌相互拮抗，又互相依存，没有这种协作关系，完成正确动作的可能性就很难实现。在运动轴的同一侧，作用相同的肌肉称协同肌，如肘关节前面的浅深肌肉。

骨骼肌的配布符合直立行走和劳动的特点：为适应直立姿势，克服重力影响，在进化过程中，人的项背部、臀部、大腿前面和小腿后面的肌肉得到高度发展，变得粗壮有力。劳动促使上、下肢出现了分工，下肢肌比上肢肌粗大，上肢肌比下肢肌灵巧。上肢屈肌比伸肌发达是为适应劳动的需要，下肢伸肌比屈肌发达是为克服重力和维持直立姿势的需要。此外，与语言有关的肌肉，如舌肌、喉肌也得到高度分化。

第二节 骨骼肌纤维类型与运动

人体各种运动都是通过骨骼肌的收缩来完成的，而骨骼肌的收缩能力与肌纤维类型有密切关系。近年来，国内外科研工作者对运动员肌纤维类型及系列问题的研究十分活跃，取得了较大进展，其研究成果也逐步在运动实践中运用，对改进运动训练方法，提高运动训练水平和进行科学选材都具有重要意义。

一、肌纤维类型的划分

Loranzini 早在 1673 年就发现动物骨骼肌的纤维有红、白两种颜色，且运动能力随颜色差异而不同。Ranvicr 在 1883 年用电刺激法证明红色肌纤维收缩速度较慢，不易疲劳;白色肌纤维收缩速度较快，易疲劳，并且提出将骨骼肌划分为红肌和白肌两种类型。以后不断有人从组织学、生理学、生物化学、组织化学等方面对动物骨骼肌纤维的结构、功能及代谢特征等进行较全面的研究，发现红色肌纤维的收缩不一定都慢。因此，根据收缩机能又将骨骼肌纤维划分为“慢肌”（ST）和“快肌”（FT）两种。由于人类骨骼肌中快、慢肌纤维的分布混杂，用普通组织学方法难以分辨，加上活体取样困难，因此60年代以前对人类骨骼肌纤维类型的研究很少。后来随着组织化学与超微量分析技术迅猛发展，Bvooke和Kacees在1970年将人体骨骼肌纤维分为Ⅰ和Ⅱ两个类型，Ⅱ型中又分为三个类型，即Ⅱa、Ⅱb、ⅡD（Ⅱx）三种，这种分型法是目前较为公认的。

二、骨骼肌纤维类型的分布特点

人体骨骼肌均由不同类型的肌纤维混合组成，快肌与慢肌纤维的分布混杂，但每一运动单位只含有同一类型肌纤维。研究资料表明，无训练的成年男、女骨骼肌中慢肌纤维平均为44%~58%，而在快肌纤维中，Ⅱa型肌纤维占绝大多数，其次是Ⅱb纤维ⅡD（Ⅱx）型纤维较少见。但是，即使就同一块骨骼肌而言，个体之间的差异也较大，男性更明显。总之，人类肌纤维类型组成的百分比与功能、性别、年龄、遗传等因素有关。

1. 在功能方面，以维持身体姿势为主的骨骼肌中，慢肌纤维所占百分比较高，如比目鱼肌中的慢肌纤维约占89%。在以动力性工作为主的骨骼肌中，慢肌纤维所占百分比较低，如肱三头肌的慢肌纤维只占45%。

2. 在性别方面，研究表明女性慢肌纤维比男性多，因此，女性爆发力比男性差。也有人通过对双生子股外侧肌的研究，认为女性慢肌纤维比男性低，为49.1%比55.9%。从骨骼肌代谢特征来看，男性肌肉中快肌纤维代谢占优势，如男性肌肉Ca^{2+}激活ATP酶、磷酸肌酸激酶、乳酸脱氢酶的活性比女性高15%~67%。这种现象的出现也可能与男性分泌的睾酮（雄性激素）数量多有关。

3. 在年龄方面，一般认为青少年时期肌纤维类型的百分比组成无太大差异。20~29岁后，随着年龄增长，慢肌纤维百分比增加，快肌纤维百分比下降。而且快肌纤维的面积也随年龄的增长而减小，而慢肌纤维的面积基本保持不变。

4. 在遗传方面，对单卵双生子和双卵双生子骨骼肌中两类肌纤维分布的研究发现，单卵双生子之间的肌纤维分配极为一致，对内变异远较双卵双生子为小。这表明骨骼肌纤维的百分比组成配布可能是由先天遗传决定的。

三、肌纤维类型与运动能力的关系

国内外许多学者对田径、游泳、球类等项目运动员及非运动员的肌纤维组成进行研究后指出，骨骼肌中 FT 和 ST 的百分组成与运动能力存在密切关系，而且运动员的肌纤维组成具有项目特点。参加时间短、强度大项目的运动员，骨骼肌中快肌纤维百分比（FT%）较从事耐力项目的运动员高。而从事耐力项目运动员的慢肌纤维百分比（ST%）较非耐力性项目运动员高。那些从事既需要速度也需要耐力运动项目的运动员，肌肉中 FT%与 ST%基本相当。虽然从表面上看肌纤维的组成有明显的项目特点，但应该注意到，在相同的项目中肌纤维组成的变化范围也是显著的，如在田径运动员中，短跑跳跃项目的 FT%均值为 79%，但有的仅为 48%;马拉松运动员 ST%均值为 82%，而有的优秀选手仅为 50%。这说明肌纤维组成的优势只是取得优异成绩的一个因素，而不是唯一因素。

第三节　体育运动对骨骼肌的影响

一、使肌肉体积增大、重量增加、肌力提高

经常参加体育锻炼可使肌肉体积显著增大，这种增大常以肢体的围度作为评定指标。根据第三届全国运动会人体测量研究组调查材料证明，田径、体操、排球等 9 个项目运动员的肢体围度均大于对照组。正常人骨骼肌的重量约占体重的 40%，而运动员可达 50%～60%。肌肉体积的增大主要是肌纤维增粗，包含肌原纤维增粗和纵裂增多，因而肌肉生理横断面增大，肌力得到提高。

二、肌组织中结构成分变化

有研究证明，没有经过系统耐力训练者，肌肉中的线粒体较少，而系统进行耐力训练者，肌肉中线粒体数量增多，体积增大。线粒体的增加，为肌肉收缩提供更多能量以适应耐力项目有氧训练的需要。肌纤维中的肌质网能摄取和释放钙离子，参与肌纤维的收缩，经系统训练，肌质网相应增多，以适应肌肉收缩的需要。通过体育锻炼，尤其是耐久力训练，肌纤维中的脂滴和肌膜上的脂肪相应减少。脂肪的减少使肌肉收缩时的黏滞阻力变小，肌肉的收缩效率相应提高。

三、肌纤维周围毛细血管增多

通过体育锻炼，肌肉中毛细血管数量增多，可使肌肉血液供给得到改善。动物实验研究表明，肌纤维之间的毛细血管平均配布的数量在训练后增多，其中静力负荷练习增多的数量比动力负荷多。静力负荷促使肌肉中毛细血管行程迂曲，分支吻合丰富，毛细血管吻合处出现膨胀状，而动力负荷主要是促使毛细血管分支吻合增多。在剧烈活动中，肌肉中毛细血管开放数量增多，为安静时的二三十倍，肌肉的血液供给得到改善，从而提高肌肉工作能力，有利于肌肉进行剧烈而持久的工作。

四、肌肉中结缔组织增厚

在运动中，由于肌肉收缩的反复牵引，促使肌腱和韧带中的细胞增殖，亦使肌外膜、肌束膜和肌内膜增厚，肌肉变得坚实，抗张强度提高，从而增强了肌肉抗断能力。研究表明，力量练习可使肌膜增厚，抗张强度的提高比速度练习更为明显。

五、运动终板增多、增大

运动终板底盘直径相应增大，运动终板核数量明显增多有利于提高肌肉的活动能力。这种变化，静力练习比动力练习更明显。

六、肌肉的化学成分发生变化

经常进行体育锻炼，肌肉中的肌糖原、肌球蛋白、肌动蛋白、肌红蛋白和水的含量增加。肌球蛋白和肌动蛋白是肌肉收缩的基本物质，它的增加不仅使肌肉收缩能力提高，同时还提高了三磷酸腺苷（ATP）酶的活性，促使ATP加快分解释放出能量，以及时供给肌肉的能量；肌糖原含量增多，增加肌肉内能源贮备；肌红蛋白含量增多，使肌肉中贮氧能力也大大提高，为肌肉用力收缩提供更多的氧气。

第四节　力量训练

一、训练原则

有效的力量训练能使运动员的肌肉变得粗大，增加力量，增强爆发力，提高其动员和利用能量的能力，并提高运动成绩。力量训练有助于预防运动损伤，降低因专业训练造成的局部劳损，还有助于受伤部位的恢复。同时，力量训练也广泛应用于康复医学领域。力量训练可以有效防止失用性肌萎缩，防治因肢体创伤、炎症时疼痛所致反射性抑制脊髓前角细胞的肌萎缩，促进神经系统损伤后的肌力恢复，帮助维持肌营养不良等肌肉疾患时的肌肉收缩，并通过选择性增强肌力，调整肌力平衡等。

训练原则如下：

（一）专门化训练原则

专门化训练原则是指运动员的训练要根据专项特点安排训练，因为任何力量训练都有其目的性。在训练之前决定发展什么特点的力量，如何组织实施，以及在训练过程中如何控制。专门化训练原则要求所发展的肌肉力量要与专项相衔接，包括肌肉收缩方式、速度和机体的供能系统，都要有利于提高专项运动成绩。

在病人的康复训练中，也要遵循这个原则，尤其是有些病人仅仅是某一功能障碍的问题，治疗师或医生需要针对病人的这一功能障碍，结合病人的实际情况，制订相应的训练计划，有目的地进行力量训练，以期改善患者的这一功能障碍。

（二）超负荷原则

人体对力量训练具有适应性，表现为肌肉变大、骨变粗、神经系统变得更灵敏、能动员更多的肌纤维、能量储备增加等。但是，一旦机体适应给定的练习，这种练习对机体的刺激性将减小，所以必须采取超过机体现有适应能力的训练措施，这就是超负荷训练原则。方法有增加阻力或数量、改变间歇时间或练习顺序、变换已用过的练习等。

康复训练时，同样必须超过一定的负荷量，并且保证超过一定时间的运动。在训练中，要使肌肉的负荷超过日常的活动，才能改善肌力。增强肌力需要肌肉在一定的负荷下做功，所给的负荷应略高于现有的肌力水平，至少相当于使肌肉产生最大强度收缩所需负荷的60%，并持续训练6周，才可取得明显的效果。训练要有一定的运动强度、持续的训练时间、合适的运动频率、保持一段运动时间，并且根据肌肉收缩的形式选择相对的训练方法等五个基本条件，才能达到增强肌力的目的。

（三）循序渐进原则

循序渐进原则与超负荷原则相关度较高。循序渐进就是运动员要逐渐地增加负荷，同时考虑运动员的机能状态。这有助于运动员在学习高级动作之前对基本动作的掌握，也有助于运动员的长期发展，从而防止运动损伤和过度训练。

对于绝大多数康复患者而言，训练的强度和总体训练量也必须逐渐增加。在进行系统康复之前，很多病人长期卧床，不同程度的存在运动功能和心肺功能的下降，如果突然的大幅度提高病人的训练强度，患者很容易因为不适应，而产生过度训练综合征，不仅得不到较好的训练效果，反而会延缓病人的康复进程。

（四）可逆性原则

力量的获得是可逆的，它可以衰退，肌肉也可能缩小，骨和肌纤维的连接也可能会变弱。为了维持已获得的力量，运动员必须持续训练。在竞赛期和调整期适当地减少力量训练是必要的，但不能完全放弃。

力量训练就像逆水行舟，不进则退。一些经过系统康复的病人，出院后由于缺少康复训练的氛围和治疗师的监督，不能坚持执行康复训练计划，最终导致力量逐渐衰退，功能慢慢丧失。因此患者的康复训练和运动员运动训练相似，都必须持续训练，以便维持康复训练的效果和残存的功能。

（五）区别对待原则

对于不同的运动员要制订不同的训练计划。有的运动员也许需要休息，有的需要发展某一部位力量，有的有受伤史，有的能够承受较大的负荷等。在制订和实施训练计划时，要考虑运动员的个体差异。

患者之间的个体差异比运动员要大，由于每一位患者的原发病、基础病、并发症、性别、年龄等都不一样，因此在制订病人的力量训练计划时，必须要注意个体化，区别对待。不同的患者训练目的和方式不一样，甚至连注意事项也不一样。

（六）练习顺序

力量训练要动用大量的肌肉群。大肌肉群的训练应安排在训练的开始部分，通常的练习顺序是全身练习、下肢多关节练习（如深蹲、压腿等）、下肢单关节练习（如踝关节和小腿伸展性练习等）、上肢多关节练习（如俯卧撑、仰卧起坐等）、上肢单关节练习（如绕臂、压腕等）。

康复训练的练习顺序和运动员的训练顺序有一定的区别，运动员的训练顺序安排，主要是为了增强专项力量，提高训练和比赛成绩。而在康复科进行力量训练的病人，他们的最终目的是为了改善功能，因此康复训练的病人通常的练习顺序是，全身适当练习，预热；然后，针对患者的功能所涉及的肌肉，进行力量训练；最后是整理活动。可以说，康复训练的病人一切是围绕功能进行力量训练。

（七）肌肉平衡发展原则

肌肉平衡发展训练原则就是要运动员必须发展关节周围的所有肌肉，某一侧肌肉过度发展，使肌肉发展不平衡，会造成潜在的关节不稳固，运动过程中会受伤。肌肉平衡发展通常表现为对侧肌群的力量比例（如股四头肌、股二头肌）。

在发展患者的力量时，也要注意患者力量的均衡性。训练重点仍然是患者功能肌群，但同时要兼顾患者的整体力量，由于人体肌肉之间相互关联，组成相应的拮抗关系，因此，在组织力量训练时，最好能适当安排一些全身性力量练习（如步行训练、上下肢的功率车训练等），这有助于发展患者肌肉之间的相互协调配合关系，有助于保持相应拮抗肌群之间的良好力量平衡，减少康复训练中运动创伤的发生。

（八）周期性原则

周期性训练原则就是通过系统安排使训练更客观，并预估机体机能状态达到最佳的时间。周期性训练原则为安排训练量、训练强度、训练频率以及休息和恢复提供了框架。划分为如下阶段，即大周期训练计划、中周期训练计划、小周期训练计划。

周期性训练的另一个目的是为了得到超量恢复的结果。超量恢复需要一定的时间间隔，它是指使肌肉重复一定的次数或持续一定的时间以引起适度的肌肉疲劳，达到增粗肌肉纤维、增强肌力的目的。这一原则认为，如果训练时间足够，又出于患者自愿，训练应持续感到疲劳为止，在训练的中间最好不要休息，但在每次训练后需要休息一定的时间，这样训练后的效果更好。训练中一定要注意不要出现过度的疲劳，由于过度疲劳对较弱的肌肉有害，因此训练中应严密观察，一旦出现过度疲劳就应停止训练。

理解这些训练原则是必要的，从而能够知道如何制订训练计划。对于教练员和运动员来讲，掌握不同模式的训练知识非常重要，这不仅包括关于训练计划方面的知识，而且也包括如何充分利用资源方面的知识。在康复训练方面，这些训练原则同样适用，但要注意变换一定的方式，因为患者和运动员是有区别的，要充分地把运动训练的知识和医学知识结合起来，增强患者的力量，提高患者的功能。

二、运动员训练方法

力量是决定体育运动成绩的重要体能要素，是评定身体训练水平的重要指标。它与其他身体素质有着密切的关系，是掌握运动技术、提高运动成绩的基础。可以说，当代竞技运动水平的不断发展，是与人们对力量素质认识的不断深化和力量练习手段的逐步完善分不开的。体育生的初期训练，由于训练水平不高、力量差，通常采用肌肉次最大力量收缩训练法、肌肉最大力量收缩训练法、力量组合训练法、快速力量训练法、反应力量训练法。

（一）次最大力量收缩训练法

此类方法会因较多消耗肌肉能源物质，提高肌肉物质和能量代谢能力，产生的超量恢复效应会增大肌肉体积并增加体重，正确采用对增加肌肉力量和力量耐力具有很好的效果。一般采用 60%~80%的强度，练习组数和重复次数较多，练习内容广泛，适合于准备期的力量训练。具体方法有：

1. 定量负荷法

适用于增大肌肉体积，负荷重量保持一定，但重复次数和组数却相当多。开始可采用 50%强度×12 次×5 组，组间休息 3~5 分钟。

2. 渐进负荷法

目的在于提高肌肉协调性，最后几次重复需同伴保护，组间休息 4~5 分钟，采用 70%强度×12 次、80%强度×10 次、85%强度×7 次、90%强度×3 次、95%强度×2 次。这种方法也可结合下列练习方式作为补充。

（1）强化组合：两种相近手段结合练习，组间没有间歇。

（2）退让重复：一组动力收缩练习之后，增加 25%的负荷重量，肌肉退让性离心收缩，重复 2~3 次。

（3）借力重复：肌肉工作至力竭后，试图借助其他肌群力量，或以与前面练习相异的动作方式再做数次附加重复。

（4）预先消耗：先使一组肌群单独收缩工作，而后与其他肌群配合完成组合动作。

（二）肌肉最大力量收缩训练法

此类方法主要通过刺激神经—肌肉系统，最大限度地增加参与运动肌群的肌纤维募集数量，并改善其机能发展肌肉最大力量。其特点是重复次数少，强度要求高，而消耗的能源物质并不多，因此比较适合于专门准备期的力量训练。具体方法有：

1. 窄金字塔法（最大强度向心收缩）

采用 90%强度×3 次、95%强度×2 次、97%强度×1 次、100%强度×1 次、95%强度×2 次、90%强度×3 次，注意做好充分的准备活动，组间休息 3~5 分钟。

2.最大力量向心收缩

连续做5组，每组做1次100%强度，组间休息3~5分钟。

3. 最大力量等长（静力）收缩

连续做5组，每组重复2次，每次坚持5~6秒钟，组间休息3分钟。这种练习可以提高肌肉在某一关节角度下用力的力量，也可用来加强运动员在某一特定技术环节的用力感觉和能力。

4. 最大力量离心收缩

男生一般采用120%最高强度，做退让性用力。须采用专门器械，或教练员及同伴帮助完成练习。

5. 离心—向心收缩

采用70%~90%的强度，在6~8秒钟内慢慢拉长肌肉，而后尽最大能力快速缩短肌肉，连续做5组，每组重复6~8次，组间休息4~5分钟。采用120%最高强度，在4~6秒钟内慢慢拉长肌肉至最大限度，而后同伴帮助减去40%的重量，尽最大能力快速用力，连续做3~4组，每组重复1~2次，组间休息4~5分钟。

6. 静力—动力收缩

主要用于下蹲和推举类练习。要求当肌肉拉长后，再收缩至一半时，保持停顿，静力收缩数秒钟，而后爆发式收缩完成用力。一般当强度为60%~80%时，可停顿1~2秒钟，重复4~6次；当强度为85%以上时，可停顿2~3秒钟，重复2~4次。

（三）力量组合训练法

此类方法可以比较多地运用于各个训练阶段的常规力量组合，适合于田径各项目的力量训练。具体方法有：

1. 宽金字塔法

主要是增大肌肉体积，即60%强度×8次、65%强度×7次、70%强度×6

次、75%强度×5次、80%强度×4次、75%强度×5次、70%强度×6次、65%强度×7次、60%强度×8次，或60%强度×4次×2组、65%强度×7次×2组、70%强度×6次×2组、75%强度×5次×2组、80%强度×4次×2组。

2. 组合法

主要提高神经—肌肉协调性，即70%强度×5次×2组、80%强度×4次×2组、85%强度×3次×2组、90%强度×2次×2组、95%强度×1次×2组。

（四）快速力量训练法

能够有效提高肌肉快速力量，但需在运动员身心状态良好时安排，并要求接近个人最高强度，当感到疲劳时应停止练习。具体方法有：

1. 快速杠铃练习

只在向心收缩时加速杠铃练习。35%～50%强度×7次×5组，组间休息3～4分钟。

2. 减小阻力练习

下坡跑、牵引跑等。

3. 超等长收缩练习（肌肉被动拉长后快速收缩）

各种反应性的上体器械练习和下肢跳深练习等。

4. 投掷各种轻器械

结合专项技术设计和采用多种形式。

（五）反应力量训练法

反应力量的产生机制涉及神经—肌肉反射弧的一系列复杂过程，较多地取决于遗传因素和早期训练。因此，在体育训练初期，就要训练神经—肌肉系统“学会”在肌肉和肌腱受到牵拉状态下的快速反应收缩能力，并使其在以后的训练中不断得到保持和强化。它是体育生在各个训练时期都要坚持的一项常规力量训练内容。具体方法有：

1. 垂直纵跳

原地双脚跳可采用自然频率、最大频率和最大高度三种要求练习。重复30次，做3组，组间休息5分钟。有能力的则可以采用单足跳，重复10次，做3组，组间休息4~5分钟。

2. 各类跨跳

（1）交换腿单足跨跳：20次×3组，组间休息5分钟。

（2）立定三级跳或五级跳：8~10次×5组，组间休息5分钟。

（3）各种跳栏架练习：栏间距1米，高度和数量依运动员情况而定。

（4）采用最快速度跨跳，单足跳或蛙跳25米，3~5次重复×3~5组，每次休息5分钟，组间休息10分钟。

3. 接纵跳或平跳

从80厘米高的跳箱跳下，而后接着向前或向上跳出最大远度或高度。10次×5组，组间休息10分钟。如果运动员落地后脚跟触地或起跳太慢都应调整跳箱高度，并应避免在松软地面做此练习。由于跳深练习对神经—肌肉系统要求较高，并需较长恢复时间，一般在重要比赛前2周停止采用。 体育生的力量训练在各个时期都要坚持贯彻，并注重技术训练与力量训练相结合。总之，正确认识力量训练的内涵，对于力量训练手段的诊断与选择，对于体育生科学地进行力量训练和保证训练进程有重要意义。

三、患者的康复训练方法

康复训练的患者，在方式方法上与运动员既有共同点，又有一定的区别。根据肌肉现存的肌力水平，分别采用辅助主动运动、主动运动、抗阻力运动和等长运动四种运动方法。

（一）辅助主动运动

1. 定 义

指在外力辅助下，通过患者主动收缩肌肉完成运动或动作。辅助力量由治疗师、患者的健肢提供，亦可利用器械、引力或水的浮力帮助完成。

2. 适应证

适用于肌力较弱尚不能独自主动完成运动的部位，也就是当肌力恢复到2级时，应开始进行此类运动，以逐步增强肌力。训练时随肌力的恢复不断地改变辅助的方法和辅助量。

3. 方　法

(1) 徒手辅助主动运动：利用治疗师的手法，不需要任何器械的帮助。当肌力为1级或2级时，治疗师帮助患者进行主动运动。

(2) 悬吊辅助主动运动：利用绳索、挂钩、滑轮等简单装置，将运动的肢体悬吊起来，以减轻肢体的自身重量，然后在水平面上进行训练。此训练方法是治疗师的好帮手，训练时可利用变化的体位和不同位置的滑轮、挂钩设计出丰富多彩的训练方法。

(3) 滑面上辅助主动运动：在光滑的板面上利用撒滑石粉或固定小滑车等方法减少肢体与滑板之间的摩擦力。反之，也可通过垫毛巾，或加大滑板的倾斜度等方法加大摩擦力在板上做滑动运动。此训练是在克服一定阻力下进行的，难度比徒手和悬吊辅助方法稍大。

(4) 滑车重锤主动运动：以上三种运动均是在水平面上进行，而利用滑车和重锤训练是在垂直面上进行，利用滑车、重锤减轻肢体的自身重量。此方法适用于拮抗肌可拉起重锤的患者，且只适用于髋、肩、膝等大关节，不能用于手指、手、肘和踝。

(5) 浮力辅助主动运动：在水中运动训练时，利用水对肢体的浮力或加上漂浮物减轻肢体重力的影响，进行辅助主动运动。

(二) 主动运动

1. 定　义

指患者主动以肌肉收缩形式完成的运动。运动时既不需要助力，亦不用克服外来阻力。

2. 适应证

适用于肌力达3级以上的患者。另外，运动的速度、次数、间歇等要根据患者的实际情况给予适当的指导。

3. 方 法

训练中应取正确的体位和姿势，将肢体置于抗重力位，防止代偿运动。

（三）抗阻力主动运动

1. 定 义

指在肌肉收缩过程中，需克服外来阻力才能完成的运动。

2. 适应证

适用于肌力已达到 4 ~ 5 级，能克服重力和外来阻力完成关节活动范围的患者。

3. 方 法

具体做法与辅助主动运动形式相同，利用徒手、滑车、重锤、弹簧、重物、摩擦力、流体阻力等，但作用方向相反。

（1）徒手抗阻力主动运动：固定位置与辅助主动运动形式相同，固定关节近端。阻力的方向与运动的肢体成直角，根据训练要求，阻力的部位与姿势应适当变换。加阻力时不可过急，宜缓慢，使运动中的肌肉收缩时间延长，一次动作 2 ~ 3 秒完成，开始时在轻微阻力下主动运动 10 次，然后加大阻力，使肌肉全力收缩活动 10 次，可做向心性等张收缩，也可做离心性等张及等长运动。训练时，对骨折患者要注意加阻力的部位和保护骨折固定的部位，阻力也不要过大，以免影响骨折恢复。

（2）加重物抗阻力主动运动：直接手持重物或将重东西系在身体某部位进行练习。

（3）重锤与滑车抗阻力主动运动：此方法用重锤做阻力，用滑车改变牵引的方向，牵引方向与肢体应成 90° 直角，肌肉可发挥最大力量，运动时速度不宜过快，肌肉收缩到极限后应停 2 ~ 3 秒。无论是向心性或离心性收缩，每个动作都要慢慢进行。

（4）弹簧抗阻力主动运动：用弹簧的弹性做阻力。

（5）摩擦阻力抗阻力主动运动：摩擦阻力难以控制，不稳定，不便于数字表示，易磨损，不是抗阻运动的重要工具，故不常用。

(6) 水中抗阻力主动运动：利用浮力可协助运动，对抗浮力的运动就是抗阻运动，可在四肢末端拴上浮子，再向下方运动克服浮力的阻力。

4. 注意事项

避免持续握力训练，防止血压过度增加。增加负荷训练时避免长时间憋气，这将加重心肺功能的负担。在训练中应协调好呼吸，出力时吸气，放松时将气体慢慢呼出。应在治疗师监督下进行负荷较重、危险性较大的训练。训练时的负荷量要缓慢逐渐增加。

5. 禁忌证

对于有下列症状的患者应禁止使用抗阻力的运动方法，即肌肉、关节发炎或肿胀者；患者训练时或训练 24 小时后仍感到关节肌肉疼痛；关节不稳定，如有肌腱断裂，或关节周围肌肉肌张力极其低下的患者；有Ⅱ级以上高血压或其他心血管合并症者。

（四）等长运动

1. 定　义

肌肉收缩时，没有可见的肌肉缩短或关节运动，可用于肌力 2 ~ 5 级的患者。虽然肌肉没有做功（功 = 力 × 距离），但肌肉能产生相当大的张力，因此能增加力量。等长训练是增强肌力的最有效方法。在训练初期，为避免给损伤部位造成不良影响，可用此种运动方法进行肌力的增强训练。具体的训练方法是，指示患者全力或接近全力收缩肌肉并维持 3 ~ 10 秒钟，一般保持 6 秒钟，每次训练进行 3 次，中间休息 2 ~ 3 分钟，每日训练一次。将肌肉收缩并维持 6 秒钟所加的最大重量称为 1RM，以 1RM 为基准进行等长训练，应每周测定一次 1RM，再逐渐增加负荷的重量。

2. 适应证

根据肌力的恢复程度，从 2 ~ 5 级肌力的肌肉均可进行等长收缩运动训练。

3. 方　法

(1) 徒手等长运动：受训肢体不承担负荷而保持肌肉的等长收缩活动。
(2) 肌肉固定练习：适用于肢体在石膏固定中，要求肌肉收缩时不能引起任何关节的运动。

(3) 利用器具：可利用墙壁、地板、肋木和床等各种固定不动的器械和物品，保持肢体肌肉的等长收缩。

第五节 肌肉损伤

一、肌肉损伤的机制

肌肉会在各种不同的情况下受到不同程度的损伤，如拉伤、扭伤或撕裂等。这一类型的损伤对肌肉绝对有害，如果不接受妥善的治疗甚至会造成长期的影响。

也有一些损伤如因运动引发的疲劳性肌肉纤维微细的撕裂伤，会使运动者产生酸痛感，肌肉酸痛是因为肌肉中的乳酸堆积所致，乳酸会在肌肉收缩的过程当中释放停止的信号给肌肉，以保护肌肉进一步受到损伤。当乳酸大量生产时，肝脏、心脏和慢肌（红肌）纤维同时努力工作促使乳酸的新陈代谢，将其尽快地排出身体系统。

运动前的肌肉纤维排列整齐，但运动后就显得分散而且排列混乱，这意味着肌肉纤维遭到细微的损伤，或细微的撕裂。这些损伤产生于运动过程中的离心收缩。例如，运动员在训练的最后为使其肌肉充分膨胀，采取全力以赴并缓慢地将重量逐渐下放的方法，以求动用更多的肌纤维参与，获得对肌肉增长的最大刺激。

维持肌肉工作的基本需求要素为 ATP、钙和水。肌肉损伤发生在两个不同的阶段：

第一，在运动完成后即刻发生。在这个阶段，肌肉在运动收缩过程中受到的张力使肌纤维产生间隙，尤其是在离心收缩的运动过程中。当肌肉延展，这些间隙使得钙质倾注到肌肉细胞内部，其结果是促使溶体活化，溶体的主要工作为消化蛋白。此外，钙亦会促使磷酸酯分解酶活性化，它的主要作用是在肌肉膜上产生许多细孔，其结果是增加自由基的数量。当钙进入肌肉细胞后，它就会在肌肉内引发自毁机制。

第二，在运动结束 3～4 小时发生。这个阶段是肌肉自我清创的炎症反应期。由于此阶段会引发致炎的化学物质的释放，因此引起损伤区域的肿胀使得肌肉更酸痛。

近来的研究证明，应用肌酸类的补给品不仅能够减少由于运动所导致的肌肉损伤，而且还能增进肌肉的成长壮大。

二、预 防

在体育运动中，造成人体组织或器官在解剖学上的破坏和生理上的紊乱，称为运动损伤。运动损伤多见于年轻人群，他们热爱运动，积极参与各项体育活动，但常因缺乏一定的运动训练知识和运动损伤后的应急措施，受伤后往往造成不必要的痛苦，严重者甚至导致终生遗憾。主动预防运动损伤和损伤后及时、正确的处理非常重要，主要体现在以下几方面：

(1) 合理训练：掌握正确的训练方法和运动技术，科学地增加运动量。

(2) 充分做好准备活动：在运动实践中发现，不少运动损伤是由于准备活动不足造成的，因此，在训练前做好准备活动十分必要。

(3) 注意间隔放松：在训练中，每组练习之后为了更快地消除肌肉疲劳，防止由于局部负担过重而引起的运动损伤，组与组之间的间隔放松非常重要。

(4) 防止局部负担过重：训练中运动量过分集中，会造成机体局部负担过重而引起运动损伤。

(5) 加强易伤部位肌肉力量练习：据统计，在运动实践中，肌肉、韧带等软组织的运动伤最为常见，因此，加强易伤部位的肌肉练习，对于防止损伤的发生具有十分重要的意义。

除上述几条外，搞好医务监督，遵守训练原则，加强保护，注意选择好训练场地也是预防运动损伤的重要内容。

运动损伤后的有效处理有以下几种：

(一) 擦 伤

即皮肤的表皮擦伤。如果擦伤部位较浅，只需涂消毒药水即可；如果擦伤创面较脏或有渗血时，应用生理盐水清创后再涂上红药水。

(二) 肌肉拉伤

指肌纤维撕裂而导致的损伤，主要由于运动过度或热身不足造成，可根据疼痛程度确定受伤的轻重，一旦出现疼痛感应立即停止运动，并在痛点敷上冰块或冷毛巾，保持30分钟，以使小血管收缩，减少局部充血、水肿。切忌搓揉及热敷。

（三）挫　伤

由于身体局部受到钝器打击而引起的组织损伤。轻度损伤不需特殊处理，经冷敷处理24小时后，可用活血化瘀、消肿止痛的中成药加理疗处理。重度损伤则须入院接受医生治疗。

（四）扭　伤

由于关节部位突然过猛扭转，造成附在关节外面的韧带撕裂。多发生在踝关节、膝关节、腕关节及腰部。

(1) 急性腰扭伤：让患者仰卧在垫得较厚的木床上，腰下垫一个枕头，先冷敷24小时后热敷。

(2) 关节扭伤：踝关节、膝关节、腕关节扭伤时，将扭伤部位垫高，先冷敷2~3天后再热敷。如扭伤部位肿胀、皮肤青紫和疼痛，可参照“肌肉拉伤”处理。

(3) 脱臼：即关节脱位。一旦发生脱臼，应嘱病人保持安静、不要活动，更不可揉搓脱臼部位，妥善固定后送医院治疗。

(4) 闭合性和开放性骨折：对开放性骨折，不可用手回纳，以免引起骨髓炎，应用消毒纱布对伤口作初步包扎、止血后，用木板、塑料板等将骨折部位的上下两个关节固定。如怀疑脊柱骨折，需早卧在门板或担架上，躯干四周用衣服、被单等垫好，不得移动，不能抬伤者头部，这样会引起伤者脊髓损伤甚至发生截瘫。如怀疑颈椎骨折，需在头颈两侧置一枕头或扶持患者头颈部，不使其在运送过程中发生晃动，再用平木板固定送医院处理。

只要掌握以上知识，在运动中认真防护，就能够尽可能地避免运动损伤的发生，并能在损伤后得到及时、有效的治疗，减少并发症与后遗症的发生。

第十章

实验方法

运动康复生物力学的研究过程，通常包括人体运动信息的获取、测量及数据的处理、分析；对运动动作进行分析研究，作出技术诊断，或者对相关的器材、装备等的性能进行分析研究，提出改进方案和新的设计；进行更深层次的理论探讨，提炼出新的动作技术原理，新的战术思想、理论和方法。

随着现代科学技术的进步，特别是计算机和相关生物技术的改进，体育竞技水平的提高，康复临床研究的深入，使运动康复生物力学的研究也已经从简单的定性分析发展到精细的定量研究，从描述性的动作技术讨论，发展到揭示动作的基本规律，提出动作最佳化理论，涉及竞技体育、运动健身、康复锻炼等许多方面，研究范围也越来越广。其研究方法，也从简单手工测量计算，发展到运动信息和数据的自动化采集和分析。大量现代高科技的手段和方法越来越多地应用于运动康复生物力学的研究领域，极大地推动了这门学科的建设和发展，使其成为生物学科的重要组成部分。

第一节 实验概述

目前，运动康复生物力学的研究课题涉及人体运动过程的运动学和动力学测量与分析，人体运动时肌肉力学参数以及与这些参数有关的人体运动器系负荷的分析，肌肉收缩成分的力学和电学特征的研究，生物力学参数个体化特征的研究，人体运动动作的分析和改进，外加负荷对运动器系力学性态影响的分析，运动器械对人体运动和身体负荷影响的分析，运动康复设备、器械、服装的工效学研究，康复训练辅助设备的研究，生物力学基本原理的数学模型，生物力学测量方法的研究，电子计算机模拟技术的研究和应用，肌肉生物物理学研究结果的进一步论证等。

运动康复生物力学研究以力学参数的测量为基础，这些力学参数应该能定量描述人体运动状态和过程。物理学测量技术是生物力学方法学的基础。根据测量参数的自然属性，可将运动康复生物力学测量技术分为运动学参数测量技术、动力学参数测量技术、人体参数测量技术和肌电参数测量技术。这四类测量技术互相补充，其中又以人体参数测量最为复杂。因为人体并非理想的刚体，在人体运动过程中身体各环节发生形变，并对运动功能产生影响，所以，这种分析具有一定的难度。此外，离体（尸体）测量和在体（活体）测量技术是不可偏颇的两种基本测量技术。

测量技术的分类，也可根据实验物理学原理将运动生物力学测量技术分为力学、电学和光学测量技术。力学和电学的测量，通常需采用接触测量技术以测量人体或身体环节的运动过程，仅适合在实验室和实验训练中采用。光学测量，采用非接触测量技术以测量人体的运动过程，因而可在比赛中采用。

生物力学测量过程是否对运动过程造成影响，这在选择测量技术、设计测量方案时需特别注意。非接触测量系统在这方面具有优势，因而在运动技术生物力学分析中广受欢迎，如多维摄影和摄像系统。接触测量系统虽对运动过程有影响，但在训练中、在实验室仍可广泛采用，是人体运动测量、预防和康复生物力学研究，乃至竞技运动技术分析中获取基本参数的主要测量手段。例如，鞋底压力分布的测量；测力平台对人体走、跑、跳时支撑力的测量；特殊项目如划船、滑雪等动力学参数的测量等。遥测技术和肌肉动力学测量技术（包括离体或在体肌肉动力学测量）今后将有重要发展，主要趋向是遥测无线部分数据发射与采集装置的小型化，以及测量过程及结果分析的快速化。

用于人体运动生物力学参数测量系统的精度，包括测量装置本身机械、电子部分的精度和测量及分析方法的精度。目前，在运动技术分析中广泛采用的影像测量技术和支撑力量测量技术，就其测量装置的机械、光学、电子部分的精度已能满足测量要求，但所采用的测量方法尤其是分析方法，其精度尚未有突破性进展。例如，比赛现场影像的数字化处理过程基本上还处在人工判读的水平，其测量精度完全取决于人眼的判断。此外，还有人体质量分布的个体差异，关节点的识别和判读方法都会影响测量结果。因此，提高测量精度和自动化程度是测量方法的主要发展趋势。运动生物力学取得的最大进步在于电子测量技术和计算机辅助测量的广泛应用，未来的计算机辅助测量，尤其是运动技术分析的自动化将会发展得更快，应用得更广泛。计算机辅助测量和计算机模拟技术，在竞技体育动作研究和预防康复动作分析中已有很多优秀的研究成果，未来计算机的发展为运动康复生物力学应用研究提供了更为广阔的空间。

关于模型的研究，在运动技术生物力学分析中使用比较多的是描述模型，目前正在向解释模型、预测模型的方向发展。描述模型的一般特征，是在模型的所有描述参数中没有自变量和因变量之分，以至在自变量与因变量之间没有确定的统计关系，而建立这种关系是解释模型和预测模型所必须的。解释模型使用理论推算和实验数据，以识别运动动作中的各种可能的描述量，并将这些量划分为自变量（原因变量）和因变量（结果变量），以及建立两类变量之间的数学、力学和统计关系。因此，解释模型具有预测的功能。建立模型需要考虑建模的方法、模型参数的选取和数据的采集方法。关于建模的方法，一是理论模型，建模依据是生物力学基本原理；二是数据模型，建模依据是生物力学实验测量。理论模型需数据模型的支持才能应用，数据模型需相应的数学化才具有理论价值。关于模型参数的选择和确定，取决于这些参数的功能，即区分敏感参数和常规参数，并且应使这些参数定量化和具有可比性，如步长指数（步长 / 身高）显然比步长更具有可比性。因为，建立模型的目的在于通过模型的比较从而进行评价。因此，选择模型参数的标准就是参数的可比性和数学化。关于数据采集，首先是数据采集的标准化，然后是对数据进行力学分析和评价，但更重要的是对所采集的数据进行模型模拟计算，因为模型模拟可以产生有关自变量对因变量影响的系列信息，并建立两类变量之间的数理和统计关系，从而为技术分析、技术控制和技术最佳化提出预测，为运动损伤、康复手段的选择提供方案。

运动康复生物力学研究人体运动系统的力学负荷、负荷分布和负荷能力，人体运动器官、组织和系统的材料力学特性是运动康复生物力学的基础。重力、支撑力、相互作用力、介质阻力，以及摩擦力都可作为对运动系统的负荷。力对运动系统的作用效果取决于力学负荷的量、负荷的分布，以及运动系统的负荷能力。而负荷量、负荷分布和负荷能力都与运动过程中身体各环节的相对位置有关，从力学的观点看，就是动作结构决定其运动功能。

关于运动系统负荷分析的主要困难是一些指标的可靠性，通常使用但并未充分证明是否可靠的指标有最大力、最大加速度、最大力矩、最大力梯度，以及冲量、角冲量和它们的持续时间。对同一研究对象，这些指标本身是变化的，而且所谓“最大”值也只是相对极限值，人体机能代偿能力的储备性决定了绝对最大值是不可计测的。此外，体育器械和运动场地对运动过程的影响，也是一种不可忽视的负荷因素，然而，要测定这种负荷对运动的作用是很困难的，原因是影响因素极为复杂。这些年来，关于运动器械，包括鞋、服装方面的生物力学研究已引起人们的重视，这将是一个很有吸引力且富有商业价值的领域。

运动康复生物力学研究的一般流程是:

(1) 将生物体简化为特定的模型，如研究跳高运动员起跳后的抛物体运动，可以把人体简化为质点，只研究重心轨迹，在严格条件限定下只研究过程中的一个侧面。

(2) 按照预定的数理逻辑，选择合适的数学工具，参考成熟的微分方程修正后进行理论分析。

(3) 按照预定的数理逻辑、测试装备技术、设计试验及检测方案进行直接或间接测量。

(4) 判读检测的数据，按照预定数理逻辑进行全面整理，并将结果与理论分析进行比较修正。

(5) 回到抽象的模型，从模型与生物活体的区别，确定研究结论的局限性与适用范围。

第二节　运动康复生物力学常用实验方法

在运动康复生物力学研究中常用的测试手段，可以按照测量对象的属性分为运动学参数测量、动力学参数测量、生物学参数测量。运动学参数测量指测量运动的时间和空间特征，以及时空特征的参数，如速度、加速度、轨迹等。

动力学参数测量包括力、力矩和转动惯量等。生物学参数测量肌力、肌电等生物学因素。根据实验物理学原理可将运动康复生物力学测量技术分为力学、电学和光学测量技术。根据具体实验仪器和内容，还可分为影像解析方法、三维测力方法、肌电测量方法、多机综合同步测量方法等。

一、影像解析方法

影像解析方法是用摄影机或者摄像机拍摄记录下人体运动的过程，再通过对影像中人体关节、器械等运动点的测量计算，获得运动学数据，对动作技术进行分析研究，指导运动员改进动作、预防损伤、提高运动水平，帮助患者进行康复训练，恢复运动能力。

20 世纪 90 年代以前，运动生物力学主要采用高速摄影记录人体运动的技术动作，对影片进行测量分析（图 10–1），其优点是拍摄速度快、精度好、可复制清楚的照片等，缺点是投入比较高，拍摄要求的条件比较严格，处理胶片的过程比较复杂，从拍摄到处理完胶片需要很多步骤，要有专门的暗房和设备，安全性也比较差。另外，在影片解析时，利用放映机、数字化板的影片解析过程（如日本产 NACSPORTIAS GP—2000 型）只有逐幅解析一种方式，解析速度慢，修改程序繁琐，难以达到快速反馈的要求。

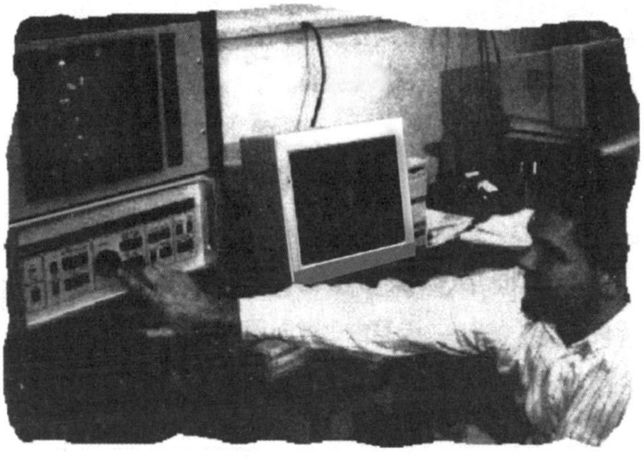

图 10–1 影片解析系统

20 世纪 90 年代以后，随着录像技术的发展，录像解析技术的研究得到高度重视。由于录像拍摄价格低廉、拍摄要求条件低，可以在不干扰测试者的情况下，记录下运动技术参数，而且，解析软件功能不断改进，增加了逐点跟踪解析，可以自动跟踪测量点，任意补充、修改漏测、错测的点，明显加快解析和反馈速度，使影片拍摄与解析所占的比例越来越少。近年来，数字化、高清晰度、高速度（100～200 场 / 秒）的摄像机的采用和录像解析系统（图 10–2）的不断改进、完善，其录像解析方法已经广泛应用于体育项目和康复临床动作的测试和研究中。但是，录像拍摄与解析也存在缺点，它的精度要比影片解析稍差，无法精确定位关节点等重要位置，只是凭个人经验和视觉上的感觉。有人设计用胶布贴在关节点上，但也不一定能降低误差，因为人体在运动中皮肤位置可变，因而误差还是较大，影响了结论的可靠性。

尽管录像拍摄与解析已经比影片方法极大地提升了反馈速度，但离实际需要还有差距。录像解析对关节点的获取目前仍然停留在人工判读的水平上，误差大、速度慢，不能及时反馈测试结果。

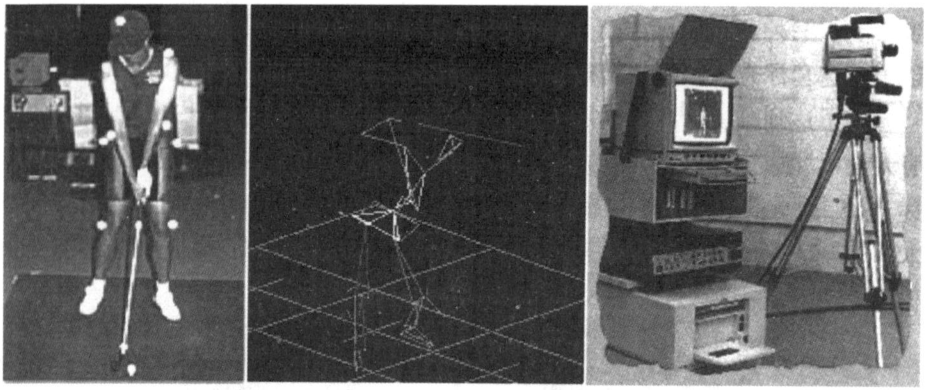

图 10–2　三维录像解析系统

为了解决运动分析的快速反馈问题，图像自动识别系统仪器得到不断地完善和应用，通过影像解析仪器，在运动人体关节点上，贴上标志进行自动识别。

现在已出现利用红外拍摄技术（图 10–3）的运动分析系统，如瑞典产的 Qualisys 三维运动分析系统，其优点是可以达到实时测量和自动识别，缺点是该测量方法没有运动的图像显示，采集过程无法重现，且在运动员身上需要贴放反光标志点，容易受到室外光线的干扰，因此，这种系统较适合于实验室的研究。另外，在使用过程中发现，标志点在高速运动的情况下极其容易脱落。为了避开杂散光的干扰，目前，贴放有光源标志点的运动分析系统业已出现，如加拿大产的 NDI OPtotrak 三维运动测量系统的标志点是发光二极管，它发出的红外光线被位置传感器接受，并合成标志点的三维位置坐标。

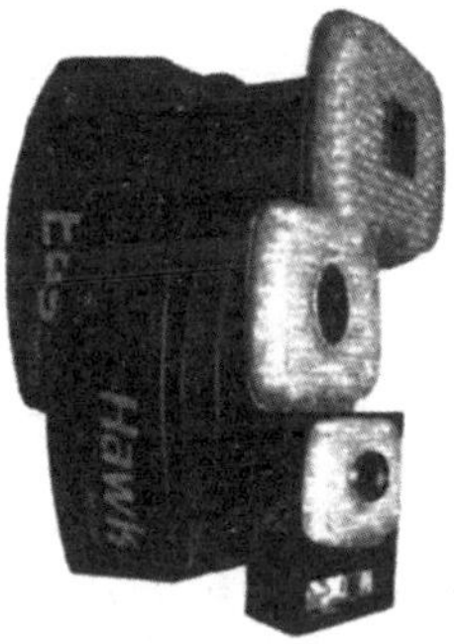

图 10–3　红外拍摄摄像头

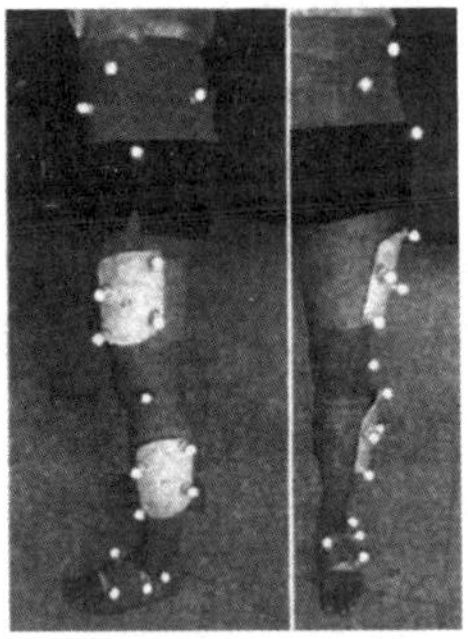

图 10–4　新型的标志点系统

另外，在关节点上安置标志点，会影响受试者的运动。为了最大限度地减少影响，一种新型的标志点系统被广泛采用（图 10–4）。人体运动过程中，可以根据这套标志点，比较精确地推算出关节中心的位置。

为了达到既能得到运动图像又能快速反馈测试结果的双重目的，目前已经有人提出利用快速相关开窗跟踪算法以实现人体关节点的自动跟踪（关节点贴标志点或不贴）。如果该设想成为现实，可实现运动动作分析的快速反馈，并大大地减少人工采集引起的疲劳和操作误差。但是，到目前为止尚未有这种解析系统的应用实例。

二、测力平台系统

测力平台是动力学参数测定的重要手段，经常使用的仪器有测力台和压力分布测量平板。

1. 测力台

测力台原理与测定人体或器械所受外力的原理基本相同，只是传感器结构与安装不同。常用的测力台有压电晶体传感器与应变式传感器两种，其准确率高，简单易行。但这种方法只能测出人和地面接触点的支撑力，反映不出人体复杂运动的细节问题，如关节力等。

测力台测量是运动康复生物力学研究方法的基本手段之一。动力学分析中常用测力台（图 10–5）测定人体与支点间相互作用力的数值及变化，揭示人体与外界物体之间互相作用规律。对运动技术做定量分析有助于更高一级水平的系统分析。以往的测力台主要是应变片式传感器，对力的定量是通过记录应变信号，进行力值标定，在处理上采用卡尺测量、手工操作、计算，这种方法简便易行，但是精度低、测量工作量大，耗时长，不能满足动作技术的生物力学分析需要。

随着现代运动生物力学测量技术的发展，压电晶体传感器技术不断完善，由石英晶体做成的力传感器强度高、不变形、稳定性好，其性能指标明显高于应变传感器，目前国内外在科研中使用比较普遍。测力台的硬件主要包括两块刚性力板和四组压力传感器。外界力作用于力板上，由力板传输到分布于力板四个角的压力传感器组（每组由三个分别对 X、Y、Z 轴向敏感的传感器组成），压力传感器受力后发生形变，根据其阻抗和容抗的改变可以测出其受力状况。例如，瑞士 Kister 压电晶体式测力台，能同时测出作用点的三维方向的力和三个轴的转矩。其软件开发也日趋完善，能给出压力中心的位置、轨迹等数据，还能自动计算出各种所需要的动力学参数，满足不同科研项目的需求，是目前国际上比较公认的测力仪器之一。

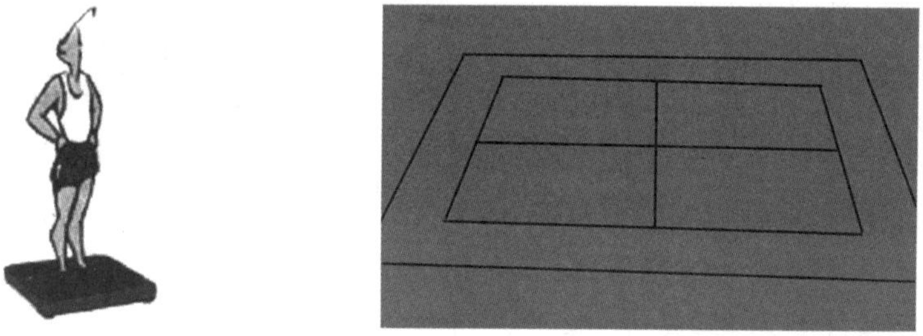

图 10-5　测力台自动化系统

近年来，许多国家已有较成熟的测力台自动化系统。除瑞士 Kister 测力台外，美国奥林匹克训练中心都装备有测力台联微机数据采集和处理系统。

2. 测力平板

测力平板（压力地垫）可以测量人体站立或行走时足底与支撑面之间的压力（垂直、左右、前后三个方向的力），及其压力中心的位置、压力的分布等数据（图 10-6），对这些数据进行检测和分析，获得反映人体下肢的结构、功能乃至全身的协调性等方面的信息。在康复步态分析中与影像解析仪结合，还可以得出人体运动过程中任意一个时刻的各种动力学参数。例如，德国 medi-logic 公司研制的压力地垫在 480mm × 480mm 的测量面积上分布着 4096 个 SSR

传感器，双足的足底压力通过线缆或选配的无线网卡传输到电脑后进行计算分析，从而获得人体足底与地面的作用力情况。这种测力装置还可以做成压力鞋垫，直接对受试者鞋内压力分布状况进行测量。

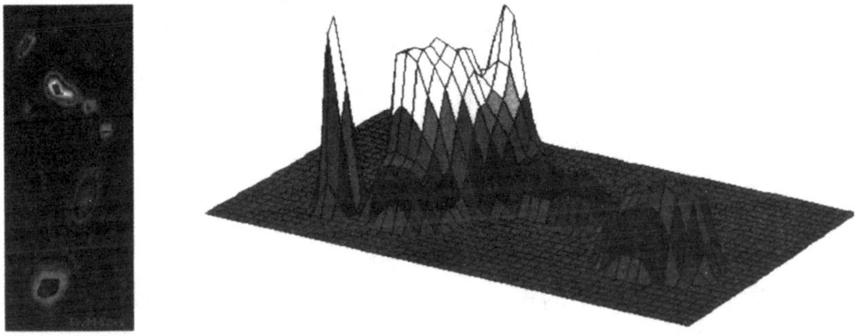

图 10-6　足底压力分布

目前这一测量研究方法在步态分析、运动鞋研究、康复机能评定、假肢等研究领域已经有广泛的应用，特别是在鞋的研究方面，已经可以为特定运动员设计特定的运动鞋，还可以为特定的病人，设计特殊的康复用鞋。比如糖尿病脚，在压力特别高的点上，容易造成局部溃烂，这就需要根据测试数据，来设计压力更加均匀的鞋。

三、关节力量测试方法

该方法采用各种力的传感装置来测出人体关节力量数值（图 10-7），通过这些数据分析运动员训练程度、练习效果、技术优劣，以及完成某些动作的可行性等，还可以对患者肌力情况进行测量和评价，制订运动处方，检验康复训练的效果。

目前，国内外在竞技体育和康复临床动作研究中，使用较多的关节力量测量系统仪器有 Cybex 和 Biodex 系统等。用这些关节力量测试仪器，可以测出各关节屈、伸、外展、内收、旋转的力矩，还可测出腰、腹屈伸和扭转的力矩，并且，既可测主动向心收缩的力矩，还可测被动离心收缩力矩。

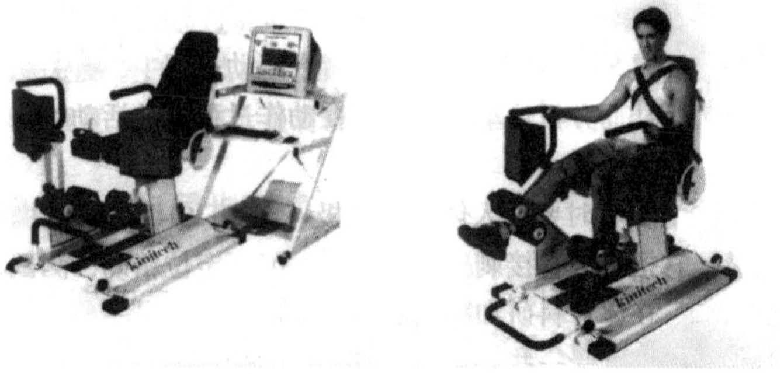

图 10-7　关节力量等动测试系统

力量训练是康复训练中的重要环节，通过对关节力矩的测定，可以检验某一种力量训练的方法效果，从而找出合理或最佳的发展力量的训练方法。

在动作技术诊断中，通过力量测试，找出动作过程中肌群力量的薄弱环节，更加准确地对错误动作进行确诊，提出有效的改进方案。体操运动员要发展某些难新动作时，由于动作的特点，需要某些关节有足够大的力量，否则就难以完成，这时可通过力量测试来确定某运动员是否具备发展某个新动作的能力。

另外，许多力量测试系统，同时又是高精度的力量训练系统，可以精确地控制力量训练的全过程。这些控制都是通过计算机来实现的，它包括训练的重量、强度、组数、时间、主动或被动方式等，能有效地提高训练效果。

这些仪器目前也被广泛应用于康复领域，通过对不同病人的测试，对其病情、伤病程度作出判断，并为疾病诊断、制订手术方案、确定运动处方、检验运动疗法效果提供依据，特别是可以有针对性地对病人进行定量力量康复训练，提高运动康复的效果。

四、肌电测量方法

人体内部的信息主要是以生物电形式传递。在人自主支配肢体运动时，大脑皮质中控制运动区域的神经元兴奋并启动频率编码电脉冲，这个电信号经脊髓准确地传给特定的肌纤维。当这些神经电脉冲到达神经—肌肉突触时，在肌纤维中产生终板电位，它的去极化（一般表现为乙酰胆碱等化学递质的释放）将在肌纤维中产生一串动作电位，引起肌肉收缩，使肢体完成“预想”的运动。肌纤维中的这种电变化被称为运动单元动作电位，肌电信号是肌肉中动作电位在时间和空间上的叠加，表面肌电则主要是浅层肌肉电信号和神经干上电活动的综合效应。

肌电测试方法是采用肌电仪测出受试者在运动过程中，有关肌群生物电的变化曲线和数值，从而分析运动员各肌群在动作过程中的活动状态，研究其动作技术的方法。

肌电仪在测量肌电时要在人体放置电极（图 10–8）。一般电极有两种，一种是针刺电极，它把电极直接刺入肌肉深层，因而定位精确，测试精度高，但对受试者有损伤，在体育科研和康复临床使用得不多。另一种是表面电极，电极放在皮外，虽然精度受一些影响，但这种电极对运动员和患者没有损伤，故在实际科研中使用得比较广泛。

肌电仪可测出动作中对抗肌群、协同肌群的生物电的变化，根据测试结果，可以确定动作中各肌群发力程度、发力顺序和发力时机等，还可通过肌电信号的处理获得有关肌力值，从而对动作技术进行更精细的研究。

以前肌电测试在科研中应用较多的还是肌肉活动的定性分析方面，通过测试确定哪些肌群是某个动作的主动肌、协同肌和对抗肌等，还可确定这些肌群的活动状态，从而为改进技术，确定训练方案提供依据。但由于表面电极干扰因素多，在通过肌电精确测定其肌肉力量方面还不理想，而且大多数肌电测试仪器都由导线与固定在运动人体上的电极相联，这就使动作过程中动态肌电测试受到很大的限制。

近年来，随着遥控技术和相关计算机软件的开发应用，肌电方法不断改进和完善，测试精度也不断提高，遥控肌电测试仪器已经能够在对人体运动干扰比较小的情况下进行测试，并且，能够通过对肌电曲线进行积分等计算，获得一定的定量指标。

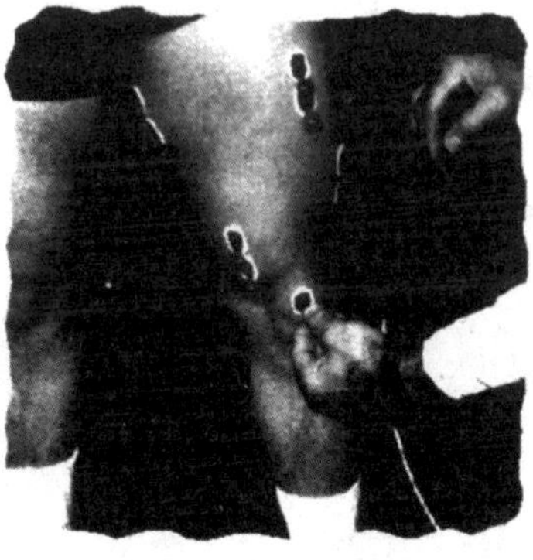

图 10–8　肌电测量系统

目前，表面肌电的应用已经深入到体育动作技术诊断、运动医学、生物工程等诸多领域，特别是通过提取截肢者残端表面肌电控制的人工动力假肢，有机地将人脑的思维与外部装置的运动联系起来，使假肢动作自然，仿生性能好，深受使用者和康复工程研究人员青睐。

五、综合性多机同步测试

运动康复生物力学是一门以力学为主导，以机能解剖学、生理学为基础，以计算机科学、电子学、机械工程学为支持，研究人体运动行为规律的应用性交叉学科。正是由于运动康复生物力学研究的多学科性特征，才更需要综合研究以探索人体运动的真正规律。这里所指的综合研究有两方面，一是测试的综合性，二是分析的综合性。具备这两方面的综合性，才能更加全面、深入地把握人体运动的规律性。

（一）测试的综合性

综合性测试往往需要多机同步测试，由于其统一的时序对应关系，因而比单机测试具有无可比拟的优越性，即可将各机所测不同性质的参数在同一时间坐标轴上绘制成同步图，以便更好地分析各种参数对应的函数或相关关系。例如，用三维测力台、高速摄影（或摄像）机和多道遥测肌电仪同步测试某种技术动作（图 10–9），就可以将动力学参数（力—时曲线）、各种运动学参数（运动状态数据），以及生物学参数（肌电图）等不同性质的参数放在同一时间坐标轴上制成同步图，以探索运动的外部特征、动力学原因以及肌肉力学的性质。如果采用单机测试，就无法获得这样全面的数据材料，使我们对运动规律的认识水平失之偏颇。多机同步测试的关键是同步技术，开始是各科研机构根据需要自主开发同步信号发生器，后来生物力学仪器生产厂商意识到综合性同步测试的重要性，在其产品出厂前预留了与其他设备同步的接口，如QULISYS 三维运动分析系统就提前预留了与测力台、肌电仪同步测试的接口。

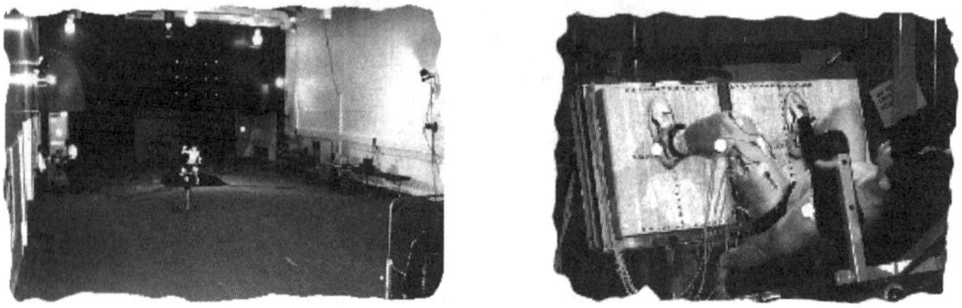

图 10–9　综合性同步测试

综合性分析可以避免错误结论的产生。因为动作技术多种多样，制约因素不一，因此，在运动生物力学应用中离不开综合性分析，否则就会陷入误区，甚至导致谬误。

用两台或多台仪器同时测量同一对象，以同一时间标准和时序（时间顺序）进行时间标记，使各机所测材料具有同一的时间标准、时序和瞬时（每一瞬间）对应（即同时）关系，即在测量过程的每一瞬间，各机所测材料均具有同时关系。此种测量方法称为多机同步测量方法。

对现有众多检测手段实现同步的统一处理，已成为运动康复生物力学研究方法发展的一个重要方面。它可以更全面地反映受试者的状况和属性，可以将各机所测材料在同一时间坐标轴上绘制成时间对应图（又称同步图），因而可以更好地观察、分析各机所测材料的内在关系，更有针对性地用统计学方法对各机所测材料做相关分析，可以根据各机所测材料的瞬时对应关系，用数学力学方法进行合成、转换、处理，得出能更好地反映受试者的状态和属性的参数。多机同步测量方法在量与质两方面提高了所测材料的学术和使用价值。

（二）多机同步测量方法

立体摄影摄像（目前普遍采用摄像）测量的多机同步方法是使用两台或两台以上摄像机，严格地按照统一的时间标记，同时测量研究对象按时间顺序的影像数据资料，使各机所测的影像数据均有瞬时对应关系，并据此将各机所测的平面数据转换、合成为立体（三维）数据。多机同步立体摄影摄像的测量技术，虽然比平面摄像技术复杂、费时、费力，但是测量、分析复杂的人体运动动作（严格地说，几乎所有体育运动技术动作都是三维空间运动）只能使用这种方法。

立体摄像的同步方法有内同步与外同步方法两种。

1. 内同步测量方法

立体摄像的内同步测量方法，是每台摄像机都在同一时间信号控制下，由内同步器控制实现完全同步地运转（直接同步），或者每台摄像机都按各自的运行频率或时钟独立运行，但都能记录一个共同的同步信号（间接同步），都能确定各种测试数据在时间上的同步位置（数据点），以此确定和分析各自测试数据之间的瞬时对应关系。直接同步要求摄像机在生产制造时就具有同步功能和同步接口。现有的摄像机大多不具备同步接口，即便有同步接口，也未必能保证实现同步连接，摄像机生产厂家不同，信号格式和同步方式不统一，电参数的匹配不一致等，都可能影响同步连接。在影像测量时，间接同步是可行和可靠的同步测量方式。

2. 外同步测量方法

立体摄像测量的外同步方法是每台摄像机都按各自的运行频率或时钟独立运行，但都能在拍摄画面内记录同一个“外时标”信号，进行数据分析时，都能借“外时标”信号作为时间上的同步位置，并由此确定和分析各自测试数据之间的瞬时对应关系。

外同步测量中的“外时标”采样信号，通常有“灯光同步信号”和“时钟同步信号”两种，需要在拍摄时摄入画面，作为同步标记。立体摄影摄像测量时，作为外时标同步信号的频闪灯或数字式时钟需置于各台摄像机的有效视角内，以保证将其摄入各台摄像机的画面。立体摄像外同步测量的技术关键是外时标同步信号记录和读取的精度、分辨率和清晰度。

3. 几种测量仪器的多机同步测量方法

几种测量仪器的多机同步测量的目的是获得各种测量数据在时间上的对应关系。同步测量的主要内容是人体运动的运动学参数、动力学参数和肌电参数。例如，当测力台测得人体起跳时最大爆发力的瞬间，肌电信号处于什么幅度，其前后的波形如何变化，与此同时由摄像机所记录的人体运动速度值、人体重心的位置、人体整体的姿位和身体环节的角运动状况等。获得这些数据可以进一步分析它们之间的内在联系，进而从动作结构与运动功能的角度分析和评价动作技术，以便更好地理解运动规律。而所有这些对应关系都需基于各种测量仪器的多机同步测量才能实现，这就要求各种测试数据有相同的时间坐标和数据转换的时间原点，才能进行各种测量参数之间的同步分析。多机同步的关键技术是时间原点的触发装置，如主控计算机键盘上的触发键，按下此键在相应的仪器记录上都能够找到该时刻的时间原点标记，以此可以确定各仪器时间的同步点，实现多机同步。

多机同步综合性测试，已经成为体育运动和康复临床生物力学测量的主要方法，被广泛应用于体育各项目技战术的研究、运动技术诊断、运动器材研制、康复及医疗等研究领域。

另外，还有不少新方法、新仪器也不断被应用到动作技术的生物力学研究中。例如，高精度红外光点遥测分析系统、射击激光瞄准分析系统，都已经用于射击、射箭等项目的研究；磁感应测量仪器、动作技术分析“专家系统”，都已用于相关动作研究。这些新技术、新仪器、新方法的推广应用，有力推动了运动康复生物力学研究的深入和学科的发展。

第三节　运动康复生物力学实验教学内容

在运动康复生物力学课程教学中，实验教学是重要的组成部分，根据该研究领域常用实验方法和测试手段，列出七个主要实验教学内容。

[实验一] 运动的解剖学特征

一、实验简介

描述身体环节的运动是一件非常有意义的事情，运动康复生物力学学者必须利用一系列专业术语，系统描述各种各样的运动形式，这些术语包括肌肉起止点、关节面和转轴，以及一般或者特定关节运动。利用简单术语，人们可以分析一个给定的动作并能告诉他人如何完成这个动作。

二、实验目的

该实验的目的，在于了解用于描述人体运动的解剖学术语，包括关节面、转轴和关节运动，并且利用这些术语分析给定的动作。

三、实验内容

1. 利用两张并排的长椅，按图 10–10 所示完成人体身后屈臂撑动作。

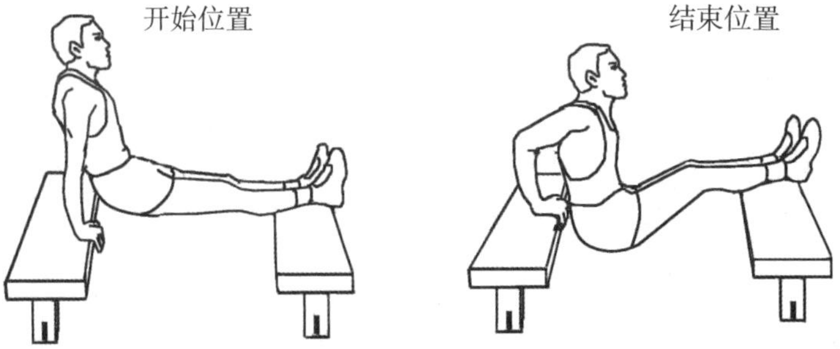

图 10–10　人体身后屈臂撑

2. 按照表 10–1 指定的要求进行内容填写。

四、实验数据

表10–1　运动的解剖学术语实验数据

关节	起点	运动肌肉	关节面	转轴	止点
颈					
躯干					
肩胛带					
肩					
肘					
桡尺骨					
腕					

完成用解剖学术语对该人体运动动作的描述。

[实验二] 人体重心的测量

一、实验简介

重心是人体中一个特殊的点，与之相关的力学参数是描述人体运动的重要依据，因此，对人体重心的测量是生物力学实验的重要组成部分。

（一）人体重心的定义

重心就是人体重力合力的作用点。重心不是一个固定点，它会随人体姿势的不同而变化位置，朝着肢体运动的方向偏移。在人体动作中，重心运动有一定的规律，例如，跳远腾空过程其重心轨迹是一条抛物线（图 10–11）。

（二）重心在判断稳定性中起重要作用

重心的位置随人体肢体运动而改变，其改变规律是朝着肢体分布的方向移动。在肢体弯曲较大时，重心可以移动到人体之外。男性重心一般比女性

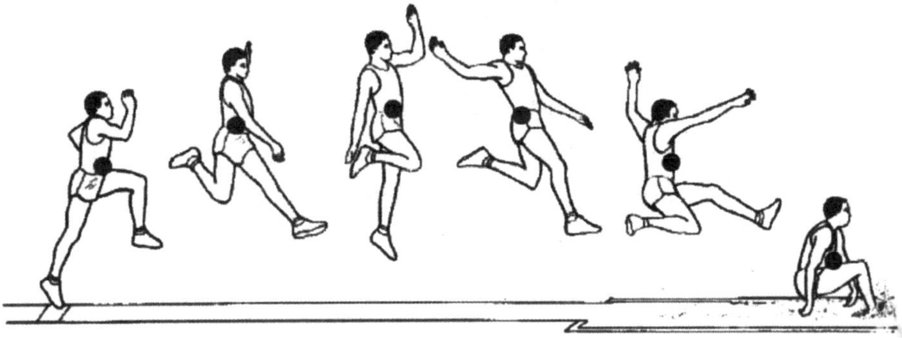

图 10-11　运动员跳远重心轨迹

重心略高（图 10-12）。

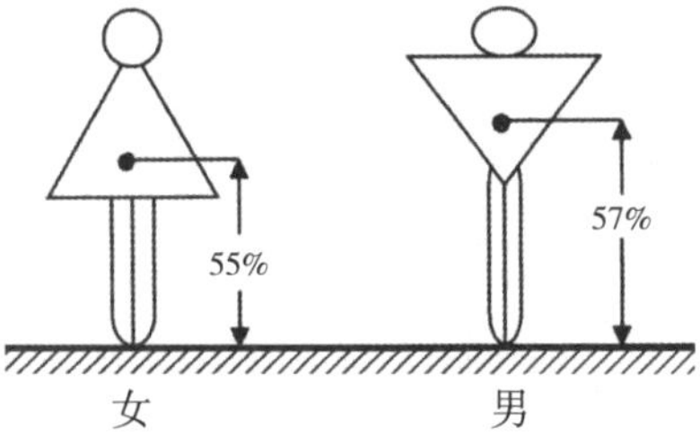

图 10-12　男女重心高度

1. 重心高低

重心高稳定性差，重心低稳定性好。例如，重心高容易摔倒，其稳定性较差（图 10-13）。当人体将要摔倒时，会做出一系列自然反应，其中最重要的就是迅速降低重心。

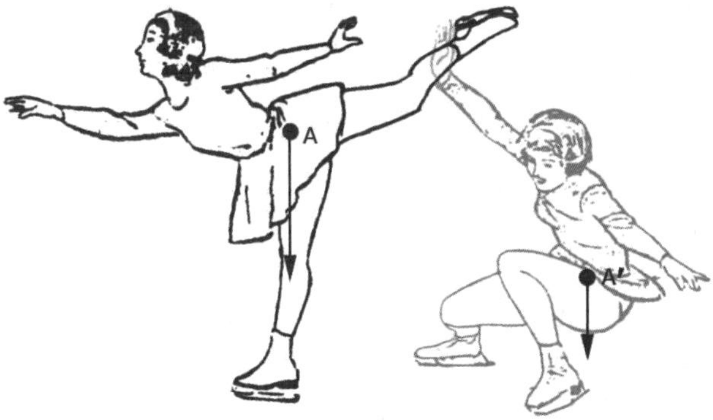

图 10-13　重心高度变化

2. 支撑面大小

支撑面是支撑部位与地面相接触的面积，即由支撑部位边缘所包围的面积组成。它的规律是支撑面大稳定性好，反之稳定性差。当人体重心垂线落在支撑面内时，人体可以保持稳定（平衡），重心垂线超出支撑面必然发生倾倒。

二、实验目的

通过重心位置的实测，加深对重心、重心变化规律的认识，了解重心变化规律的特点。

三、实验内容

1. 实验所需设备

一维重心测量板一块、体重秤一台、木块一个。

2. 人体重心计算

人体重心计算公式：$x = \frac{(R_2-R_1)}{W}d$

其中，x 为人体重心高度，d 为板长，w 为人体重，R_2 为人躺在板上时体重秤读数，R_1 为空板时秤的读数。

3. 重心测量

选用如图 10–14a 所示的一维重心测量板，将其一侧放置于体重秤上，一侧放置于与体重秤秤面同高且平行的木块上，如图 10–14b 所示，人双臂放下平躺在一维重心测量板上，如图 10–14c 所示，按表 10–2 指定内容记录相应数据。

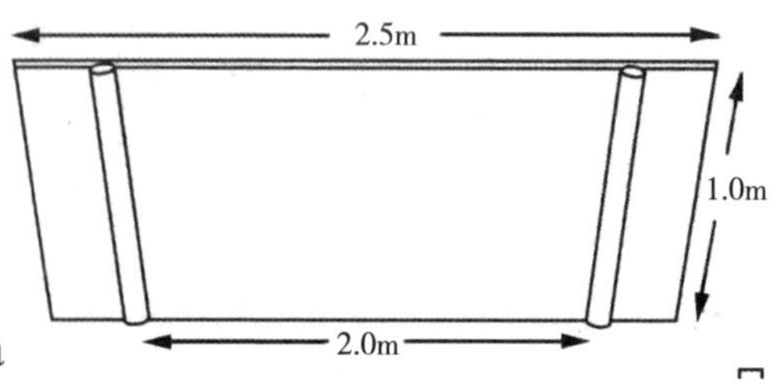

a

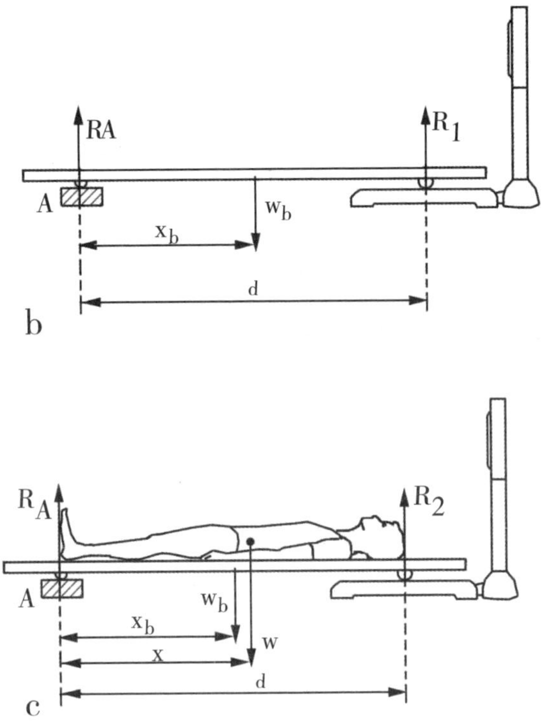

图 10-14 人体一维重心测力

4. 按图 10-15 所示，分别完成双臂向上、单臂向上或肩倾斜、单臂向上且肩倾斜动作，按表 10-2 指定内容记录相应数据。

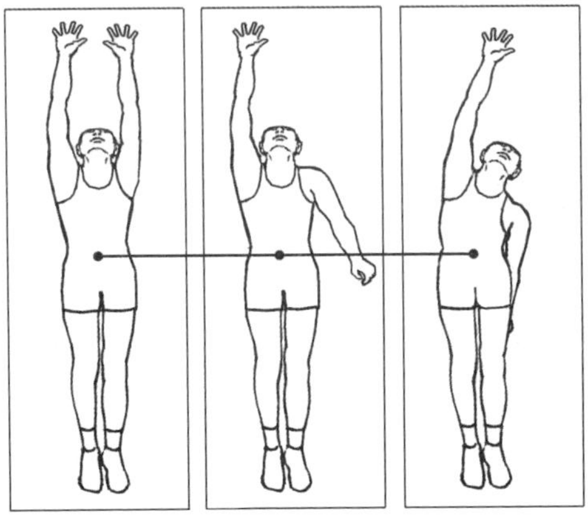

图 10-15 人体一维中心变化

四、实验数据

根据人体不同姿势时体重秤的读数和测量板上的测量数据计算出人体重心的高度。

表 10–2 人体重心测量数据记录

实验日期 ________ 姓名 ______				
一维重心板长度（cm）				
站立高度（cm）				
肚脐高度（cm）				
体重（kg）				
肚脐身高比（%）				
空板时体重秤读数 R_1（kg）				
调节身体姿势，并记录肚脐位置 X，体重秤读数 R_2，头顶端距脚底高度 X_0，经过计算得出的身体重心高度 X_a				
	X（cm）	R_2（kg）	X_0（cm）	X_a（cm）
双臂放下				
双臂向上				
单臂向上或肩倾斜				
单臂向上且肩倾斜				

分析测量数据，完成实验报告。

[实验三] 测力台分析实验

一、实验简介

（一）力传感器

传感器是一种换能器，在自动控制中有较广泛的应用。例如，冰箱中的温度传感器、自动窗帘上的光敏传感器等。它们都是利用物质的某种特性，将非电学量转换为电学量加以利用。在体育运动测力装置中主要有以下两种传感器。

1. 压电晶体

（1）石英晶体的压电效应（物理特性）：石英晶体在机械力的作用下，其表面会出现电荷（图 10–16）。产生电荷量的大小与作用力的大小成正比。

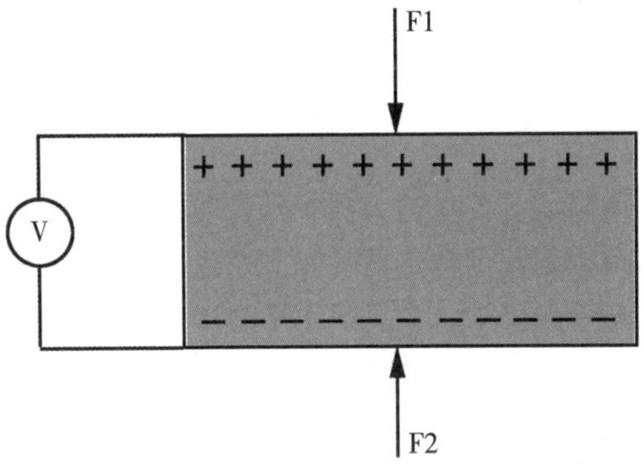

图 10-16　压电晶体

(2) 利用石英晶体做力传感器测量作用力的基本原理：力的作用→石英晶体受到机械压力→石英晶体表面产生电荷→测量电荷的变化量→力的变化。

2. 电阻应变片

(1) 电阻丝（金属丝）物理特性：由横截面积与金属丝长度确定电阻，进而计算电阻系数。

(2) 利用应变片（图 10-17）做力传感器测量作用力的基本原理：力的作用→物体形状变化→应变片电阻丝长度、截面积变化→电阻变化→电流、电压变化→力的变化。

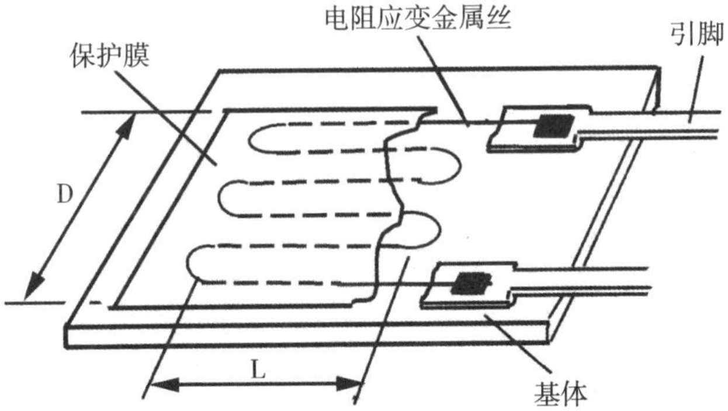

图 10-17　电阻应变片

(3) 应变片的基本用法：将应变片粘贴在体育器械上，让应变片中的金属丝随着器械的变形而发生长度变化，记录其电学量的变化，并通过对受力的大小进行标定，可以得出体育器械受力的大小。

（二）测力台

将压电晶体或电阻应变片作为力传感器安装在一种平台下，这种平台表面受到力的作用后，可以引起力传感器的相应变化，这种变化被转换为电流的变化。将这种电流信号引导出来，它反映了平台受力过程中力的变化情况。为了反映力在三个方向上的变化情况，往往在三个垂直方向安装力传感器。

1. 压电晶体测力台

用压电晶体做力传感器。这种测力台比较适合用于测量动态力。测力台的质量和产品声誉对所测数据的可靠性具有决定作用，如瑞士 Kistler 测力台数据在全世界都是公认可信的。

2. 电阻应变片测力台

用电阻应变片做力传感器。这种测力台比较适合用于测量静态力。

（三）力—时间曲线分析

1. 步态曲线

人体步行动作在脚跟着地和脚尖蹬离地面时，会有两个支撑反作用力的峰值，所以，正常步态压力数据曲线是带有明显双峰的曲线，而异常步态数据曲线则不明显（图 10–18）。

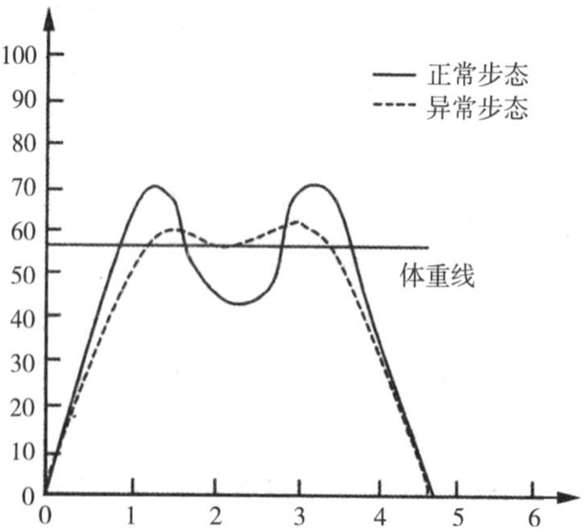

图 10–18 正常步态和异常步态对比

人体从外观动作反映出来的跛行动作，实际上就是受伤一侧肢体由于疼痛不能正常用力。对于伤后恢复是否已经达到正常状态时，仅用肉眼观察很难区别，此时可用测力台进行测试，能够比较清楚的了解恢复情况。

2. 跳跃动作曲线

跳跃动作有三种比较典型的“力—时间”曲线（图 10-19），即起跳成功者、蹬伸不充分者和腿部力量不足者。

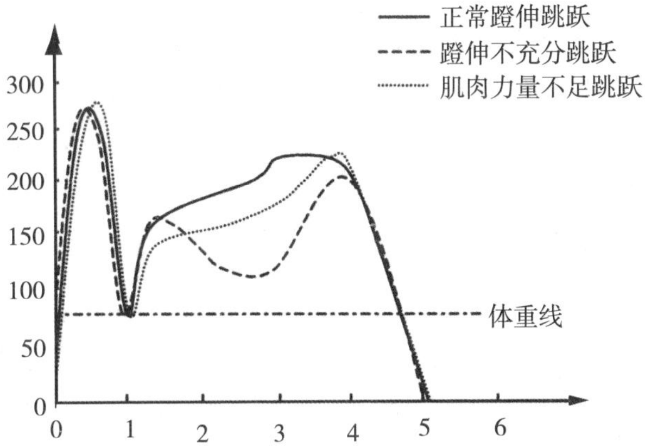

图 10-19　不同起跳类型的力—时间曲线

(1) 曲线波动不大：所围面积饱满，常见于蹬伸动作完成很好的情况。

(2) 曲线呈斜坡状：常发生在起跳动作蹬伸不充分时。

(3) 曲线波动较大：常常形成较深的鞍状，所围面积较小，常发生于肌肉力量不足的运动员。

二、实验目的

介绍电阻应变片、压电晶体在测力设备中的作用。人体运动动作测量就是利用这些传感器，将不易测量的非电学量转变为易于测量的电学量。通过介绍动力学数据采集的基本方法和原理，了解包括测力原理和常用测力设备，以及如何利用动力曲线和冲量数据解读出有用的运动技术信息。熟悉测力台及其附属装置的基本作用、测力软件的基本操作方法，介绍动力学数据、力—时间曲线与运动技术信息之间的关系。

三、实验内容

1. 由实验员讲解测力系统的构成及简单的原理，并接通整个系统，使其进入准备工作状态。

2. 用体重秤测量被测试的体重。

3. 被试者站在测力台上完成正常步态和异常步态。

4. 被试者站在测力台上完成三种姿势的跳跃：蹬伸动作完成很好情况下的跳跃；起跳动作蹬伸不充分情况下的跳跃；肌肉力量不足情况下的跳跃。

5. 记录实验结果或观测测力台数据分析软件显示的正常和异常步态垂直力曲线，以及三种姿势跳跃的垂直力曲线。标定横坐标单位长度的时间和纵坐标单位长度的力值。

四、实验数据

对实验得到的曲线和数据进行处理，在正常和异常步态的垂直力曲线图上划分动作阶段，并将步态曲线峰值出现时间和垂直力峰值填入表 10–3 中。

表 10–3　步态动作实验数据

项目 / 测试结果 / 分析内容	正常步态	异常步态
第一个波峰出现时间		
第一个波峰垂直力峰值		
第二个波峰出现时间		
第二个波峰垂直力峰值		

在三种跳跃动作的垂直力曲线图上划分动作阶段，并将各动作阶段的延续时间和垂直力峰值填入表 10–4 中。

表 10–4　跳跃动作实验数据

项目 / 测试结果 / 分析内容	蹬伸动作完成很好	起跳动作蹬伸不充分	肌肉力量不足
缓冲阶段（t）			
蹬升阶段（t）			
腾空阶段（t）			
垂直力峰值			

分析实验数据，完成实验报告。

[实验四] 三维影像解析分析实验

一、实验简介

运动拍摄与解析技术是研究运动技术原理，进行运动技术诊断的重要手段。利用这一手段可以获取运动员在运动过程中的运动学参数，为有效地指导各运动项目的技术训练提供依据，因为对运动技术进行定性指导的基础是对运动技术的定量研究。常速录像的拍摄频率为 25 帧／秒，由于图像是由奇、偶场扫描而成，因此，在图像解析过程中可将一帧图像拆分为奇、偶两场，即 50 场／秒，以提高拍摄频率。

人体运动是复杂的三维空间运动，若要准确地反映人体运动的特征，必须进行三维（立体）摄影摄像测量与分析。

二、实验目的

了解运动生物力学的测量方法，掌握三维摄像拍摄动作技术的方法，并熟悉摄像机在实际训练和比赛中如何进行操作。

三、实验内容

（一）拍　摄

用三维影像解析系统，对于跳远起跳动作技术解析的拍摄过程为：摄影框架连接与架设—摄像机（两台）的架设—调节摄像机—同步拍摄摄影框架—同步拍摄人体运动技术图像。

1. 摄影框架的连接与架设

摄影框架主要用于标定空间点的三维坐标，它是二维坐标向三维坐标转化的重要工具，国内三维解析系统所运用的摄影框架绝大多数是仿 PEAK 框架，呈发射状。每一根标志杆由两段组成，中间是螺旋连接。摄影框架首先需要按照每根标志杆上面的标号装配起来，并与中间大球相连接。装配完毕后，按照框架放置要求将其移动到运动场地。

2. 摄像机机位的架设与调节

拍摄前应架设摄像机固定机身，由于三维影像解析由两台摄像机同步拍摄，因此两台摄像机架设的位置布置十分重要。一般来说，两台摄像机的架设应该是一台架设在起跳方向的右侧，另一台架设在起跳方向的左侧，两台摄影机的拍摄主光轴呈 90°（图 10–20），解析比较方便，也可以仅仅进行二维解析，减少解析的工作量。

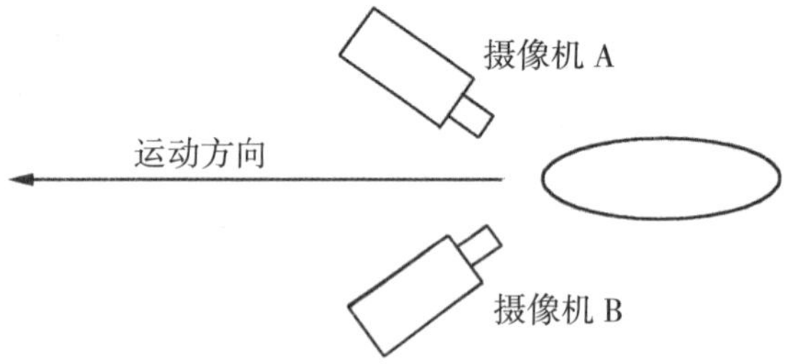

图 10–20　摄像机机位的架设

摄像机的机身高度一般为 1.20 米，两台摄像机到起跳点的间距为 15 米。三维影像解析中两台摄像机拍摄的同步识别，一般有两种方式，一是将两台摄像机连接到一个同步信号发生器装置上，二是外识别同步装置（如在运动场中放置一个高强亮度的灯泡以灯亮作为同步标志）。摄像实际拍摄频率一般通过内时标计算出来，尽可能使用高拍摄频率的摄像机，曝光时间一般设置为 1/250 秒，拍摄动作为起跳开始到落地的全过程。为保持解析的可靠性，一般进行多人次跳远动作的拍摄，以便于合理地取舍。

（二）解　析

将 Ariel 三维解析 APAS 系统装入计算机后，APAS 系统的快捷图标出现在桌面上，打开 APAS 系统，分别点击程序菜单组中 Trimmer、Digitize、Transform、Filter、display 图标，依次执行系统各项功能程序完成实验。

四、实验数据

从解析获得的结果数据中，找出能够反映跳远起跳动作技术特征的相关数据填入表 10–5。

表 10–5　人体三维影像解析实验记录（跳远）

项目		着地瞬间	垂直支撑时刻	离地瞬间	身体重心最高点
重心	位置				
	水平速度				
	垂直速度				
	加速度				
髋关节角	角度				
	角速度				
膝关节角	角度				
	角速度				
踝关节角	角度				
	角速度				
肩关节角	角度				
	角速度				

通过对数据的分析，结合有关力学原理完成实验报告。

［实验五］步态分析实验

一、实验简介

步态分析是研究人类最基本运动方式的实验，是运动康复生物力学中一个重要的研究领域。对于一般人而言，步行是日常生活中最平常的事，但如此简单的动作，却必须靠一连串神经系统、肌肉系统和骨骼系统等的同步作用才能完成。人的步行动作是规律而呈周期性的动作。一般的步态研究是以一脚触地瞬间作为周期的开始，以同一脚再次触地作为步态周期的结束。

1. 步态周期（Cycle）

由一脚触地至同一脚再次触地时止，分为着地期和摆动期，其中又可细分为着地开始、转移重量、站立中点、站立结束、摆动预备、摆动开始、摆动中点、摆动结束。亦可将周期分为首次双脚支撑、单脚站立和再次双脚支撑。

2. 步态时间分期

同样以一脚触地至另一脚再次触地时止，分为着地开始（0%）、转移重量（0% ~ 10%）、站立中点（10% ~ 30%）、站立结束（30% ~ 50%）、摆动预备（50% ~ 60%）、摆动开始（60% ~ 70%）、摆动中点（70% ~ 85%）、摆动结束（85% ~ 100%）。

步态参数的类型一般分做三种：

第一，时空参数。步态周期时间、站立期时间、摆动期时间、站立期百分比、摆动期百分比、跨步步长、步频、步速。

第二，转动运动学参数。髋关节、膝关节及踝关节的角度、角速度的变化。

第三，动力学参数。垂直方向与水平方向的地面反作用力。

二、实验目的

1. 了解步态分析常用运动学和动力学参数。
2. 掌握获得这些参数的实验方法。

三、实验内容

（一）步态周期划分

依据图 10–21，对步态周期进行划分。

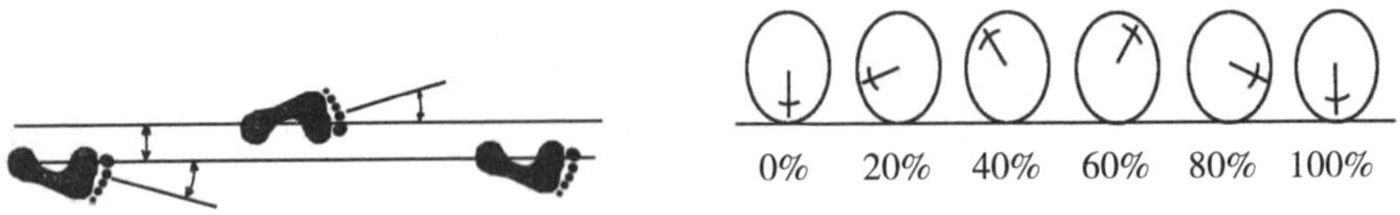

图 10–21　步态周期分析组图

（二）步态力学参数测量

1.实验过程

(1) 测力台两块相距约一步。调整、标定测力台，使其进入数据采集状态。

(2) 受试者练习步行过程数次（左脚开始）。

(3) 架设摄像机（三台）。

(4) 在受试者肩、肘、手腕、指端、髋、膝、踝、脚跟及脚趾尖处贴上胶带标记（黑及红）。

(5) 受试者由步态实验台的一端走至另一端，摄像记录其过程。拍摄录像时，可采用分割计算机屏幕画面的方法，使每台摄像机的摄像画面能够同时在一个屏幕上显示出来。

(6) 影像数字化。

2. 实验记录

取得影像解析和测力台数据后，按表 10–6 和表 10–7 要求填写测量数据。

（一）步态周期分析数据

表 10–6　步态周期分析实验记录

步态周期（CYCLE）								
分期	着地期（Stand phase）				摆动期（Swing phase）			
关键点	着地开始	转移重量	站立中点	站立结束	摆动预备	摆动开始	摆动中点	摆动结束
位置（张）								
时间（秒）								
分期百分比								

（二）步态力学参数测量数据

表 10–7　步态力学参数测量

右脚测力图（站立期时间：自　　秒至　　秒计　　秒）	
垂直方向地面支撑反作用力	
R_1：站立前期最大力 →	kg（为体重的　　倍）
t_1：出现时间 →	秒（为站立期的　　%处）
R_2：站立中期最小力 →	kg（为体重的　　倍）
t_2：出现时间 →	秒（为站立期的　　%处）
R_3：站立后期最大力 →	kg（为体重的　　倍）
t_3：出现时间 →	秒（为站立期的　　%处）

前后方向地面支撑反作用力	
R_4：站立前期最大向前力 →	kg（为体重的 倍）
t_4：出现时间 →	秒（为站立期的 %处）
R_5：站立后期最大向后力 →	kg（为体重的 倍）
t_5：出现时间 →	秒（为站立期的 %处）

左脚测力图（站立期时间：自 秒至 秒计 秒）	
垂直方向地面支撑反作用力	
L_1：站立前期最大力 →	kg（为体重的 倍）
T_1：出现时间 →	秒（为站立期的 %处）
L_2：站立中期最小力 →	kg（为体重的 倍）
T_2：出现时间 →	秒（为站立期的 %处）
L_3：站立后期最大力 →	kg（为体重的 倍）
T_3：出现时间 →	秒（为站立期的 %处）
前后方向地面支撑反作用力	
L_4：站立前期最大向前反应力 →	kg（为体重的 倍）
T_4：出现时间 →	秒（为站立期的 %处）
L_5：站立后期最大向后反应力 →	kg（为体重的 倍）
T_5：出现时间 →	秒（为站立期的 %处）

步态影像解析的数据收集参照表10–5的方法进行。根据影像解析和测力台数据进行步态分析，完成实验报告。

[实验六] 肌电分析实验

一、实验简介

肌肉组织具有兴奋性，受到刺激后会产生动作电位，发生反应，其表现为肌肉收缩。引起组织发生反应的刺激应是适宜的有效刺激。最初引起收缩反应的最小刺激强度为阈强度，该刺激为阈刺激。

神经肌肉兴奋时发生生物电位变化，此时用电极将肌肉所产生的生物电位引导出来，经过放大可显示出一定的波形，这就是肌电图（EMG）。

正常肌电图在肌肉松弛时不出现电位，称为静息电位。肌肉收缩时只有少数运动单位兴奋产生动作电位，表现为界限清楚的单相波、双相波、三相波，较少出现多相波，随着收缩力增强，运动单位数量和每个运动单位的放电频率均增加，肌肉最大收缩时，各放电波形互相重叠，波幅参差不齐，不能分出单个电位，称为干扰相。

骨骼肌受神经控制，功能是通过主动收缩出现拉应力，然后通过腱传到骨上，身体产生运动，即可以用意志控制肌肉收放，亦称随意肌，在显微镜下可观察到明暗相间的横向条纹，也称为横纹肌。

二、实验目的

（一）掌握什么是肌电图、骨骼肌单元。
（二）观察记录骨骼肌单元在休息状态和受微弱电刺激情况下的肌电图。
（三）学会使用多道生理信号采集处理系统测量分析肌电图。
（四）记录左手的最大握力。
（五）观察记录增大肌肉收缩力度与肌电信号的关系。

三、实验内容

（一）实验器材

信号采集处理系统，即计算机、一次性电极 6 个、3 导联数据传输线。

（二）实验步骤

打开电源开关（仪器背后），开启计算机系统；将肌电 3 导联线接口插入 RM6240B 型多道生理信号采集处理系统二通道，连在前臂上，如图 10–22 所示：

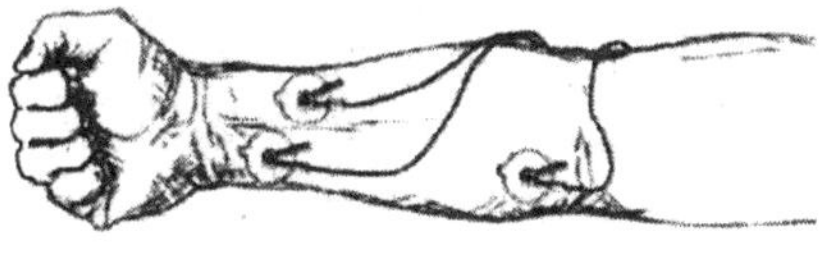

图 10–22　电极安置

启动设备，准备实验，选中“新建”实验。具体过程如图 10–23 和图 10–24 所示。

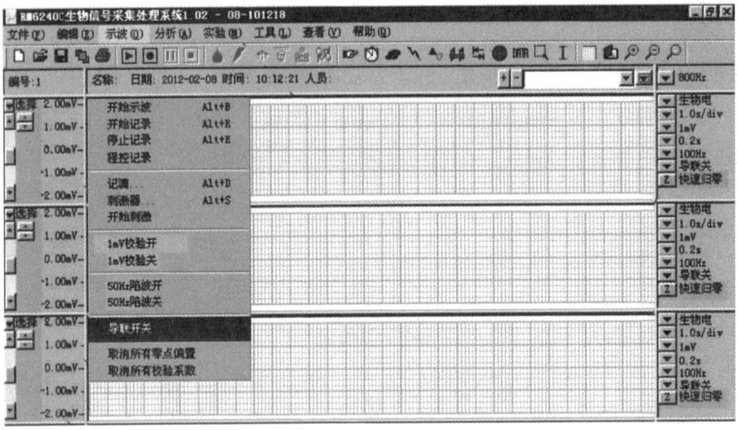

图 10–23　新建对话框

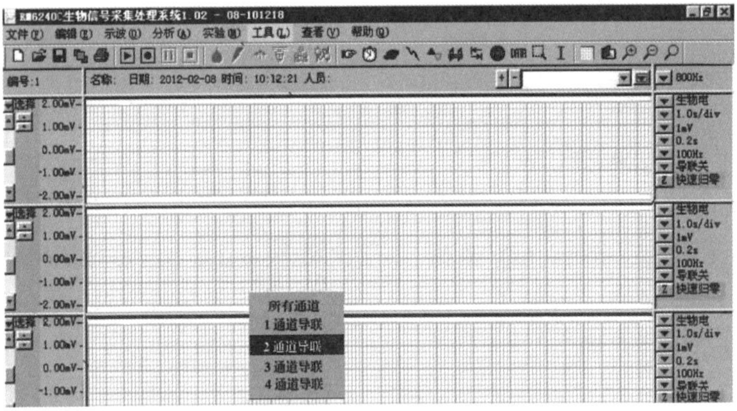

图 10–24　开始示波对话框

1. 点击“开始示波”开始实验，当波形稳定时，点击“开始”记录（存储）波形。

2. “握—松—等”，如此重复 4 次。每次力度稍增加直至达到最大值。握 2 秒后松开再等 2 秒，然后开始新一轮“握—松—等”过程。

3. 在记录完一段波形以后，点击“停止示波”结束记录。

4. 按图 10–25 所示步骤，分析所采波形并获得所需数据。

5. 在实验报告中填写所得数据值。

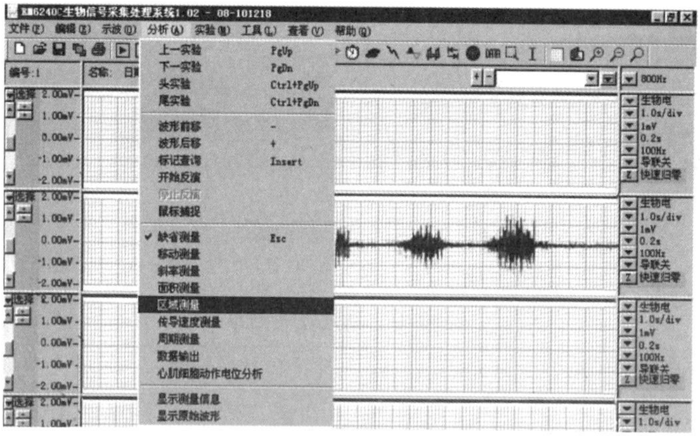

图 10–25　波形对话框

6. 重复步骤 1 ~ 5 三次。
7. 改换左手，重复所有测试过程。

四、实验数据

图 10–26 和图 10–27 分别是受试者右手和左手“握—松—等”动作，各重复 4 次，每次力量逐渐加大，肌电仪则记录波形图。根据图形可以测量计算出最大值、平均值填入表 10–8 和表 10–9，并分析波形特征、原因和受试者本体感觉的关系。

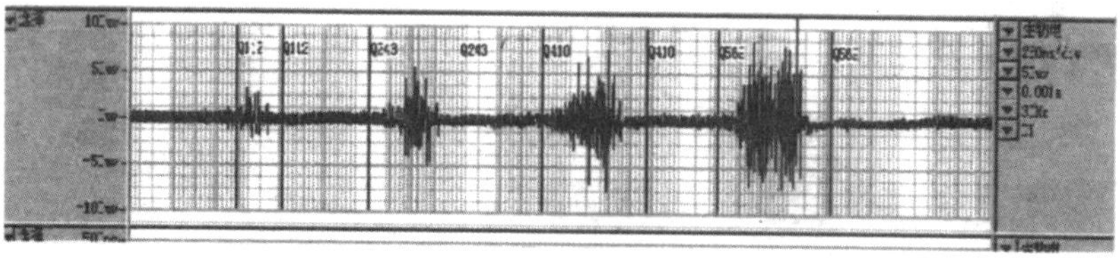

图 10–26　测试右手所得波形分析图

表 10–8　测试右手数据

测试次序	最大值	P–P 平均值	差别原因
1			
2			
3			
4			
测量的结果与平时感觉差异			
定义该测试波形特征			
(粘贴波形结果图于此处)			

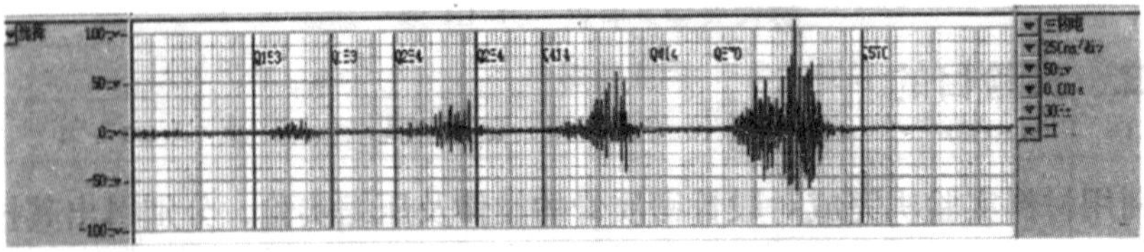

图 10-27　测试左手所得波形分析图

表10-9　测试左手数据

测试次序	最大值	P-P 平均值	差别原因
1			
2			
3			
4			
测量的结果与平时感觉差异			
定义该测试波形特征			
(粘贴波形结果图于此处)			

将分析结果填入表中，完成实验报告。

五、注意事项

1. 测试过程中，注意握力的渐增。
2. 电极的粘贴会直接影响波形的输出，所以一定要使电极紧贴手臂。

[实验七] 骨的材料力学实验

一、实验简介

骨力学是生物力学的重要分支，它研究骨组织在外力作用下的力学特性和骨受力后的生物效应，是对骨质进行评定的一种可靠方法。近年来，由于骨质疏松、重建、骨再造、矫形外科开展的人工关节置换术等，都需要了解骨的力学特性。因此，拉伸及压缩实验成为研究生物材料力学性质的一种重要方法。

骨为固体生物材料，研究骨的力学性质对于骨科临床和人工骨的研究具有一定的参考价值。

二、实验目的

利用材料实验机完成对股骨密质骨的拉伸及压缩实验，分别得出其拉伸破坏载荷、强度极限、弹性模量等。了解生物力学拉伸、压缩实验方法及骨材料的相关力学性质。

三、实验内容

用猪股骨密质骨制作标准试件，在自动控制电子万能试验机上分别进行拉伸压缩实验。

（一）拉伸部分

拉伸实验的标准试件宽、长比为 1∶5～1∶10，将试样两端装夹于试验机板状试样夹头内，载荷由载荷传感器传递，位移由光电编码器传递，将试样长度、宽度、厚度输入计算机。本实验以 2mm/min 的实验速度对试样施加载荷，试样破坏后计算机自动输出应力、应变曲线和实验数据。拉伸弹性模量 E_L 可在记录曲线弹性段采集数据而求出：

$$E_L=\frac{\Delta P_i L_O}{A_O\delta\ (\Delta l)_i}$$

（二）压缩部分

压缩实验的标准试件为长方形或圆柱形，其方形边长或圆直径与高的比为 1∶3，载荷通过载荷传感器传递，位移通过光电编码器传递，应变通过机器的应变单元自动得出。以 2mm / min 的实验速度对试样施加压应力，实验结束后计算机自动输出实验结果。从记录的应力—应变曲线求出压缩弹性模量。

四、实验数据

分别用标准试件各做 10 次拉伸、压缩实验，并且计算平均数和标准差，把实验获得数据分别填入表 10–10 和表 10–11。

表 10–10　拉伸实验数据表

试样编号	试件尺寸（mm）			横截面积（mm^2）	最大载荷（KN）	强度极限（Mpa）	弹性模量（Gpa）
	长（mm）	宽（mm）	高（mm）				
1							
2							
3							
4							
5							
6							
7							
8							
9							
10							
$\bar{x}\pm SD$							

表 10–11　压缩实验数据表

试样编号	试件尺寸（mm）			横截面积（mm^2）	最大载荷（KN）	强度极限（Mpa）	弹性模量（Gpa）
	长（mm）	宽（mm）	高（mm）				
1							
2							
3							
4							
5							
6							
7							
8							
9							
10							
$\bar{x}\pm SD$							

根据实验数据分析猪股骨密质骨的材料力学性质，完成实验报告。

第十一章

人体运动动作分析

人体动作包括体育动作、健身动作、日常生活动作、康复训练动作和临床动作，这些动作都是在中枢神经系统的控制下，通过肌肉收缩，拉动骨杠杆运动实现，具有一些共性的因素，遵循一般动作生物力学原理。同时，由于动作目的不同，各种运动又有各自的特点，符合特定条件下的客观规律。因此，对人体运动动作进行分析，不仅要掌握人体运动的一般分析方法、基本生物力学原理，还要根据具体的对象、动作和特定物件，有针对性地进行分析研究，总结出规律性的东西，这样才能作出更加准确的技术诊断，指导动作改进，提高动作效率。

第一节　动作技术的生物力学原理

人体运动是通过动作组合实现的，动作技术是人们完成日常动作或从事体育活动的方法。而动作技术的生物力学原理则是完成人体某项动作技术的基本生物力学规律。

一、动作技术的生物力学原理

由动作技术生物力学原理的定义可知，人们只能提出具体动作技术的生物力学原理，而不可能提出一个适合所有运动项目的动作技术生物力学原理。但是，可以归纳出人体运动的动作技术生物力学原理中具有普遍意义的要素。所以，具体人体运动的动作技术生物力学原理，不外乎是这些要素的合理组合与适宜的匹配。因此，掌握和了解动作技术生物力学原理的要素的意义及组合原则，将有助于理解和掌握具体人体运动的动作技术生物力学原理。

（一）动作技术生物力学原理的具体表现

无论是人体通过肢体与外界相互作用，而产生自体位移或特定的动作，还是通过身体及其环节的活动操纵器械，使器械产生位移，或操纵器械进行运动，都是由人的身体活动引起的。

1. 动作技术生物力学的基本要素

(1) 身体姿位、关节角度。
(2) 身体和肢体位移的距离、时间，速度及加速度。
(3) 用力大小及方向，用力的稳定性及动态力的变化速率（力的梯度）。
(4) 人体各环节的相互配合形式及方法。
(5) 增大动力的利用率及减少阻力的技巧。

2. 动作技术生物力学原理各要素的意义

(1) 身体姿位、关节角度

身体姿位决定整个人体完成运动及用力时的身体状态，也决定力的相互作用状态。它对动作技术的效果产生重要影响。在做体操练习时，身体姿位、身体与器械的位置关系是否合理，往往会决定动作的效果。身体姿位的不同、关节角度的大小将影响肌力的发挥。

(2) 身体和肢体位移的距离、时间、速度及加速度

衡量动作技术的质量及其运动成绩，往往以整个身体的位移大小、时间长短及速度快慢为依据，这是不言而喻的。而短跑运动员起跑快慢、投掷运动员器械出手速度的大小，也同样取决于人体或肢体加速度的大小。

完成跳高起跳及各种跳跃动作时，肢体摆动动作的幅度、方向及加速度大小，对增大起跳力量、提高起跳效果和改善动作质量有重要影响。

(3) 用力大小、方向、稳定性及动态力的变化速率

身体位移的大小、运动速度变化的快慢，取决于用力大小，而用力大小往往取决于爆发力或力的变化速率。

身体运动方向及路线是否合理，取决于用力方向的正确性。在需要精细控制的动作技术中，肌肉用力的稳定性对动作的质量有重要影响。

(4) 运动时身体各环节的相互配合

运动时身体不同部位承担的任务不同，因此它们的活动形式各异。例如，在进行跳的动作中，支撑腿进行起跳动作时，两臂及摆动腿配合起跳腿进行摆动动作。

(5) 增加动力利用率及减少阻力

在运动时人体所产生的肌肉力及获得外力的大小是一定的，但对于力的利用率则可以有较大的不同，这取决于许多因素。同样，也可以使阻力的作用效果发生一定的变化。合理的动作技术在于最大限度地增加动力利用率及减少阻力。

如做原地纵跳练习，当下蹲到最低点时，不停顿地做蹬伸动作，所跳起的高度比稍停片刻跳得高，这是利用了肌肉的弹性力特性，增大了肌肉收缩力的缘故。增大动力利用率、减少阻力的方法是：采用合理的动作技术、确保身体各环节的合理配合、充分利用肌肉力学性质。

3. 要素的组合与匹配原则

在建立动作技术生物力学原理的过程中，必须涉及动作技术生物力学原理要素的组合与匹配问题，如步态技术生物力学原理中关于步长、步频指数是依据走步动作特征与任务而提出的，这些指数运用了身体与肢体的位移、速度及加速度的要素。动作技术生物力学原理要素的组合与匹配应遵循下述原则：

(1) 依据运动技术特征及其任务要求选择要素。

(2) 应突出与完成任务有密切关系的要素，但也应尽量发挥次要要素的作用。

(3) 各要素组合应力求取得最佳效果。

(二) 动作技术生物力学原理的产生

1. 动作技术生物力学原理的建立过程

依据运动训练实践经验与有关科学原理的结合，经过分析研究之后，人们可以揭示出完成动作技术的基本规律，提出某一动作技术的生物力学原理，并经过实践检验，使动作技术生物力学原理的理论不断发展和深化。

运动训练是动作技术生物力学原理产生的实践基础，而科学原理是理论基础。动作技术生物力学原理的建立，可先由训练实践经验提出，再经过科学论证，也可通过对实践过程的研究，揭示出动作技术生物力学原理，再由实践进行验证。以上过程，反映了人们认识过程的普遍规律，即由实践到理论，再由理论反作用于实践。

2. 动作技术生物力学原理建立的方法和步骤

动作技术生物力学原理的建立过程，是一个复杂的创造性思维与实践过程。当人们欲揭示并建立某一项目的运动技术原理时，通常首先依据运动技术实践的经验，明确动作技术的特征、任务，最后揭示出完成动作技术的基本规律。

(1) 明断动作技术特征：例如，跑步是周期性运动，它分为支撑与腾空两个动作阶段。从动作技术方面讲，跑步包括两臂与摆动腿的摆动技术，及支撑腿的缓冲与蹬伸动作技术。

(2) 明确动作技术的目的任务：例如，跳远起跳技术，可从对起跳力曲线的分析及抛射运动原理得知，跳远成绩取决于运动员身体（重心）腾起初速度及适宜的腾起角度。其中，腾起水平速度，主要通过运动员的助跑获得。而运动员的腾起角度，是通过踏跳的垂直分力冲量（F_yt）的作用，产生垂直向上的腾起速度（Vy），使运动速度方向发生变化的结果。因此，起跳动作的实质是通过起跳(垂直分力)力的作用，改变身体（重心）运动速度方向，按一定角度腾起，获得相应的远度。因此，跳远起跳技术的任务，就是在保持适宜助跑速度的情况下，使起跳动作产生较大的起跳垂直分力的冲量（在助跑速度合理损失的基础上），其目的是增大运动员腾空时间，跳出好成绩。

(3) 提出完成动作技术任务的方法：明确动作技术任务后，可以有针对性地提出完成任务的具体方法。例如，在明确跳远起跳任务后，提出在合理助跑的基础上，起跳腿着地时应向前送髋（髋关节伸展），膝关节处于较伸展的状态进行起跳。这样做能够承担着地时刻巨大的冲击力，并产生较大的蹬地力。与此同时，两臂与摆动腿进行快速的加速摆动，使起跳更加有力。

(4) 提出完成动作技术的基本生物力学规律：在明确和制订完成运动技术任务的方法后，再经过分析研究，归纳出完成动作技术方法中具有普遍意义的基本生物力学规律。这些规律上升为理论，就成为动作技术原理。

动作技术原理还需经过训练实践的检验，在指导训练实践的过程中不断地完善和最终确定。例如，步态分析揭示出步态技术中具有普遍意义的规律。运用步长、步频指数、足着地时的速度、支撑腿膝关节缓冲程度与蹬离地面时膝关节的伸展范围，以及蹬地角的大小等参数，来分析研究人体步行过程中的规律性，逐步建立单、双支撑周期理论；典型支撑双峰曲线；廓清机制等步行技术原理，用于指导患者康复训练，并在实践中得到检验和完善。

二、动作技术的生物力学原理对技术训练的指导作用

（一）动作技术训练必须符合动作技术的生物力学原理

技术训练的目的，旨在使受训者学习和掌握合理、先进的技术，充分发挥其身体机能的潜力，提高运动能力。而动作技术生物力学原理诸要素的最佳组合，便构成了合理的技术。因此，在选择技术训练的方法手段时，必须根据专项技术动作特点，对该项技术原理的要素进行认真的分析和研究，并找出决定技术效果的主要因素，而后进行针对性训练。

（二）动作技术训练力求各要素的总体最佳化

动作技术的生物力学原理各要素之间，既相互联系又相互制约。它们之间合理而有机地匹配与组合，最终必须服从于提高运动能力这一目的任务，并反映出专项技术的本质规律。按照系统论的观点，只有当系统内部各要素之间高度协调，才能使系统的功能产生正效应（增量）。否则，会依“木桶原理”而出现内耗并产生负效应（减量）。因此，在学习和改进技术的训练过程中，在

突出和重视主要因素合理性的同时，还必须重视各要素之间的有机联系。在选择技术训练的方法手段时，无论采用分解练习、辅助练习还是完整技术练习，都应重视动作技术要素的整体效应，使之达到最佳化，切勿顾此失彼。

（三）通过技术诊断调控技术训练过程

在技术训练过程中，及时得到掌握技术动作程度的反馈信息，有助于改进技术训练方法手段和改善调控技术训练过程。要实现这一目的，必须借助科学的测试诊断和经验诊断，即采用先进的生物力学设备与方法进行诊断，然后结合生物力学工作者的实践经验进行配合断定，以便为运动员和康复人员提供更多有价值的信息。

（四）技术训练中的区别对待

在运用动作技术的生物力学原理指导技术训练的过程中，还应重视训练对象的个人特点。动作技术的生物力学原理，只是从生物力学角度反映各项动作技术带有共性的普遍规律，而每个受训者的动作特点各有不同，他们的技术训练也不应一成不变。因此，要求教练人员在技术动作训练的过程中，经过实践逐步摸索出适合于受训者个人特点（身体的、素质的、心理的）的合理技术是极其重要的。

第二节 动作技术分析方法

经常用于分析的人体动作包括竞技动作、健身动作、康复训练动作和临床动作，这些动作的分析都存在一些共性的因素，可以遵循一般动作分析的规律。

动作分析的一般过程包括确定动作研究范围、划分阶段、找出特征画面、分析动作各阶段之间的关系，根据生物力学原理，指示动作过程的生物力学规律。在有条件的情况下，应借助影像解析、力量测试等高科技手段，获得动作技术的生物力学参数，对动作技术进行更加精确的定理分析。

分析研究动作技术时，首要工作是划分动作技术的阶段，确定动作技术的特征画面。

一、划分动作技术的范围

确定了动作技术的开始与结束瞬间，动作技术的范围就确定下来了。例如，跳远的起跳脚着地瞬间是起跳动作的开始，起跳脚离地瞬间便是起跳动作的结束；又如，跑步是周期性动作，因此当其一只脚着地，经过支撑与腾空至另一脚着地与腾空，为一个跑步动作周期。

二、划分动作阶段

当动作范围确定后，应划分动作的不同阶段，为分析研究提供方便。例如，跑步动作周期由一个单步组成，而一个单步又可分为支撑与腾空两个阶段。

在支撑阶段，依据蹬地水平力的作用性质，又可分为前蹬（或前支撑）与后蹬（或后支撑）两个动作阶段。如果依据支撑腿的膝关节活动形式或肌肉收缩形式，又可分为缓冲与蹬伸两个动作阶段。

动作阶段划分的依据：一个完整复杂的动作由不同形式的简单基本动作组成。把它们相互区分开来，有利于对完整的动作进行分析研究。由于动作各组成部分的具体情况不同，可参照下述条件对动作进行阶段划分。

1. 肌肉工作形式等解剖学条件

例如，在做跳跃动作起跳时，起跳腿的膝关节屈曲（其伸肌做退让式收缩）的动作过程称起跳动作的缓冲阶段。膝关节伸展（其伸肌做克制性收缩）的动作过程称起跳动作的蹬伸阶段。

2. 作用力的性质

例如，在跑步时，当人体重心投影点处于支撑点后方，则蹬地力水平反作用力的方向与人体运动方向相反，称为跑步的阻力作用阶段（亦称前蹬阶段）。当人体重心投影点处于支撑点的前方时，水平支撑反作用力方向与人体运动方向一致，称为跑步的动力作用阶段（亦称后蹬阶段）。

3. 动作方向

例如，跑步时臂相对于人体向前摆动，称臂的前摆阶段。跳高时摆动腿相对于地面主要是向上摆动，称摆动腿的向上摆动阶段。

4. 动作的任务与性质

例如，轮椅运动的用力和换手动作阶段的划分，是依据该动作的具体任务而命名的。又如跳远的助跑、起跳、腾空、落地等动作阶段，是依据其动作性质的不同确定的。

5. 人体工作环境

依据人体或其某些环节活动时与周围环境的关系，区分为支撑、腾空、着地，以及（游泳的）空中移臂等动作阶段与时相。

三、确定动作技术的特征画面

不同动作阶段的临界点（画面）称为动作技术的特征画面。例如，跑步的着地与离地瞬间、身体垂直瞬间、最大缓冲瞬间等。这些特征画面可表征各动作阶段基本力学特征与动作质量，如最大缓冲时刻的膝关节角度的大小，可表示缓冲动作的质量，而蹬离地面时的后蹬角的大小，可表示蹬地水平力的利用程度，也可说明缓冲技术的好坏，进而推论整个蹬地技术的质量。因此，动作的特征画面可作为动作技术诊断的重要依据。

四、明确各动作阶段的相互影响及其作用

虽然组成完整动作的不同阶段的基本动作形式、任务和性质不同，但它们都同属于一个完整动作不可缺少的有机组成部分，都是为完成完整动作的任务服务的。因此，它们之间存在着必然联系与因果关系，如跑步时蹬地腿的缓冲与蹬伸动作，虽然是人体基本活动屈与伸的基本解剖学条件决定的，但从生物力学角度来看，它们之间在生物力学特征方面存在着必然联系与因果关系。跑步的蹬伸动作是缓冲动作的继续，而缓冲程度影响后蹬角的大小及蹬伸动作的幅度与时间。而后蹬时膝关节的伸直程度，又影响动作的频率。

五、获得动作技术参数，揭示生物力学原理

动作技术的运动学参数一般是通过影像解析取得，动力学参数可通过测力

台、肌电仪、关节力量测试等设备测量得到。

对数据进行处理分析、确定动作技术的关键环节和特征数据，寻找数据间的内在联系，以及对动作技术的影响，在此基础上归纳出完成动作技术的一般规律，根据动作规律指导技术训练，经过实践的检验上升为动作技术的生物力学原理。

第三节　康复临床动作分析方法

临床动作是人体运动的一种形式，可以根据人体一般运动动作技术原理进行动作分析，但临床动作的非常态性、失调性形成对其动作分析的不同要求，因此，在对临床动作进行分析时要考虑其特殊性。

一、临床动作记录和分析

1. 动作描述性记录

观察并记录受试者的身体运动状态，确定一定条件下的运动模式，并从不同角度予以分析解释。在定性分析的基础上对造成动作差异分析的指标进行标准化后，即可用于临床。

2. 动作测量性记录

就某一动作所需要的时间进行测量，测量一定时间内完成动作的次数和运动量，并记录动作完成情况，建立标准化的检查指标，就能确定受试者动作机能障碍及能力障碍的程度，这在临床上可广泛应用。

3. 动作图像性记录

利用影像解析方法，将动作图像进行数值化。近来使用较多的有二维及三维图像解析仪器。如果只对影片及录像的内容进行观察性分析，则图像只是运动记录的一种方式。临床动作分析和评定，通常是采用肉眼观察的方法，而影像的方法可以更加忠实记录对象的动作，并可以反复再现，仔细分析。当然描述性记录的用词应准确，便于同行的理解。

二、机能评定与临床动作分析

对脑卒中造成偏瘫的患者进行关节活动范围的测定及肌张力检查，常会发现髋、膝关节屈曲挛缩，在瘫痪侧，踝部痉挛致内翻等问题，经验欠缺的治疗师往往不会把这些机能评定的结果与患者的动作分析联系起来，分析这些问题对步行及起居动作的影响。

动作分析也是一个评定项目，动作分析的结果应有助于治疗。

动作分析首先从仔细观察患者的动作开始，可观察患者在自然条件下进行运动的情况和在命令条件下进行同样动作的情况，对其差异进行分析，找出动作异常的原因，并结合机能评定获得患者机能障碍水平的分析结果，推测动作不能顺利进行的机理，为确定运动疗法提供依据，必要时可重新检查，或追加新的检查项目，提高动作分析的准确性。

三、临床动作分析的一般过程

（一）确定动作分析的目的

临床动作分析所采用的方法和程序，要根据其目的来确定。为达到不同的目的，可采用不同的分析方法，其动作分析的侧重点也不一样。一般临床动作分析基于如下目的：

1. 对正常人体动作进行分析，推测患者机能障碍的水平，目的是制订出能够改善患者动作的运动处方和治疗计划。

2. 在运动治疗过程中进行动作分析，目的是探求进一步修正患者动作的训练方法。

3. 对运动疗法实施后患者的动作进行分析，目的是检验治疗的效果以及患者的动作质量。

（二）确定动作分析进行方式

根据不同的目的可选择不同的动作分析方式。

1. 选择患者完成动作时的附加条件

(1) 不加任何操作或辅助。

(2) 使用辅助具、辅助矫形器。

(3) 施加各种负荷、规定、限制。

2. 确定分析的主要因素

将分析项目制成表。因为人体运动都是按照一定的时间顺序进行的，所以应使患者在运动中身体主要环节的特征因素能在一些重要的时间节点上显现出来，这就需要事先精心筛选出这些特征因素。

（三）确定动作分析的顺序

用观察方法进行动作分析时，一般顺序是先整体后局部，最终确定观察要点。

1. 整体观察

(1) 考察患者运动的空间特征：患者动作的异常往往会从身体的位置、关节的角度、动作的幅度、速度等空间特征表现出来，无论是何种原因造成患者身体活动的异常，都要多角度地分析各种情况对整体运动的影响，避免先入为主。

(2) 考察患者运动的时间特征：任何一种身体运动都要持续一定的时间。动作与动作之间有时间上的先后顺序，患者动作异常很容易从动作持续的时间或先后顺序表现出来，观察和分析这些时间特征上的异常，就能对动作作出正确的分析。

(3) 分析身体机能与动作完成的关系：根据患者身体机能测试的结果，结合空间和时间特征，可以对患者整体运动进行动作分析。分析的重点是各种身体机能对动作的影响，如耐力是否影响到患者的运动。

2. 局部观察

在整体观察的基础上，把注意力集中到某些局部动作上。

(1) 对特定的身体部位进行观察：患者的异常动作常会在某一个局部表现得非常明显，这就需要对这个身体局部运动的时间、空间异常情况进行仔细分析，探索不同疾病造成的运动障碍所特有的局部运动。

(2) 观察神经系统反射对局部运动的影响：人体运动是在中枢神经系统的

调控下完成的，动作分析时要仔细考察神经系统反射、反应对局部动作的影响，以对神经调控机能作出评价。

(3) 观察运动动作各个组成部分：人体运动或某个动作，可以由不同的动作部分组成，使各个部分之间有机地结合在一起。前一部分的结束就是后一部分的开始，前一部分的完成情况直接影响后一部分的完成质量。因此，加强对动作各组成部分的分析也是局部观察的重要内容。

3. 确定观察要点

根据整体和局部分析的结果，确定观察的要点。

(1) 动作危险程度：如果患者在运动过程中存在危险因素，这时要引入观察重点，分析其动作的危险程度，以便调整运动处方。

(2) 患者动作完成情况：患者能否完成动作，完成动作的数量、质量，以及是独立完成还是半辅助、全辅助状态下完成，这些都应该是观察分析的重点。

(3) 患者完成动作的方式：正常运动可以开始于不同的部位，其运动过程也可以有多种模式，另外，同一动作在快速完成和慢速完成时其动作方式也有变化。对这些正常变化应该了解掌握，这有利于对患者异常动作完成方式进行对比分析，找出患者异常方式的原因。

4. 划分动作周期

对患者出现问题的异常动作，可以进一步将动作细分为不同的周期来分析，例如，支撑面的变化期、运动方向的变化期等。

(1) 支撑面的变化：患者动作的稳定程度取决于支撑面的大小。在运动过程中支撑面的宽度、大小的变化就是观察的重点。

(2) 重心的位置：重心的高低以及与支撑面之间的关系，也直接影响患者动作的稳定程度。因此，在患者运动过程中应重点观察其重心位置的高低，以及向哪个方向移动，是否会移出支撑面。

(3) 关节运动：人体的运动都是通过关节的转动来实现。动作分析要确定参与工作的关节以及关节的工作状态，分析关节角度随时间变化的规律。

(4) 受力分析：重点观察作用于人体各种力的平衡情况。

(5) 作用与反作用：分析人体与地面的相互关系，或者人体与器械、支具、辅助器之间的相互关系以确定作用力和反作用力。

(6) 观察代偿方法：患者由于某部分运动功能障碍，为完成日常动作或特定的锻炼动作，会加大其他部分的动作来代偿，分析这种代偿方法和规律有助于对动作进行诊断。

（四）动作分析的实施

在对分析对象的动作进行整体和局部观察的基础上，可实施具体的动作分析。

1. 首先要把连续动作划分为若干个期，对各期中的运动要素进行分类，然后分析、归纳其运动的规律性。

2. 按动作时间顺序记述运动的全过程，阐述运动随时间变化的规律，尤其要确认运动方向与肌肉收缩的关系。

3. 区别主要运动与附加运动也是动作分析的要点。

第四节　临床基本动作分析

临床上常需对患者的一些基本动作进行分析，以确定治疗和运动方案。这些动作包括翻身、坐起、站起和步行等动作。

一、翻身动作分析

翻身动作是从仰卧位翻至侧卧位的动作过程。

（一）正常人的翻身

正常人的翻身动作模式有以下三类：

1. 运动从上半身开始。

2. 运动从下半身开始。

3. 无明显节段性运动。

从仰卧位移至侧卧位意味着在力学上从稳定状态过渡到不稳定状态。实现这种翻转需要较大的力矩，就如同停止的汽车在起步时需要较大的力矩一样，因此有必要抬起上肢或下肢，使其转动，带动身体的翻转，或通过手撑床、脚蹬床来获得翻转力矩使支撑面发生变化。重要的是要分析人体接触支撑面的部位与支撑面的相互作用是否有利于肌肉力量的发挥。人体可通过活动部分肢体来带动整个躯体的运动，这时如果活动肢体的质量充分大，则反作用力可使整个躯体产生位移。“翻身动作”分析就是要确认人体与地面的接触部位是否有用手按或用脚蹬的动作。在仅靠观察还不能确定的情况下，可借助压力传感器或压力垫等仪器来测量分析。图 11—1 是正常青年人中最常见的翻身动作。

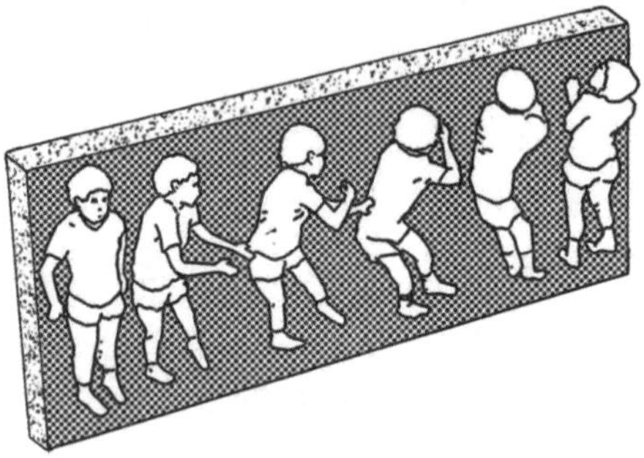

图 11–1　正常青年男性的翻身动作（从仰卧位至俯卧位）

（二）偏瘫患者的翻身

正常人向一侧翻身时，为产生较大的旋转运动会使对侧上下肢或肩、骨盆产生相应的旋转，即不产生妨碍翻身方向的运动。对于偏瘫患者，由于其一侧上下肢运动瘫痪及感觉障碍，缺乏正常时所见的运动或运动不充分，因此，许多患者在健侧上肢中付出较多努力（正常人一侧上下肢如果安装上较重砝码就易于理解这种情况）。典型病例有上臂强直伸展、肘撑住地面使躯干产生旋转运动。或者抓住床边等努力使躯干旋转，同时使下肢外展、外旋来协助整体躯干的旋转，甚至头部也参与旋转、上抬，由于正常协调机能遭破坏，这些连续运动的时机多不一致。健侧及患侧的头部、肩胛带、上肢、骨盆、下肢各环节的运动缺乏协调性，会使对侧上下肢多被引向翻身侧方向的相同方向。另外，弛缓性偏瘫患者由于上肢本身重量，造成上肢多滞留在与翻身方向相反的对侧。而痉挛性偏瘫患者中是因肩胛带周围肌的张力亢进导致肩胛带被拉向后方，也多为上肢滞留的原因。也有患者上肢、躯干、骨盆、下肢联动被打乱，仅头部与上肢旋转，骨盆以下部位多滞留，这种情况多见于下肢肌张力低，自主性差或感觉减退较重时。

当然在早期偏瘫患者常会勉强使用可动部分尝试完成翻身动作，结果多数患者会诱发联合反应，使瘫侧肌张力亢进（表现为上肢屈肌群、下肢伸肌群的强直性收缩）。多次重复就会形成异常的运动模式。

偏瘫患者强压健侧上肢或强拉床单及床栏想要获得旋转力，一般是无效的。在这种情况下，若进行过多努力会引起异常运动（局限性肌张力亢进及健侧联合反应）。要使患者理解使用包括瘫痪侧在内的下肢或上肢，产生翻身所必需的旋转力矩是最有效的。翻身动作分析的重点是结合力学原理来观察分析动作。

二、坐起动作分析

（一）偏瘫患者坐起

坐起动作是从仰卧位到坐位的动作过程。对正常人来讲这是一个极为简单的动作，而对偏瘫患者则是一个不易完成的动作。不能很好坐起的典型病例，是患者努力从正面坐起，表现为患侧下肢被抬起，以臀部为支点。这种两头都向上起的动作显然不能达到坐起的目的，结果上半身重新复原。正确的方法应使包括头部在内的上半身坐起，将双下肢作为压重，使其与地面牢固固定。在上身坐起的过程中，颈、胸、腹部的屈肌群用力使身体弯曲成低头、含胸、收腹的身体姿势，减少上身的重力矩。在患者联合反应强而肌张力低时多不能成功利用这一力学方法。

图 11–2 所示为脊损患者的坐起（翻身—起坐—长坐位）

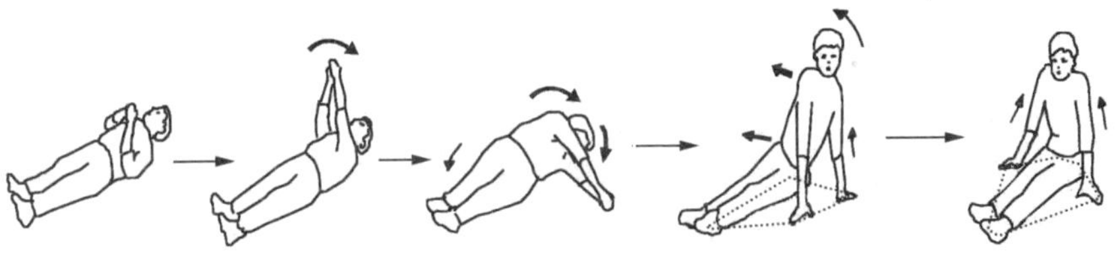

图 11–2　起坐的例子（斜线部分是四肢所构成的支撑基底面）

高位脊损患者其力源仅限于上肢，为此，要有效使用残存肌肉力量。脊损患者向左右大幅度摆动上肢，利用其反作用使上肢产生旋转运动波及躯干和下肢，并成为侧卧位。然后，上肢一边保持伸展位一边利用肘、手的支撑反作用，向侧上方抬头部、躯干，这可使较小的残存肌力有效地支撑起上躯干，向其他部位传导。在坐起时不能利用正常人使用的腹肌，而不得不依赖上肢压推地面的支撑反作用力来坐起，即依靠手臂推地力量屈曲躯干，一边改变由上肢、臀部及下肢所形成的支撑面，一边使上半身接近正中位而形成长坐位。在长坐位，由双手支撑来确保稳定性。

（二）正常人坐起动作分析

1．正常人从仰卧位坐起有许多种动作形式，最常见的是一侧上肢撑在外侧的非对称性坐起（图 11–3）。

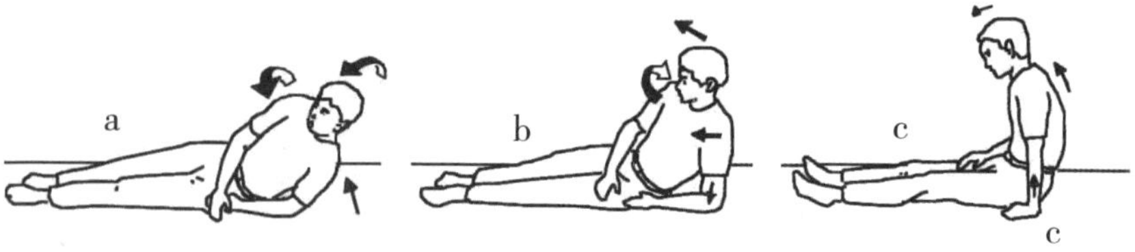

图 11–3　一侧上肢撑于外侧的非对称坐起时

此动作基本上主要为躯干屈肌群的活动，使上躯干上抬并向支撑臂一侧旋转，当支撑臂的肘部形成支撑后，推撑手臂、肩轴回旋，上身继续向上成坐位。正常动作中，上肢只不过是用于辅助（上肢辅助动作的参与依赖于躯干屈肌群的肌力）。在此动作模式中，支撑臂对侧的肩有向支撑臂上方转动再回转的动作。在指导患者康复训练中转换点（返回点）的时间顺序很重要。

正常情况下，肩轴转换动作并不明显，而是一气呵成的连续动作。

对偏瘫患者翻身及坐起动作进行检查的具体方法：

（1）让患者模仿检查者所示典型动作，来检查每一运动要素。

（2）确定其运动模式的要素动作是否能完成，重点是分析异常运动的体位和成因。

如果事先掌握正常人各个基本动作的基本构成要素，以及患者典型异常动作的问题所在，则更有利于动作分析，提高准确率。

三、站起的动作分析

从地面站起的动作，可视为从仰卧位到立位的动作。

（一）动作分期

站起动作分为：

（1）从仰卧位到坐位的坐起（坐起期）。

（2）从坐位到立位的站起（站起期）。

从运动发育角度讲，可分成三种理性型（可视为发育过程中所见特定的代表模式。图 11–4）。

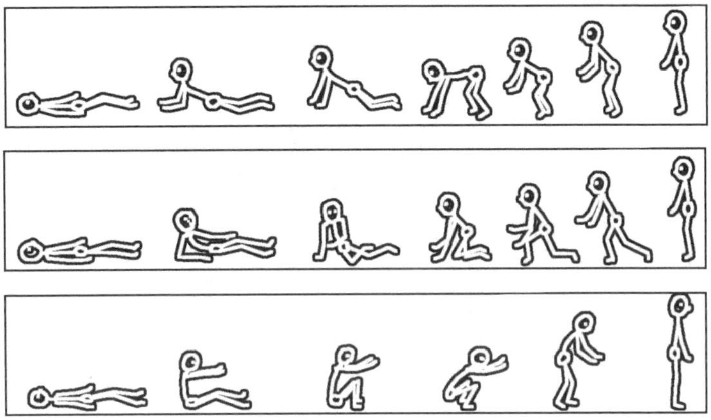

图 11–4 从地面站起的代表性模式（理性型）

在幼儿的运动发育中，随年龄增长可逐步获得三种运动模式，即在幼儿阶段站起模式一般从仰卧位开始翻身，至膝手位、爬高位、站起；在儿童阶段常见站起模式是从仰卧位抬起躯干的上半身，从单肘支撑拉到跪位，再经单跪位而站起；青年人站起会从仰卧位一下坐起，从蹲位站起。

正常人是以这些模式的组合来站起的，可观察到许多类型。相反，老年人及中枢神经疾病所致运动障碍者，可观察到这些运动模式的"退行性（幼儿化）"及"固定化"。残疾人该动作分析，首先从确定其使用上述哪一种模式开始，然后，确认在上述的坐起期和站起期中哪一阶段是主要问题。

"坐起期"已在前述"坐起"中进行了说明，在此主要论述"站起期"。

（二）根据四肢支撑情况分析站起动作

由患侧下肢有多大程度能支撑体重，其运动模式不尽相同。上述 3 个模式的力学特征有：P 中有较大的支撑面，重心在垂直方向上移动缓慢，而到了 K 与 S 则支撑面逐渐变小，重心移动迅速，即在力学上是从稳定过渡到不稳定（见图 11–4）。

下面对 P 与 K 模式中从膝手位到站立的部分进行分析（图 11–5）。

两种模式的站起过程都是从膝手同时支撑的位置开始，P 模式是从膝手位向前迈出一侧下肢，经爬高位到立位。而 K 模式是从膝手位开始，躯干抬起

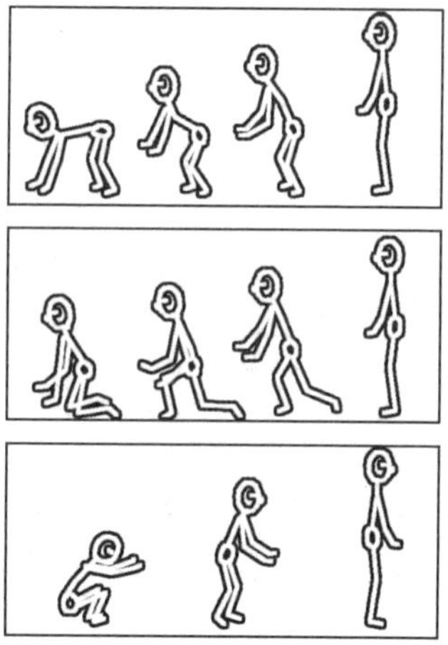

图 11-5　膝手位与跪位的站起

与地面垂直成跪位，再向前迈出一侧下肢，经单跪位到立位。两种模式都是由髋、膝屈曲一侧下肢向前迈出为共同点，但髋、膝屈曲、伸展运动的顺序不同，迈腿时的支撑条件也不同。在 P 模式中迈腿动作是在双手和另一侧单膝支撑体重的情况下完成，支撑面大，身体重心低。相反，在 K 模式中迈腿动作是从跪位向单跪位过渡，完全由另一侧小腿支撑体重，与 P 模式相比，其身体重心高，支撑面狭窄，在此姿势下，向前迈对侧下肢，当然难度更大。

S 的模式中仅有少许的躯干旋转，能一口气站起,此时躯干肌的作用较大，上肢起辅助作用，但在躯干肌力弱时，上肢力量则起重要作用。

青年人从地面站起的模式分为三类，最常见的是四肢及躯干的对称性运动模式，这相当于上述理想型中 K 或 S 模式（图 11-6）

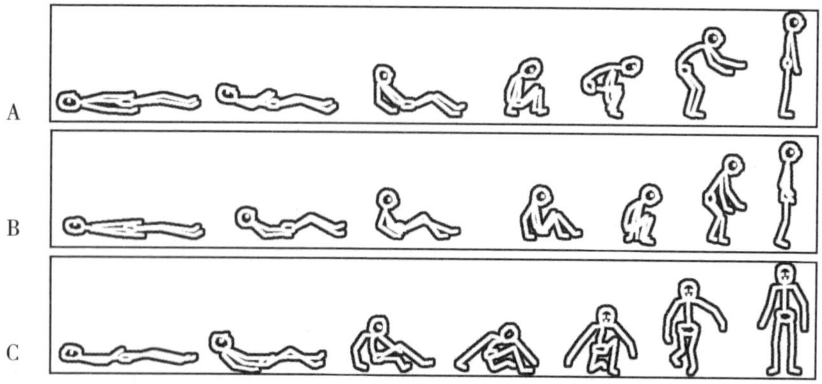

图 11-6　仰卧位站起是成年男性最常见的动作模式

在对偏瘫患者站起动作分析时，可参照正常人动作过程进行对比分析，找出异常的动作环节，分析造成异常动作的原因，采取相应的治疗措施，制订运动处方，指导患者恢复正常的站起功能。

第五节 人体动作的效率分析

在对人体日常动作包括工作和劳动中的动作进行分析时，动作效率是个很重要的指标。合理的动作应该达到机能节省化，形成高效率的动作技术。

一、动作的经济性原则

为了提高劳动效率、预防职业病，需要对一些特定的劳动动作进行分析。劳动过程中应该避免不愉快、痛苦及不经济的动作。

经济性动作在经验上有如下原则：

（一）动作轻松。

（二）基本动作少。

（三）双手同时使用。

（四）动作距离尽可能变短。

经济性动作在舒适性及效率性上是出色的动作。舒适性中主观因素多，效率性方面客观因素为多，调查的代表性指标为能量消耗量。

二、动作分析与效率

动作及运动是以功（位移与力乘积）形式表现，力是由肌肉收缩而产生。动作分析重点要看各种动作或运动能否灵活完成，灵活与技能密切相关。技能是由运动形式、正确性、速度、适应性 4 个因素构成。评定技能由于缺乏直接评定指标，因此常用能量消耗量代替。较少的能量消耗表明运动中的肌肉活动少。

由于肌肉的收缩强度、频率、顺序、时机等与中枢神经系统对其控制有关，对技能的评定也可用肌电图评测肌肉活动，但肌电图又难以把握整体的肌肉活动状态，因此要掌握肌肉运动的整体情况，就要测耗氧量，能量消耗少则肌肉活动少。利用这些指标可评定运动学习的过程、判定效果。若为同一动作、运动能量消耗少，则基本上可评定为效率高。

三、人体运动中影响效率的因素

（一）运动速度

就速度的影响以步行为例：速度越快则耗氧量越大，但每单位距离（每100米）的移动效率呈现为正弦线（图11–7），到一定速度以上及一定速度以下均有效率下降。效率最好时为最合适的速度，也是最舒适的速度。

进行功率自行车运动时，在同样负荷强度下，耗氧量随旋转数而变化。

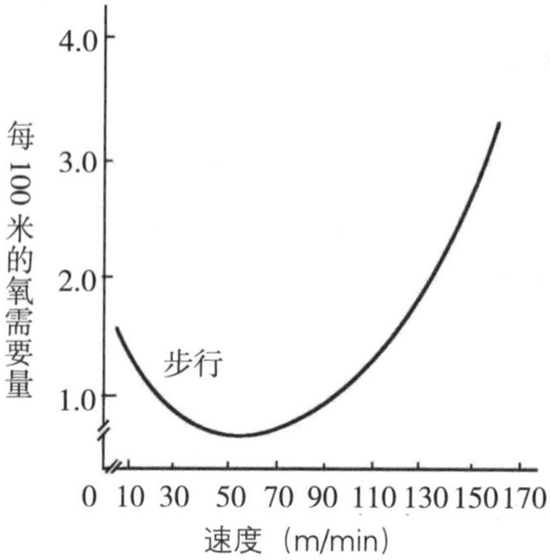

图11–7　步行速度与每100米的VO_2

（二）位置关系（肢位、姿势、方向不同）

肢位不同其能量也不同。安静时是这样，运动时也一样，在不同肢位情况下即使运动负荷一样，其能量也会不同，即效率有变化。在坐位及仰卧位进行功率自行车运动时，仰卧位时能量高、效率低。

驱动功率自行车时，如踏板位置高度不同，能量也不同，在驱动动作中就有最易于发挥力的肢位及曲柄长度，这在各动作中均有最适合于动作的配置、肢位等，测定能量可分析出最合适的动作。

（三）运动部位的不同

由上肢（摇动）及下肢（骑蹬）进行功率自行车的驱动时，在同样负荷下摇动明显有较高耗氧量，这表明骑蹬的效率高。从弱负荷到强负荷，骑蹬的效率都比较高，如 60W 下约为 16%、180W 以上为近 20%；摇动中 60W 为 10%；100W 为 15%。

绝对负荷以摇动为高。在心率与耗氧量的关系中，在同样耗氧量下，心率变化在上肢运动时有较高反应。在各负荷所得到的相对于最大耗氧量下的相对负荷与心率关系中可见，在同样相对负荷量下上肢运动会有较高心率反应。

（四）使用肌肉的不同

同一对肌肉活动（如关节屈伸运动中的屈肌和伸肌）完成一定负荷时，心血管反应一致，与肌肉体积大小无关。但不同肌量的肌群（如小指肌肉与大腿肌肉等）对同一负荷的心血管反应则不同，肌量越多其反应越小。以上表明，肌量及相对负荷量都会引起心血管的反应变化，效率也就会不同。

肌纤维有Ⅰ型、Ⅱ型。Ⅰ型肌肉为慢肌，收缩速度慢、张力低，而Ⅱ型为快肌，收缩速度快，可发挥更高张力。这表明运动种类不同（收缩速度、张力大小）其肌纤维也不同；代谢不同（快肌是糖酵解作用，慢肌是氧化作用），能量源也不同，效率也会变化。

（五）收缩方式的不同

肌肉在等长性收缩中做功为 0、效率为 0 %。运动时的固定肌、稳定肌中产生较多的等长性收缩。所以，同一负荷的运动中参与关节稳定和固定的肌群越多效率就越低，因此，肌肉收缩方式也会导致效率有很大变化。

（六）运动完成模式

同一动作可有许多运动模式，如上下楼梯中有交替型（1 级、2 级）、并列型等。以同一速度上楼梯时，并列型需更多能量，效率低。

有关坐起的模式有 3 种。这可从发育学上分为 NR（无旋转）、PR（部分旋转）、TR（旋转）。能量按 NR、PR、TR 顺序增加，即效率以 NR 最高，TR 最低。站起时也一样（图 11-8、图 11-9）。

在膝手模式中也有同相性、同侧性、交替性的模式。这种移动也遵循发育顺序，即随着人体发育进程，爬行动作模式由同相性、同侧性向交替性发展，爬行效率也逐步提高。人的各种动作随发育效率不断提高，形成更经济的动作。

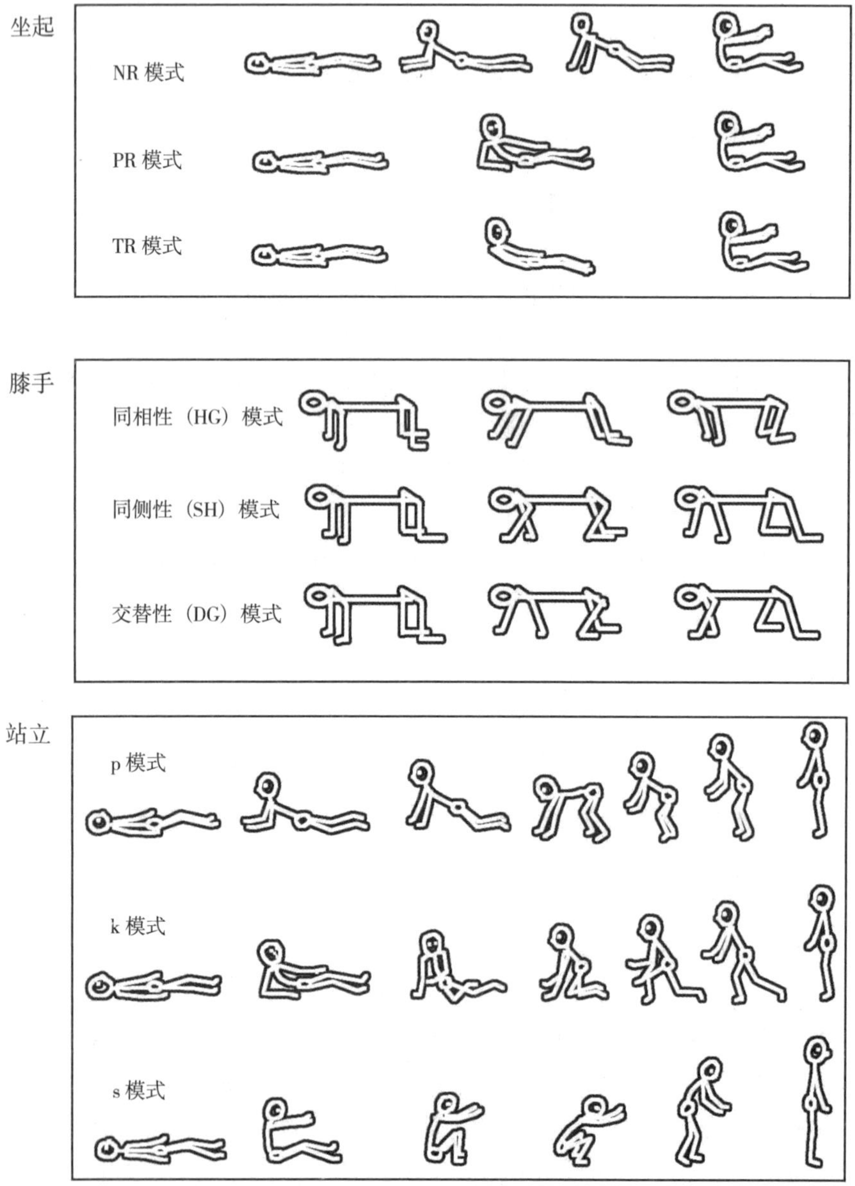

图 11–8　坐起、膝手、站立模式

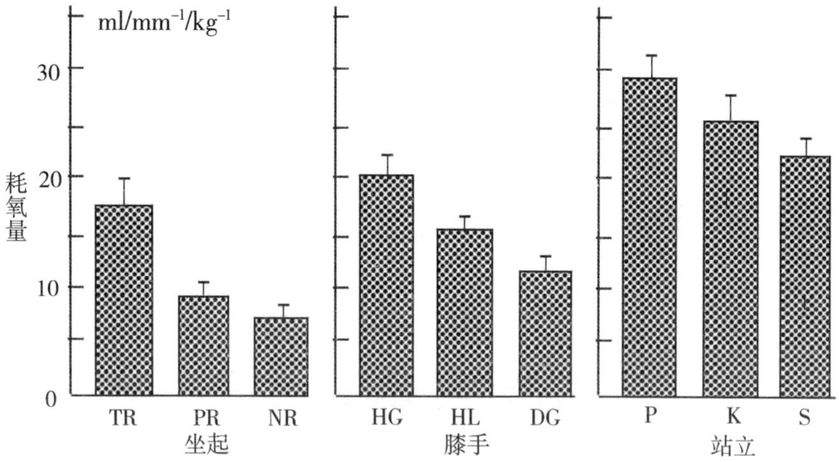

图 11-9　各动作时的耗氧量

四、从动作效率看应用

从效率方面看步行动作，临床上易于测定的指标有 PCI (physiological Cost Index，即体力消耗指数)，就是将步行中的心率与安静时的心率差除以步行速度。

$$PCI=\frac{步行心率（次/分钟）-安静心率（次/分钟）}{步行速度（米/分钟）}$$

这个指标，可以反映各种疾病患者的移动效率，用于矫形器、步行辅助器具等选择标准的参考指标，也可作为步行动作的改善指标，用于脑血管障碍患者的康复训练的效果判定上。在步行早期，至少要测定自然步速、快步走和慢步走三种不同速度下的 PCI，训练一段时间后再重新测一次。如果自然步速明显加快，在 PCI 的曲线变化中，最低点步速增加，其曲线整体及最低点都降低，则可确定 PCI 的改善。就是说患者通过康复训练提高了步行速度，降低了体力消耗指数。

临床动作技术分析方法，在康复临床上的实际应用范围非常广泛。运动康复治疗师在指导患者进行康复锻炼时，都在有意、无意地应用这种方法，分析从坐、立、行到喝水、穿衣、梳头等动作。随着科技的发展和研究的深入，分析方法也将从观察分析发展到测量分析、实验分析。目前，影像解析、肌电测量、压力测试、动力学模拟等高科技方法已越来越多地应用到临床动作分析中，它们在确定治疗方案，制订运动处方，设计和安装假肢、支具及矫形器促进患者康复等方面发挥着越来越大的作用。

第十二章

步态分析

步态是人类步行的行为特征。步行是人类生存的基础，是人类与其他动物区别的关键特征之一。正常步行并不需要思考，然而步行的控制却十分复杂，包括中枢命令、身体平衡和协调控制，涉及足、踝、膝、髋、躯干、颈、肩、臂的肌肉和关节协同运动，任何环节的失调都可能影响步态。

第一节　步态的一般生物力学原理

一、引　言

步态是人类步行的行为特征。步行是人类生存的基础，是人类与其他动物区别的关键特征之一。正常步行并不需要思考，然而步行的控制十分复杂，包括中枢发布命令、身体平衡和协调控制，涉及足、踝、膝、髋、躯干、颈、肩、臂的肌肉和关节协同运动。任何环节的失调都可能影响步态。

步行是全身肌肉参与，包括人体重心移位；骨盆倾斜旋转；髋、膝、踝关节伸屈，以及内外旋展等，是人体位移的一种复杂的随意运动。行走过程中，从一侧脚跟着地开始到该脚跟再次着地构成一个步态周期。对指定的下肢而言，一个步态周期的活动可分为支撑阶段和摆动阶段。支撑阶段又分为脚跟着地、趾着地、支撑中期、脚跟离地、蹬离期和趾离地诸动作阶段。摆动阶段分为加速期、摆动期和减速期。常速行走时，支撑期占整个步态周期的 60%，摆动期占 40%。因此，当一侧下肢进入支撑阶段时，另侧下肢尚未离地，两下肢同时支撑（负重）称为双肢支撑（负重）期。当支撑阶段结束前另侧下肢由摆动阶段进入支撑阶段，也会出现同样的双肢支撑期。双肢支撑期约占步行周期的 20%，单肢支撑期约占步行周期的 40%，支撑阶段的其他时间为单肢负重期。不同性别和身高的人，其支撑时相和摆动时相所占的比例无明显差异。

二、步态的基本运动学参数

（一）步行的时间参数

人体步行是周期性动作。在一个步行周期中，根据腿部动作的特征，可以分为支撑阶段和摆动阶段（图 12-1）。步行周期或称为复步，是从一侧足跟着地开始到同侧足跟再次着地为止。其间每一侧足都经历一个与地面接触的支撑期及离地挪动的摆动期。从步行周期的时间分布来看，支撑和摆动阶段各占整个步行周期的 60%和 40%。

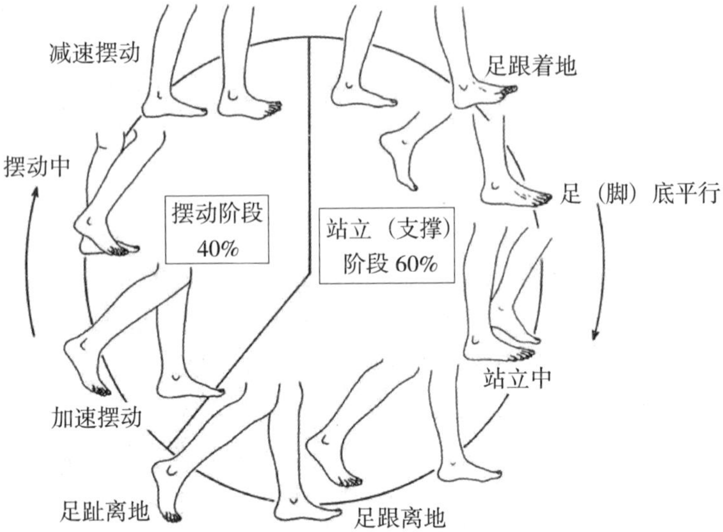

图 12–1　步态周期的分布与动作阶段

1. **支撑阶段**

人体步行在支撑期包括 5 个主要动作，依次为足跟着地、足（脚）底平行、支撑中期、足跟离地、足趾离地（图 12–2）。这些动作又形成 5 个时相，一是初始着地期，即从足跟着地到足掌着地前；二是支撑反应期，即从足掌着地到重心移至支撑脚中心前并足前掌着地；三是中点支撑期，即从中点支撑到足跟离地前；四是支撑后期，即从足跟离地到足趾离地前；五是摆动前期（推离期），即足趾离地阶段（图 12–2）。

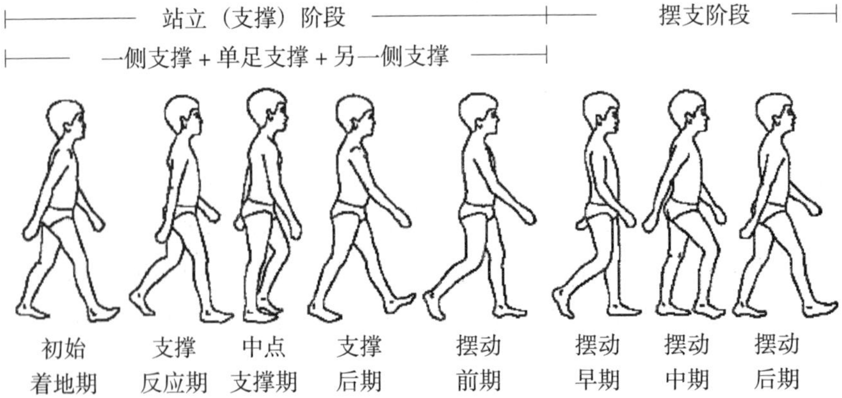

图 12–2　步态支撑与摆动阶段的具体分期

步行周期中的支撑阶段又可分为单肢和双肢支撑期。在60%的支撑阶段中，20%属于双肢支撑、40%属于单肢支撑（图12–1，12–2）。在20%的双肢支撑期中，10%发生在支撑阶段的初期，而另外的10%发生在支撑阶段的后期。

2. 摆动阶段

摆动阶段由足趾离地、摆动中期和足跟着地3个动作组成，并形成下述2个时相：（1）摆动早期，腿加速摆动阶段。这个阶段从足趾离地开始到摆动中期，即腿摆动通过支撑腿（平足摆动）时结束。（2）摆动后期，减速摆动阶段（足下落）。这个阶段从摆动中期开始到足跟着地结束（图12–1、图12–2）。

（二）步行的空间参数

行走时左右足跟间的纵间距离称为步长，而同侧足跟两次着地间的距离称为步周长或周期跨距。步长与身高显著相关，身高相同的男、女性，其步长无显著性差异，且步长随着年龄的增大而下降。

1. 步　长

是指左右侧足跟之间的纵间距离。正常步长为75～83cm。

2. 步　幅

是指同侧足跟到迈步后足跟之间的距离，其值为步长的两倍，正常步幅为128～146cm。

3. 步　宽

是指人们在行走时，两侧足内侧弓之间的距离，正常步宽值约10cm。图12–3表示了步长、步幅和步宽的关系。

4. 步　频

是指行走时每分钟迈出的步数，正常一般为95～125步/分钟。步长与步频及身高等因素有关。

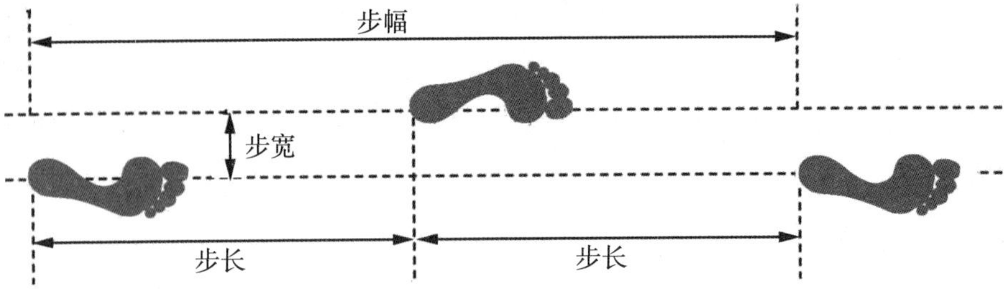

图 12-3　步态分析中常用的空间参数

5. 步　速

是指行走时每秒钟行走的距离。正常步速一般在 1.37m/s 左右，男子的步速一般要比正常步速快 5%，而女子的步速要慢 6%。步速主要与步幅与步频有关。它们的关系可由下式表达：

步速＝步幅 × 0.5 步频

第二节　步态的生物力学特征

一、步态的运动学分析

人体在步行中所受的外力主要来自于支撑阶段，所以，下述有关运动学的论述主要针对支撑阶段，而对摆动阶段只作简短讨论。

踝关节是足与小腿之间的一个环节。而足又是人体在行走中与地面的交界点，这是人体非常重要的环节，地面反作用力是通过足与踝关节传向人体其他环节。一般来讲，我们通常将踝关节当作一维的铰链关节，但踝关节运动却是具有三维特征。步行的足背屈与跖屈运动产生于踝关节，内旋外旋的动作却发生于距跗关节。膝关节是人体最大的关节，界于人体最长的两长骨（股骨与胫骨）和踝髋两关节之间。膝关节在矢状面内具有很大的运动幅度，而在额状面的运动幅度较小。髋关节是一个三维关节，在各个运动平面的运动幅度都较大。

（一）水平步态下肢关节矢状面的运动学分析

在步行中，人体下肢运动主要发生在矢状面内。在矢状面内，踝关节的角运动可以分为足背屈、跖屈和足背屈三个阶段。在足跟着地时，踝关节显足背屈，并继续足背屈（图 12–4a）。足背屈的运动幅度一般在 7° 左右。在足掌着地之前，踝关节开始跖屈。这个跖屈运动主要是由于人体重心向前位移，而足却被固定在地面上所产生的。踝关节跖屈一直持续过支撑中期并到足跟离地为止。跖屈的运动幅度一般在 17° 左右。由于踝关节开始进入足背屈伸期，足跟离地，足掌向后推离地面并同时足背屈伸而完成推动人体前进的过程。足背屈伸运动幅度一般在 20° 左右。当足趾离地时，跖屈已达到其峰值，踝关节随即在摆动早期有较大的背屈运动（图 12–5a）。在随后的摆动中后期内，踝关节角度变化较小。

膝关节在矢状面的角运动也可分为弯曲、伸展、弯曲三个阶段。足跟着地时，膝关节处微屈状态（图 12–4b）。随着人体重心的前位移，该关节继续弯曲，并持续到足掌着地后为止。膝关节在此阶段的弯曲运动幅度为 20 三个阶段左右。足掌着地后不久，膝关节开始伸展。此动作持续到支撑中期到足跟离地之前为止，其运动幅度为 20 三个阶段左右。随后，膝关节又开始弯曲，直到足趾离地。在足趾离地时，膝关节角度约为 35 三个阶段左右。足趾离地后，膝关节在摆动早期继续弯曲并很快达到最大值，随后伸展并持续到摆动后期（图12–4b）。摆动后期结束时，该关节伸展达到最大值，从而满足从摆动阶段到支撑阶段过渡的要求。

矢状面髋关节的角运动可以分成 2 期，即伸展和弯曲。足跟着地时，髋关节处于约 17° 弯曲状态（图 12–4c）。在足跟着地后，髋关节开始伸展，在支撑中期达到完全伸直的状态（0° ）。随后髋关节继续伸直到足跟离地。髋关节在此期间伸展的幅度在 40° 左右。足跟离地后，髋关节开始弯曲，并持续到足趾离地。进入摆动期后，髋关节继续弯曲并持续到摆动中期以后（图 12–4c）。它随后即在摆动后期中开始伸展，为摆动阶段的足跟着地做准备。

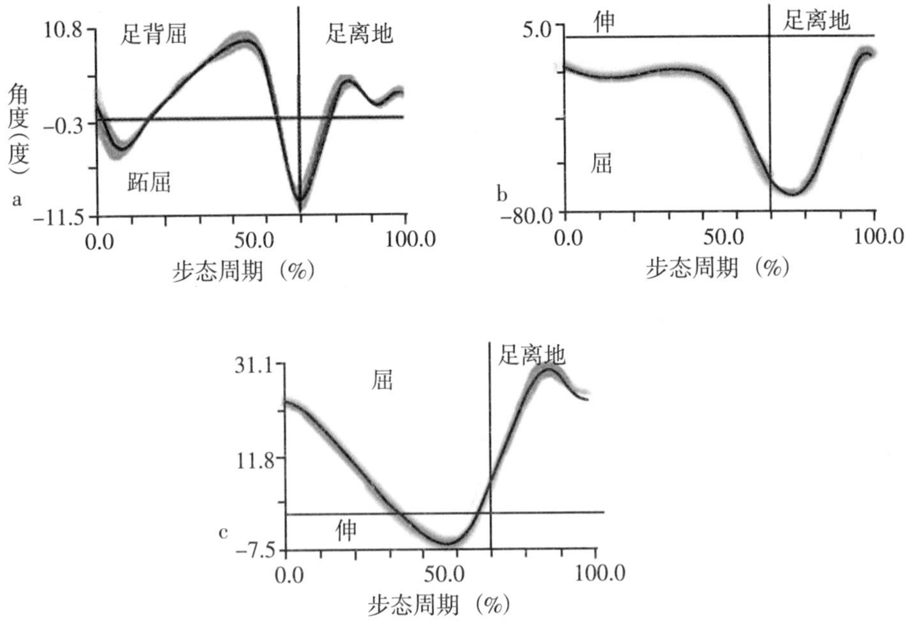

图 12-4　步态周期矢状面踝关节（a）、膝关节（b）和髋关节（c）的角运动学特征均值。图中横轴代表步态周期（从一侧的足跟着地到足跟再着地），其中的垂直线代表足趾离地时刻。

（二）水平步态下肢关节额状面的运动学分析

虽然在步行中下肢的关节角运动主要发生在矢状面内，但额状面的运动也非常重要。在额状面内，踝关节的角运动主要分外翻与内翻两个阶段。在足跟着地时，踝关节的角度在零度左右（图 12-5a）。此关节随后进入外翻阶段，在足掌着地前后达到最大外翻值。在支撑中期与足跟离地之间，踝关节进入内翻阶段。此内翻阶段一直持续到足趾离地。当足趾离地时，踝关节处于一微内翻角度。在摆动阶段，踝关节额状面的角度保持相对稳定，变化较小（图 12-5a）。

在支撑阶段，膝关节在额状面内的角运动变化较小（图 12-5b）。足趾离地时其处于略外展状态，进入摆动阶段不久，膝关节开始内收并持续到摆动后期结束。髋关节的运动幅度较大。当足跟着地时，髋关节处于中性角，既不外展也不内收（图 12-5c）。随着重心的前移，髋关节内收并持续到足掌着地之后。髋关节随后保持此内收状态并持续到足跟离地之前。髋关节随后即开始外展并持续到足趾离地。髋关节在支撑前期的内收和后期的外展运动，与踝关节角运动在同时期的外旋与内旋相吻合（图 12-5a、c）。髋、踝关节之间的动作协调，保证了下肢在支撑期的相对垂直状态，从而也保证了人体步行中的左右稳定性。在足趾离地后，髋关节在整个摆动阶段中保持略外展状态（图 12-5c）。

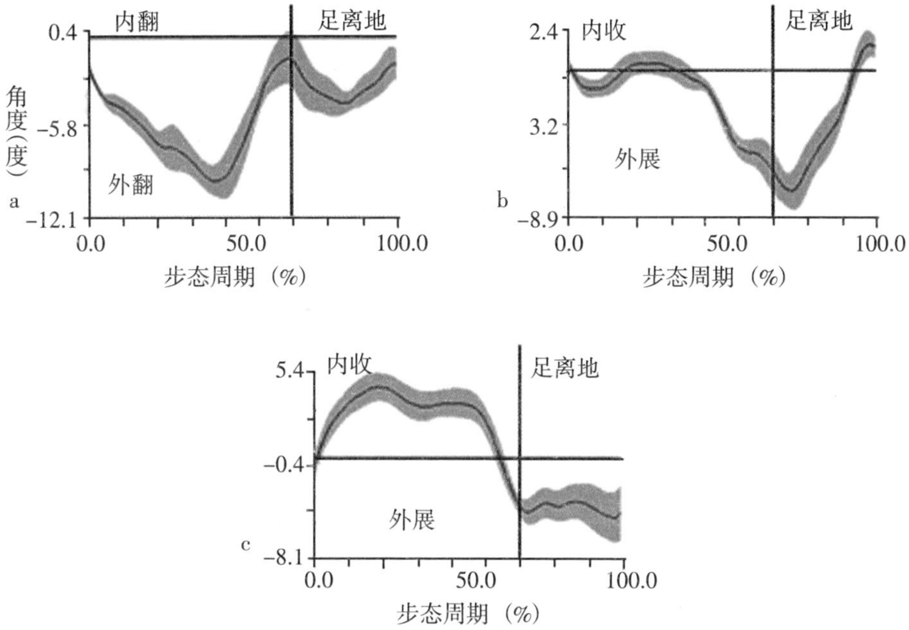

图 12-5 步态周期额状面踝关节（a）、膝关节（b）和髋关节（c）的角运动学特征均值。图中横轴代表步态周期（从一侧的足跟着地到足跟再着地），其中的垂直线代表足趾离地。

二、步态的地面反作用力分析

人体在步行中，不仅运动学特征具三维性，地面反作用力也有非常强的三维特征。地面反作用力通常可分为垂直、前后与左右水平反作用力，可用测力台测量（图 12-6a）。测力台能测量三维反作用力和力矩。它们通常是在测力台自身的坐标系（图 12-6a）中描述。而在生物力学中，通常要对此坐标系进行位置变换，而使其与运动学的坐标系相吻合而形成统一的坐标系（图 12-6b）。Z- 轴表示垂直方向，Y- 轴表示前后方向，X- 轴表示左右方向。另外，通过测力台测到的地面反作用力与力矩，还可以确定地面反作用力的压心

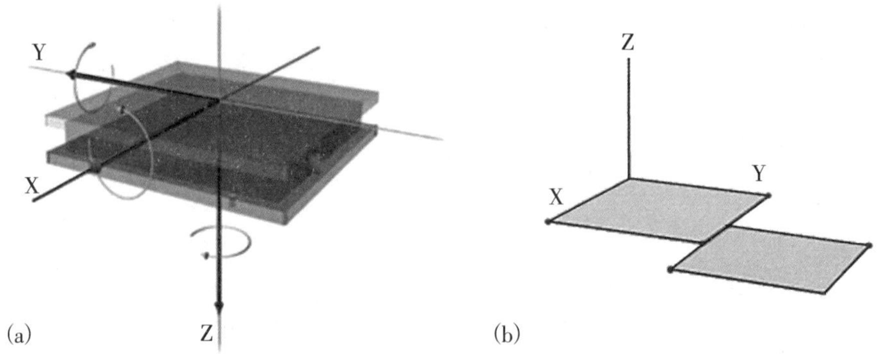

图 12–6　测力台坐标系（a）和实验室坐标系（b）

位置，该压心位置常用于逆向动力学中关节力矩的计算。

由于人的重量与身高、年龄和性别有关，因此在生物力学中常对地面反作用力用个人体重来进行标准化，标准化后的单位也是用体重的倍数（BW）来表达（图 12–7）。

人体与地面接触，从而引起地面反作用外力。从垂直方向来看，反作用力显示两个峰值（F_1 和 F_2）和一个最低值（F_{min}）（图 12–7a）。垂直力的峰值一般为 1～1.3BW。在足跟着地过程中，反作用力迅速上升并在足掌着地时达到第一个峰值（F_1，图 12–7a）。该作用力是由人体重量前移到支撑足和重心急速下降所造成。所以地面反作用力也常被称为支撑反作用力。随着人体前移经过支撑中期，垂直力降到最低值（F_{min}），随后重心又开始下降，产生第二个峰值（F_2）。然后垂直力在支撑足离地时降低为零。垂直支撑反作力的这些特征可以用牛顿第二定律来解释：

$$F_Z - mg = ma \qquad (12\text{–}1)$$

式中 F_Z 是垂直支撑反作用力，m 是人体质量，g 是重力加速度，a 是人体重心垂直加速度。将以上公式重新组合而形成如下公式：

$$F_Z = m(g - a) \qquad (12\text{–}2)$$

由于 m 和 g 是常数，垂直支撑反作用力就随着人体垂直加速度的变化而变化，当 a>0，垂直力就超过体重；当 a=0，垂直力等于体重；当 a<0，垂直力就低于体重。

垂直反作用力受步行速度的影响。当步行速度提高，人体垂直加速度也相应提高，从而增加垂直反作用力。跑步中，垂直反作用力的峰值可达到 2～

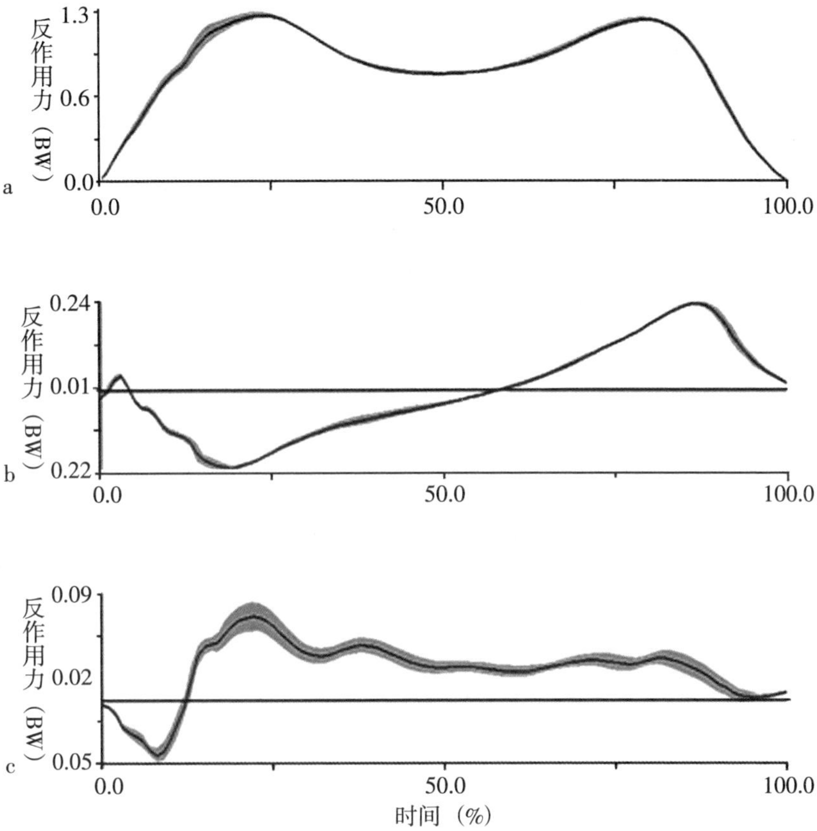

图 12-7 步行支撑期地面垂直（a）、前后水平（b）、左右水平（c）反作用力特征

5BW（2）。反之，当步行速度减小，人体垂直加速度降低，垂直反作用力也随着减小。

地面水平反作用力可分为前后与左右反作用力两种（图 12-7b 和 c）。前后作用力的峰值一般在 0.25 BW 以下。在支撑中期前，该力是负值，是由鞋和地面之间的摩擦力造成（图 12-7b）。由于人体向前运动，支撑足向前下与地面接触，而地面向人体施加向上与向后的地面反作用力。所以该水平方向的反作用力与人体运动方向相反，而成负值。此负力使人体运动减速（牛顿第二定律）。在支撑中期，该前后支撑反作力由负值变成正值。该正力也是由摩擦力而产生，但是由肌肉收缩而使下肢伸展并向后蹬伸所造成。左右力的峰值一般较小，在 0.1BW 以下（图 12-7c）。该力可变性大，人与人之间的差异较大。

三、步态的动力学分析

人体关节的角运动主要由肌肉的合力矩产生（以下简称肌合力矩）。人体关节的肌合力矩，可用逆向动力学来计算，并可分为内力矩和外力矩。人体的内力矩是由肌肉收缩造成，外力矩则由外力，如地面反作用力所造成。在生物力学的文献中，大多使用内力矩，所以这部分对力矩的讨论就是内力矩。

（一）逆向动力学分析

人体环节逆向动力学是由牛顿第二定律演变而来。逆向动力学结合运动学、动力学与人体环节重心和环节惯量参数来推算关节反作用力与肌合力矩。该方法主要用于各种运动中关节肌力矩的估算。人体环节逆向动力学的特点是从最远端人体环节开始。以下肢步态为例，首先需计算踝关节的反作用力与肌力矩，然后计算膝关节反作用力与力矩，最后再计算髋关节的反作用力与肌力矩。

【示例一】静态小腿单环节计算。

小腿在静态下垂直方向的受力情况如图 12-8 所示。其中，$W_{小腿}=20N$、$W_{重物}=55N$、$d_1=0.14m$ 和 $d_2=0.38m$。求解膝关节垂直反作用力（$F_{膝}$）和肌力矩（$M_{膝}$）。由牛顿第二定律 $\Sigma F=0$，可用以下公式求解膝关节垂直反作用力：

$$\Sigma F=0 \tag{12-3}$$

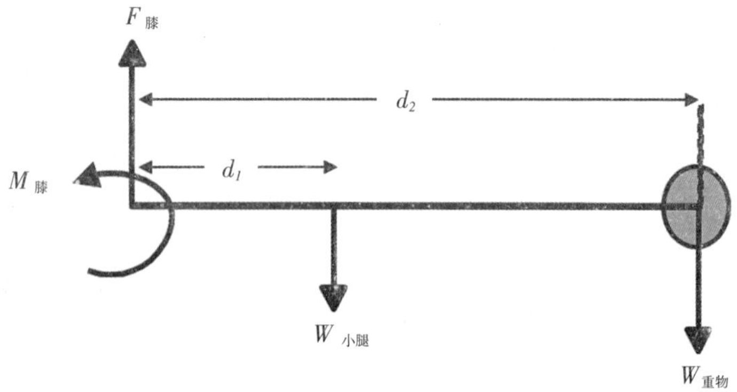

图 12-8　静态小腿环节受力

展开公式 12–3 的左侧，可得到：

$$F_{膝} - W_{小腿} - W_{重物} = 0$$

$$F_{膝} = 20N + 55N$$

$$F_{膝} = 75N$$

该反作用力是作用在膝关节垂直向上的反作用力。以下为小腿静态情况下膝关节肌力矩的解析。由牛顿第二定理 M=0，可用以下公式求解膝关节肌力矩：

$$\sum M_{膝} = 0 \quad (12\text{–}4)$$

展开公式 12–4 的左侧，可得到：

$$M_{膝} - M_{小腿} - M_{重物} = 0$$

$$M_{膝} = (0.14m*20N) + (0.38m*55N) = 0$$

$$M_{膝} = 2.8Nm + 20.9Nm$$

使用右手定则，该膝关节肌力矩是由股四头肌收缩而产生的伸力矩。

【示例二】步态摆动期踝、膝和髋关节逆向动力学计算。在步态摆动期如何将地面反作用力加入踝关节逆向动力学的计算中，为了简化计算步骤，将计算过程中所需要的数据列入表12–1 中。

表 12–1　与逆向动力学有关的足、小腿和大腿环节运动学参数、质量及转动惯量

	近段关节位置（x， y）(m)	远段关节位置（x，y）(m)	质心位置（x，y）(m)	质量 (kg)	转动惯量 (kg·m²)	质心加速度（x，y）(m/s²)	环节转动加速度 (rad/s²)
足	1.396，0.247	——	1.416，0.149	1.16	0.009648	9.45，–6.30	24.58
小腿	1.723，0.545	1.396，0.247	1.581，0.416	3.72	0.0664	–5.75，–3.51	36.96
大腿	1.629，0.934	1.723，0.545	1.670，0.766	8.0	0.137	7.20，–3.15	–17.61

在图 12–9 中标明了人体足环节在摆动期的受力情况，包括矢状面踝关节水平（Ra_x）与垂直（Ra_y）反作用力；质量（$m_{足}$）；足质心水平（a_x）与垂直（a_y）加速度、角加速度（a）；踝关节水平（d_1）与垂直（d_3）反作用力与质心间的力臂；踝关节肌力矩（$M_{踝}$）。根据牛顿第二定律，$\Sigma F_x=ma_x$，$\Sigma F_y=ma_y$，可

分别求出踝关节水平（Ra_x）与垂直（Ra_y）反作用力。先用公式（12–5）与图12–9求出踝关节水平反作用力（Ra_x）：

$$\Sigma F_x=ma_x \quad (12\text{–}5)$$

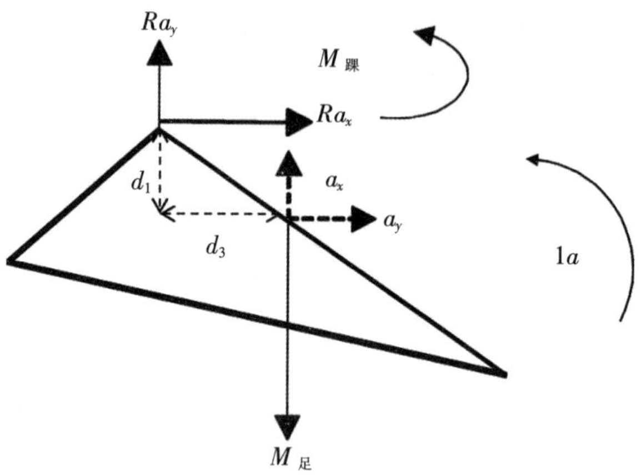

图 12–9　足环节在摆动期的受力情况

展开公式（12–5）的左侧并将表12–1中有关数据带入：

$$Ra_x=ma_x$$

$$Ra_x=1.6kg\times 9.45m/s^2$$

$$Ra_x=10.96N$$

再用公式12–4求出踝关节垂直反作用力（Ra_y）：

$$\Sigma F_y=ma_y \quad (12\text{–}6)$$

展开公式（12–6）的左侧并将表12–1中有关数据带入：

$$Ra_y-mg=ma_y$$

$$Ra_y=1.6kg\times 9.81ms^{-2}+1.6kg\times -6.3ms^{-2}$$

$$Ra_y=4.07N$$

用牛顿第二定律解踝关节力矩（$M_{踝}$）：

$$\Sigma M=\mathrm{I}\,\alpha \quad (12\text{–}7)$$

展开公式（12–7）的左侧并将表12–1中有关数据带入，

$M_{踝}-d_1$（Ra_x）$+d_3$（Ra_y）$=I$a

$M_{踝}=d_1$（Ra_x）$+d_3$（Ra_y）$+I$a

$M_{踝}=0.098m\times 10.96N+0.02m\times 4.07N+0.00968kgm^2\times 24.58rads^{-2}$

$M_{踝}=1.07Nm+0.08Nm+0.24Nm=1.39Nm$

该踝关节肌力矩是正值，用右手规则，可确定该踝关节肌力矩是背屈肌力矩。

【示例三】膝关节肌力矩计算。

图 12–10 表明了人体小腿环节在摆动期的受力情况，包括矢状面踝关节水平（$R'a_x$）与垂直（$R'a_y$）反作用力；膝关节水平（Rk_x）与垂直（Rk_y）反作用力；小腿质量（$m_{小腿}$）；小腿质心水平(a_x）与垂直（a_y）加速度、角加速度(a)；膝关节水平（d_1）与垂直（d_3）反作用力与质心间的力臂；踝关节水平（d_2）与垂直（d_4）反作用力与质心间的力臂；膝关节肌力矩（$M_{膝}$)、踝关节肌力矩（$M_{踝}$)。先用公式（12–5）与图 12–10 求出膝关节水平反作用力（Rk_x）并将表 12–1 中有关数据带入：

$$Rk_x-R'a_x=ma_x$$

$$Rk_x=R'a_x+ma_x$$

$$Rk_x=10.96N+3.72kg\times-5.75ms^{-2}$$

$$Rk_x=-10.43N$$

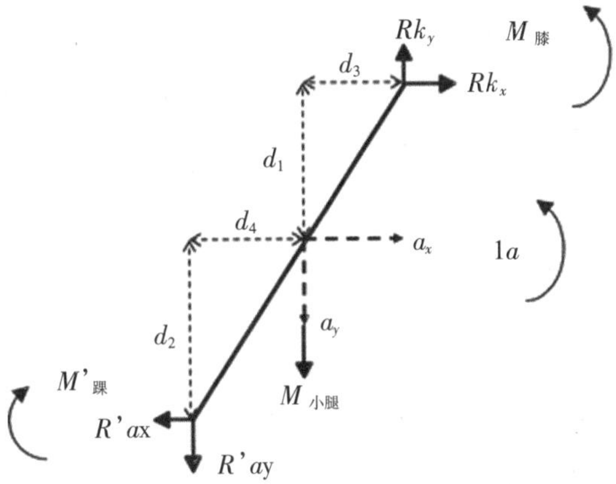

图 12–10　小腿环节在摆动期的受力情况

再用公式（12–6）求出膝关节垂直反作用力（Rk_y)。展开公式（12–4）的左侧并将表 12–1 中有关数据带入：

$$Rk_y-R'a_y-mg=ma_y$$

$$Rk_y+R'a_y+mg+ma_y$$

$$Rk_y=4.07N+3.72kg\times9.81ms^{-2}+3.72kg\times-3.51ms^{-2}$$

$$Rk_y=27.52N$$

接下来还是用牛顿第二定律解膝关节力矩(M 膝)。展开公式（12-7）的左侧并将表 12-1 中有关数据带入：

$M_{膝} - M_{踝} - d_2\ (R'a_x)\ + d_4\ (R'a_y)\ - d_1\ (Rk_x)\ + d_3\ (Rk_y)\ = Ia$

$M_{膝} = M_{踝} + d_2\ (R'a_x)\ - d_4\ (R'a_y)\ + d_1\ (Rk_x)\ - d_3\ (Rk_y)\ + Ia$

$M_{膝} = 1.39Nm + 0.168m \times 10.96N + 0.184m \times 4.07N + 0.129m \times -10.43N$

$\quad -0.142m \times 27.51N + 0.0664kgm^2 \times 36.96\text{rad}s^{-2}$

$M_{膝} = 1.39Nm + 1.84Nm - 0.753Nm - 1.35Nm - 3.91Nm + 2.45Nm$

$M_{膝} = -0.33Nm$

该膝关节肌力矩是正值，用右手规则，可确定该膝关节肌力矩是弯曲肌力矩。

用同样的方法可以求解髋关节反作用力与肌力矩。通过上述示例说明了逆向动力学的计算方法。如果需要计算支撑期踝关节（和膝、髋关节）反作用力与肌力矩，还要将地面反作用力加入计算过程中。下面就用足环节支撑期受力图（图 12-11）与足环节运动学、质量、转动惯量及压心位置（表 12-2）为例说明其计算过程。

图 12-11 中标明了矢状面踝关节水平（Ra_x）与垂直（Ra_y）反作用力；质量（$m_{足}$），足质心水平（a_x）与垂直（a_y）加速度、角加速度（α）；踝关节水平（d_1）与垂直（d_3）反作用力与足质心间的力臂；地面反作用力水平（F_x）与垂直（F_y）分量；Fx（$d2$）与 F_y（d_4）分量与足质心间的力臂；踝关节肌力矩（$M_{踝}$）。

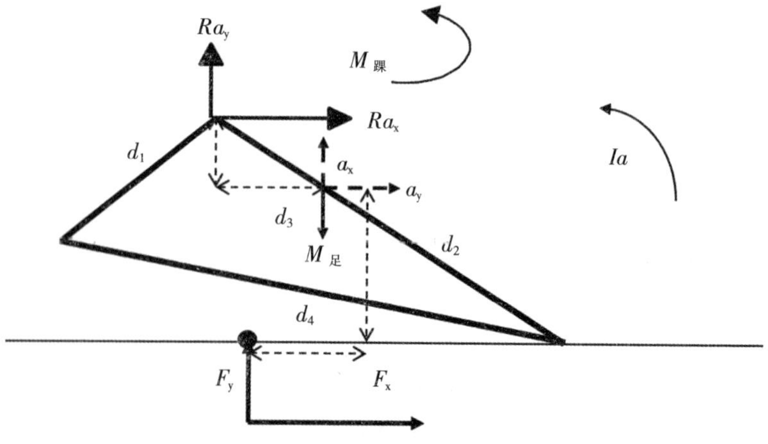

图 12-11　足环节支撑期的受力

表 12-2 与逆向动力学有关的足环节运动学、质量、转动惯量、地面反作用力及压心位置

	踝关节位置 (x, y) (m)	质心位置 (x, y) (m)	质量 (kg)	转动惯量 (kg·m²)	质心加速度 (x, y) (m/s²)	环节转动加速度 (rad/s²)	压心位置 (x, y) (m)	地面反作用 (x, y) (N)
足	0.849, 0.11	0.93, 0.061	1.16	0.009648	0.9, 2.25	12.18	0.074, 0.0	878.73, −149.96

先用公式（12–5）与图 12–11 求出踝关节水平反作用力（Ra_x）：

$Ra_x+F_x=ma_x$

$Ra_x=-F_x+ma_x$

$Ra_x=-(149.96N)+1.6kg\times0.9m/s^2$

$Ra_x=151.00N$

再用公式（12–6）求出踝关节垂直反作用力（Ra_y）：

$Ra_y+F_y-mg=ma_y$

$Ra_y=-F_y-mg+ma_y$

$Ra_y=-878.73N+1.6kg\times9.81ms^{-2}+1.6kg\times2.25ms^{-2}$

$Ra_y=-864.74N$

最后用公式（12–7）求出踝关节肌力矩($M_{踝}$)：

$M_{踝}-d_1(Ra_x)-d_3(Ra_y)+d_2(F_x)-d_4(F_y)=Ia$

$M_{踝}=d_1(Ra_x)+d_3(Ra_y)-d_2(F_x)+d_4(F_y)+Ia$

$M_{踝}=0.049m\times151.004N+0.081m\times-864.74N-0.061m\times-149.96N+0.074m\times878.73N+0.00968kgm^2\times12.18rads^{-2}$

$M_{踝}=7.30Nm-70.04Nm-9.15Nm+65.03Nm+0.12Nm$

$M_{踝}=11.56Nm$

该正力矩是踝关节背屈肌力矩。

（二）下肢关节矢状面的动力学分析

踝关节的肌力矩在支撑期的特征如图 12–12a 所示。从足跟着地到足掌着地，踝关节产生的是足背屈力矩。该力矩随后转变成跖屈力矩，并持续到足趾离地为止（图 12–12a）。在足跟着地时，地面反作用力线是处在踝关节的后方，而使踝关节产生跖屈（图 12–13a）。该跖屈力矩是外力距，它由踝关节的足背屈肌群（胫骨前肌和趾长伸足背）离心收缩而产生的足背屈力矩（内力矩）作

抗衡（图 12–12a），使踝关节跖屈动作减速。该肌群的离心收缩，对缓解冲击力有很大的影响。当地面反作用力线移到踝关节之前（图 12–13a 和 b），地面反作用力就开始造成踝关节足背屈力矩（图 12–12a）。从此时到足跟离地，踝关节的足伸（跖屈）肌群（腓肠肌与比目鱼肌）被动离心收缩而产生足跖屈力矩，从而降低足背屈的角运动速度，并继续缓解地面冲击力并降低人体重心的速度。随后足跖屈肌群主动收缩（图 12–12a），促使踝关节伸展（图 12–4a）。

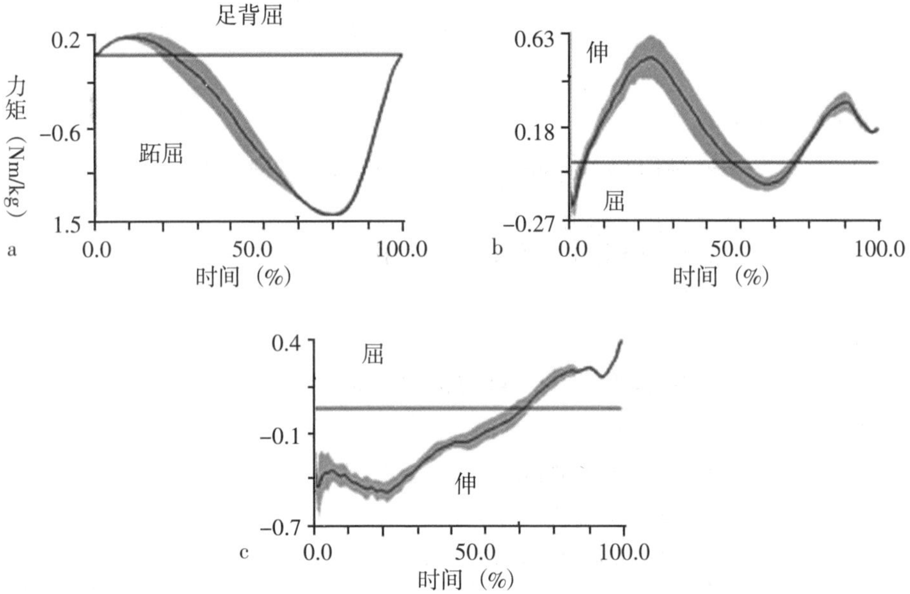

图 12–12　步态支撑期矢状面踝关节（a）、膝关节（b）和髋关节（c）力矩均值

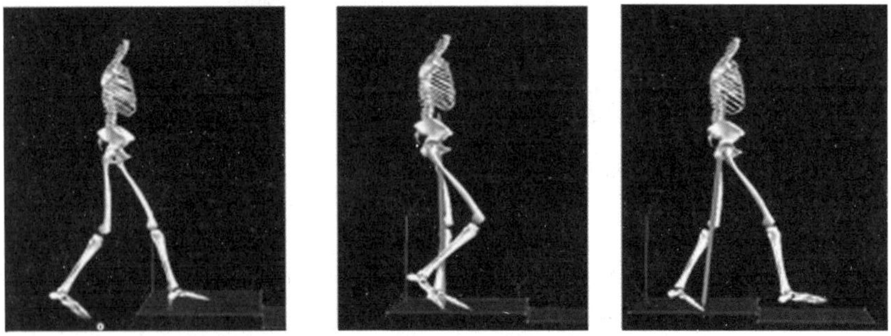

a 足跟着地　　b 支撑中期　　c 足趾离地

图 12–13　步态支撑期地面反作用力线与踝关节中心（左侧）在足跟着地(a)、支撑中期（b）和足趾离地（c）时的关系

膝关节力矩在支撑期的特征可如12–12b所示。在足跟着地时，膝关节显示的是屈力矩，但随即转换成伸力矩。一过支撑中期，膝关节的力矩又变成屈力矩。在足跟离地之前，该力矩再次转成伸展力矩。当足跟着地时，地面反作用力线处于膝关节的前方，从而产生伸展力矩（图12–14a）。膝关节弯曲肌群（股四头肌）离心收缩而抗衡该力矩（图12–12b）。随着人体重心前移，作用力线也移到膝关节后，从而造成屈力矩（图12–14b）。股四头肌离心收缩而产生伸展力矩。当人体进入支撑后期，膝关节的力矩又转成屈力矩，随后反作用力线又移到膝关节后（图12–14d），膝关节的力矩又成为伸力矩（图12–12b）。

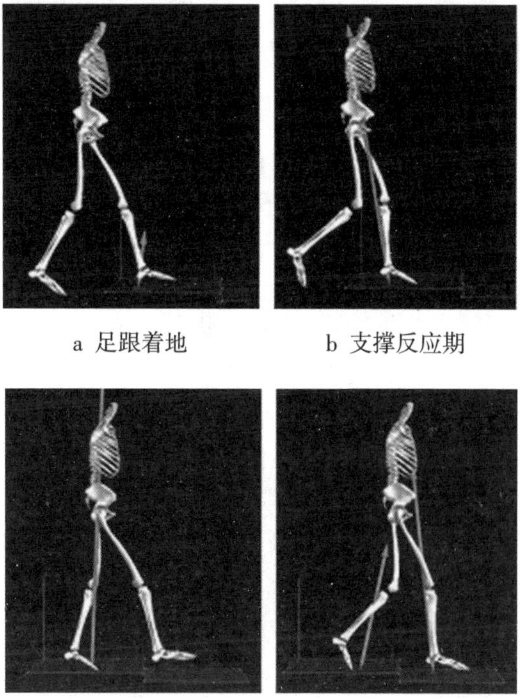

a 足跟着地　　b 支撑反应期

c 支撑后期　　d 摆动前期

图12–14 步态支撑期地面反作用力线与膝关节中心（左侧）在足跟着地(a)、支撑反应期（b)、支撑后期（c）和摆动前期（d）时的关系

髋关节的肌肉力矩在支撑期的特征可如图12–12c所示。在足跟着地到足跟离地之前，髋关节产生的是伸力矩。该力矩随后转变成屈力矩，并持续到足趾离地为止（图12–12c）。随着人体前移，地面反作用力线始终保持在髋关节

之前（图 12–15a）。髋关节伸肌群被动收缩而产生伸力矩（图 12–12）。当地面反作用力线移到髋关节之后（图 12–15b），该关节屈肌群先是被动收缩，然后再主动收缩而造成髋关节弯曲（图 12–5c）。

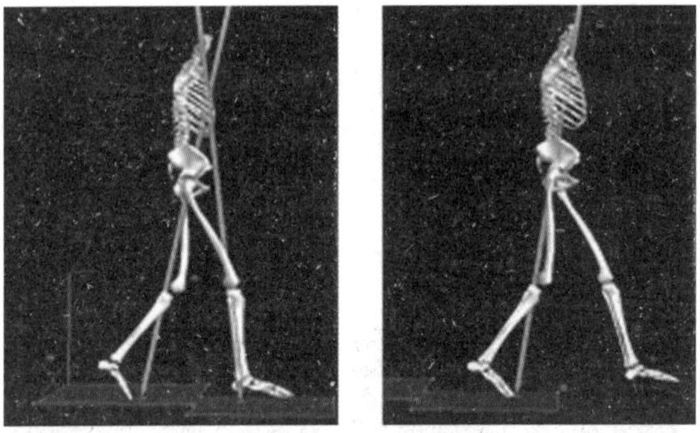

a 支撑反应期　　b 摆动前期

图 12–15　步态支撑期地面反作用力线与髋关节中心（右侧）在支撑反应期（a）和摆动前期（b）时的关系

（三）下肢关节额状面的动力学分析

在正常步态支撑阶段中，踝关节一开始收到的是内翻力矩并持续到支撑中期（图 12–16a）。这个内翻力矩主要是因为踝关节内翻肌肉（胫骨前肌和胫骨后肌）被动收缩，以缓解足跟着地后踝关节外翻的速度（图 12–5a）。随后踝关节力矩转为外翻力矩，以完成踝关节在支撑后期的内翻动作。膝关节的力矩主要由外展力矩组成（图 12–16b）。髋关节的力矩与膝关节力矩相类似，也主要是外展力矩（图 12–16c）。

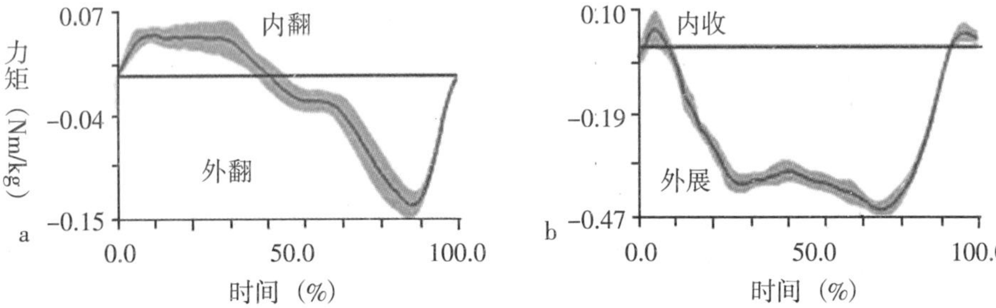

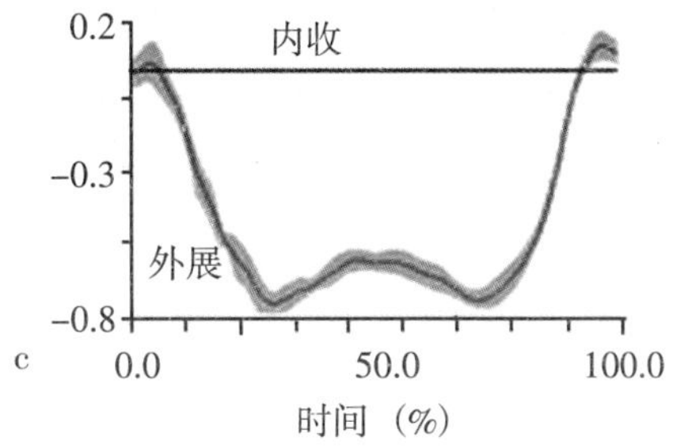

图 12-16　步态支撑期踝关节（a）、膝关节（b）和髋关节（c）在额状面力矩均值

第三节　步态生物力学分析的临床应用

一、功能评定

步态分析的生物力学研究是步行功能测量的重要组成部分，它以生物体的移动状态为研究对象，测量参数具有自主控制的成分。根据步态分析所得的运动学、动力学参数可以推测步行的对称性和波动性。根据步速、步频、步行持续距离可判断其速度、节奏和持久性。

周有礼等通过对妊娠妇女步态的动力学分析，建立了适合孕妇动作的步态分析模式，为妊娠妇女步态研究提供了功能评定的依据。

刘永斌等人对脑瘫、截瘫、偏瘫和截肢患者进行步态测试，以反映人体行走姿态变化时间历程的周期、时相及支撑反作用的三维力曲线为基础，用特征函数的基本概念进行归类组合，对行走功能的左右对称性、平衡功能和驱动力这些概念进行量化，得出相对指标，以此对患者的行走功能进行评定。

许光旭等人根据力和时间的双重因素，探索步态动力学的定量分析，用压电晶体式多维 Kistler 测力台对患者和正常人进行测试，分别计算出他们的三维地面支撑反作用力和冲量积分值，得出患侧 / 健侧在 Z 方向的一组积分百分比（IR2），并与 Fugl—Meyer 运动功能评分、平衡评分、Barthel 指数进行相关分析，得出相关系数，说明 IR2 指标能客观并整体地评价偏瘫患者的步态不对称性和残疾程度。

Rozendal 通过三维步态分析系统提供三维平面的地面与反力向量图，绘出偏瘫病人足与地面作用力的向量环，可以发现健侧和患侧下肢的力向量环大小和形态明显不同，借此可客观评定步态异常的机理。

通过精确测量步行时的运动轨迹、关节角度、速度、周期与时相、肌电图、重心移位和能量消耗，客观的评定患者的步态功能，进一步指导临床康复。

二、疗效评定

步态分析为疗效评定提供了客观手段。例如，股四头肌肌力不足的病人，足接触地面有明显的异常，行走中膝反屈，同时健侧下肢支撑相延长，为患者给予手术，如果手术有效，可以发现上述情况好转。利用步态分析方法评价脑瘫、偏瘫、截瘫和截肢病人的步行康复治疗效果已成为一种常规手段。

脑瘫是人出生前后由对未发育全的脑部造成挫伤而造成。脑瘫患者的病状主要由脑部受伤引起，主要表现为对某些肌肉失控、运动中依靠原始条件反射来完成、非正常的肌肉张力、主动肌与对抗肌的肌力不平衡、平衡机制不健全。脑瘫患者的步态具有弯曲和强直步态的特征。有些病人表现出如图 12–17 的特征，踝关节在足跟着地的背屈角度只达到 3° 、膝关节 40° 、髋关节达正常角度。随着重心在支撑阶段的前移，踝关节背屈角度只达到5° ，膝关节保持 40° 左右的弯曲角度，躯干前倾而大腿角度垂直，使髋关节角度正常。当重心超过支撑脚，踝关节过早的迅速跖屈、足跟过度的离地而使膝关节提前弯曲和骨盆侧倾。在摆动前期，膝关节进一步弯曲。在摆动阶段，膝关节过度弯曲，足趾拖后。其他病人的症状也会有所区别，如在支撑阶段踝关节缺乏跖屈和髋关节缺乏伸展的特征也是较常见的。

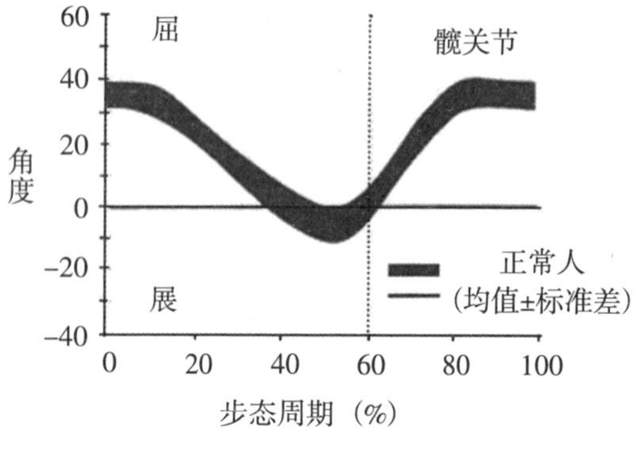

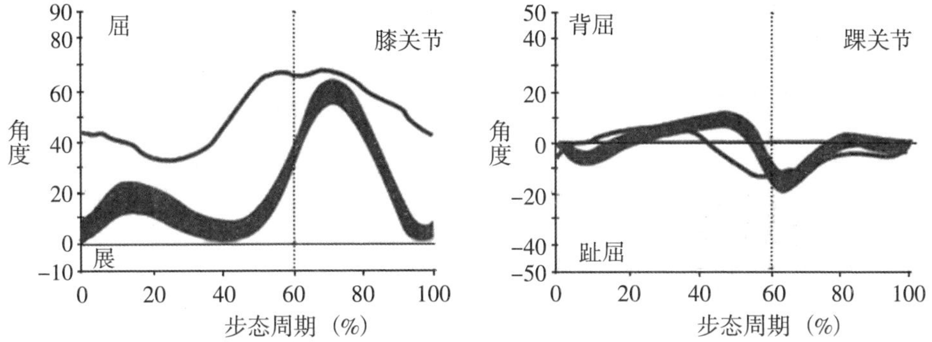

图 12−17　在步态周期中，脑瘫病人与正常人踝、膝和髋关节运动学特征

膝关节骨性关节炎患者最大的功能障碍是关节疼痛、步速降低、上下台阶困难。膝关节骨性关节炎患者多数发生在膝关节内侧。内侧膝关节骨性关节炎患者与正常对照组相比，着地时膝关节角度较直，而关节炎重症患者的膝外展（内）力矩比对照组显著增加。膝外展力矩是生物力学界用来衡量膝关节内侧受力的一项重要指标。Shull 采用内旋步态而达到降低膝骨性关节炎患者膝外展力矩第 1 峰值的效果，同时膝关节伸展力矩并没有由此而增加。Paquette 等采用增加步宽的办法试图降低膝骨性关节炎患者下台阶时膝外展力矩峰值，结果表明虽然膝外展力矩峰值没有显著降低，但在膝外展力矩峰值时的内收角与地面水平反作用力与对照组相比都有显著性下降。

第十三章

矫形器的生物力学

矫形器是用于人体某些部位的体外使用装置，是为了减轻四肢和躯干功能障碍而在体外安装和使用的矫形外科辅助器具，主要通过支持、固定和矫正作用，代偿和辅助丧失的功能，使人体的各个部位保持合适的位置和姿势，预防和矫正畸形。

第一节　矫形器的基本概念

一、矫形器的定义

与假肢学相对应，矫形器学这一名称出自美国的 Vernon Nickel（1953年），是希腊语中"ortho"和"statikos"两词组合的缩写。

矫形器是用于改变神经、肌肉和骨骼系统的机能特性或结构的体外使用装置。过去矫形器的名称很多，被称为支具、夹板、矫形装置、矫形器械、支持物，国内也称为支架、辅助器等。20 世纪 70 年代后，国际上逐渐统称为矫形器。

矫形器应用于人体躯干、四肢和其他部位，通过力的作用以预防、矫正畸形，治疗骨折和关节、肌肉、神经、血管等组织由于各种原因所造成的疾患，并能起到直接代偿它们功能的作用。

矫形器应用对象很广泛，如小儿麻痹后遗症、脑性瘫痪后遗症畸形、截瘫、骨与关节结核、关节脱位、骨折、关节炎、椎间盘突出症、脊柱侧弯、颈肩腰腿痛和肢体畸形都可通过使用矫形器，达到一定程度的康复。特别是对神经、肌肉、骨骼等运动损伤的治疗，对伤残人的康复医疗和职业康复，并对其回归社会，矫形器装配不仅十分必要，还有很高的实用价值。

各种矫形器必须具备以下特点，即治疗效果良好，结构简单，轻便耐用，安全可靠，穿戴方便，无压痛和其他副作用，不影响固定范围以外的关节功能，透气性能好，易保持清洁卫生，穿戴时不引人注目，价格低廉，其中以治疗效果良好最为重要。

随着矫形外科、康复医学、生物力学、现代材料学的发展，使矫形器的科研、开发、制作、装配取得了很大进步。同时，矫形器技术的广泛应用又促进了矫形外科和康复医学及康复工程学的发展。各学科之间的相互结合、相互渗透、共同研究，是这个世纪以来科学发展的主要特点。近 20 年来矫形器学的迅速发展，正是各学科相互协作共同研究的结果，尤其体现在生物力学与矫形器的密切联系。矫形器制作师如果不懂得生物力学知识，就不可能把矫形器制作、装配工作提高到新的水平，更不可能进行新的研究。

二、矫形器的分类

美国在 20 世纪六七十年代，按照医师、治疗师、工程技术人员一起研究的结果，将与矫形器具体有关的人体各关节名称（英文）的第一个字母连在一起，最后再取上矫形器（orthosis）的第一个字母O，从而构成矫形器的名称。这一命名方式逐渐在世界上推广普及。

（一）上肢矫形器

上肢矫形器是用于整体或部分上肢的矫形器。按上肢矫形器所包含关节的名称，主要分为以下几类：

1. 手指矫形器（FO）。
2. 手矫形器（HO）。
3. 腕手矫形器（WHO）。
4. 肘矫形器（EO）。
5. 肘腕矫形器（EWHO）。
6. 肩矫形器（SO）。
7. 肩肘矫形器（SEO）。
8. 肩肘腕手矫形器（SEWHO）。

（二）下肢矫形器

下肢矫形器是用于整体或部分下肢的矫形器。按矫形器所包含关节的名称，主要分为以下几类：

1. 足矫形器（FO）。
2. 踝足矫形器（AFO）。
3. 膝矫形器（KO）。
4. 膝踝足矫形器（KAFO）。
5. 髋矫形器（HO）。
6. 髋膝矫形器（HKO）。
7. 髋膝踝足矫形器（HKAFO）。

（三）脊柱矫形器

脊柱矫形器是用于整体或部分躯干、头、颈和其关节的矫形器，按矫形器所包含关节的名称，主要分为以下几类：

1. 骶髂矫形器（SIO）。

2. 腰骶椎矫形器（LSO）。
3. 胸腰骶椎矫形器（TLSO）。
4. 颈椎矫形器（CO）。
5. 颈胸椎矫形器（CTO）。
6. 颈胸腰骶矫形器（CTLSO）。

第二节　矫形器三点压力系统原理

在矫形器中，无论是固定或是矫正，都广泛采用了三点力原理。所谓“三点力原理”就是三点压力系统的力作用原理。它是指处于同一平面但不在同一直线的三点受力，其中一点的受力方向在与另外两点受力方向相反的情况下，根据作用力与反作用力、力的分解定律以及杠杆平衡原理，三点力的相互作用而产生固定和矫正作用。

一、三点固定原理

如图 13-1 所示，作用在 1、2、3 点的力分别为 F_1、F_2 和 F_3，根据作用力与反作用力定律，在保持平衡（稳定）状态下，$F_1= F_2+ F_3$，即 1、2、3 三点构成一个稳定的三角形，因此三点压力可以起到很好的稳定作用。

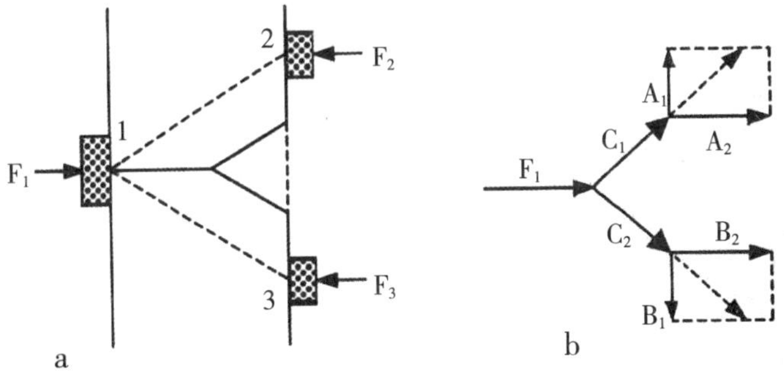

图 13-1　三点压力系统

二、横向移动力和纵向拉力

如上图所示，通过力的分解我们可以看出，由于 F_1、F_2 和 F_3 不在同一直线上，F_1 可分解为 C_1 与 C_2 两个分力。C_1 又根据平行四边形定律分解为向上的分力 A_1 和水平方向的分力 A_2；同理，C_2 分解为 B_1 和 B_2，其中，A_1、B_1 为纵向牵拉力，A_2、B_2 为水平移动力。当 $F_1 > F_2 + F_3$，而 $A_2=F_2$、$B_2=F_3$ 时，便产生纵向牵引力。如果第 3 点固定（如骨盆围托），即固定点的反作用力抵消了力 B_1 与 B_2，又为了保持肢体的横向稳定，使 $F_2=A_2$，则只有向上的牵引力 F_1 了。可见，三点压力系统可以产生向上的牵引力。

三、矫正转矩

三点力形成的杠杆作用可产生矫正转矩，而且矫正转矩的大小与矫正对象的弯曲角度有关。

我们知道，力矩产生转动，因此对于矫正弯曲来说，利用矫正转矩的分析更能说明问题，也就是说，产生的矫正转矩越大，对弯曲的矫正效果就越好。

如图 13-2 所示，在 A、B、C 三点固定的情况下，我们可将 AC 和 BC 视为两根刚性连杆，通过扭转中心 C 相连接。设 AC 与 BC 的长度相等，AC=BC=L，当侧向力 F 加在 C 点时，便会在 A、B 上产生与之方向相反、大小为其一半的力 F／2。力 F／2 相对于 C 点所产生的矫正转矩为 M：

$$M=F/2\cdot D=F/2\cdot L\cdot \cos\theta/2$$

式中 D 为 F／2 的力线到扭转中心 C 的距离，θ 为弯曲角度。

从式中可看出，矫正转矩 M 不仅与侧向力 F、力臂 L 成正比，而且与角度 θ／2 的余弦函数成正比。简言之，当弯曲角度越小时，侧向力产生的矫正转矩效果就越好。

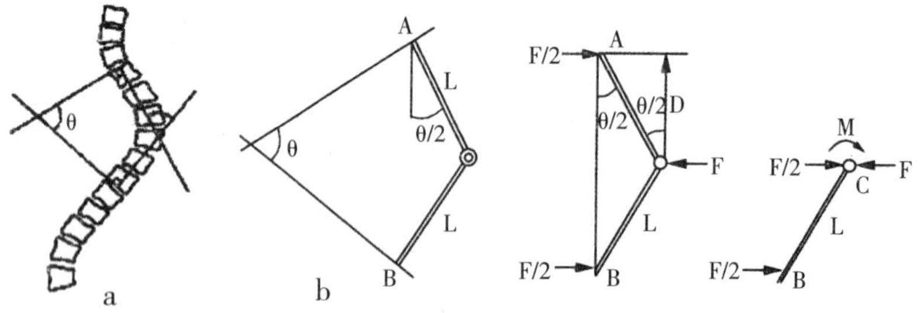

图 13-2 三点力的杠杆作用

四、组合式三点压力系统

有时为了加强固定或增加局部的压力，常采用三点力的组合（图 13-3）。

另外，采用组合式三点力系统还可增加压垫的总面积，避免局部的压力过大。因为当使用的压力超过 2.5N / cm^2 时，就会损害血液循环，造成皮肤坏死和压迫性溃疡。

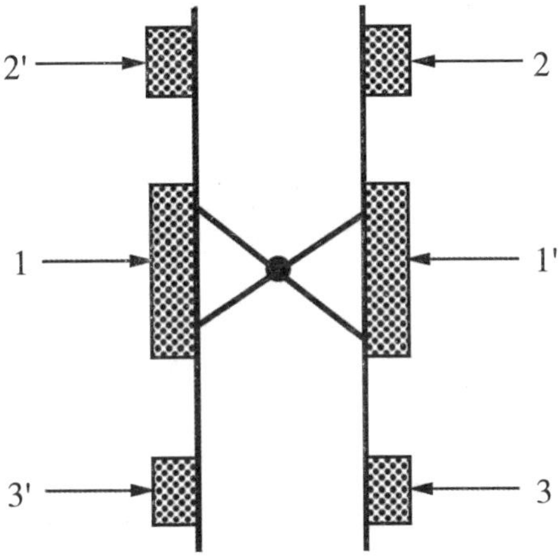

图 13-3　组合式三点压力系统

第三节　生物力学原理在矫形器中的应用

一、生物力学原理在上肢矫形器中的应用

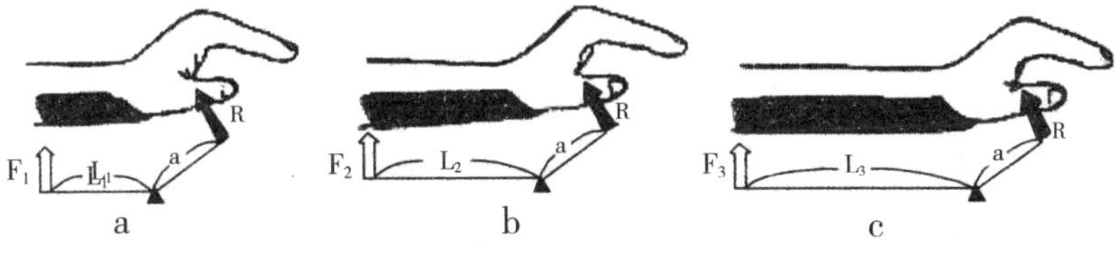

图 13-4　杠杆原理在手背伸矫形

（一）杠杆的应用

一般穿用矫形器的患者都希望使用尽量不束缚身体的短矫形器，但从力学角度来看，要使矫形器发挥较好的效果，必须要有一定长度的力臂。以手背伸矫形器为例，可将其视为第一类杠杆—平衡杠杆，图 13-4 中 F 为动力，R 为阻力，加

在前臂支撑部的力 F 与前臂支撑部的长度 l 成反比。设 l_1=a、l_2=2a、l_3=3a，则 F_1=R，F_2=R/2，F_3=R/3。说明在同样大小的作用力下，支撑部的长度越长其矫正作用越有效。考虑到实际需要，一般取前臂支撑部的长度为前臂长的 2 / 3 左右。

（二）支杠的牵引方向与位置

在动态上肢矫形器中，为了辅助指关节或腕关节的屈曲或伸展，常采用在从前臂支撑部延伸出来的支杆上用橡皮筋或弹簧牵引各关节的方法。

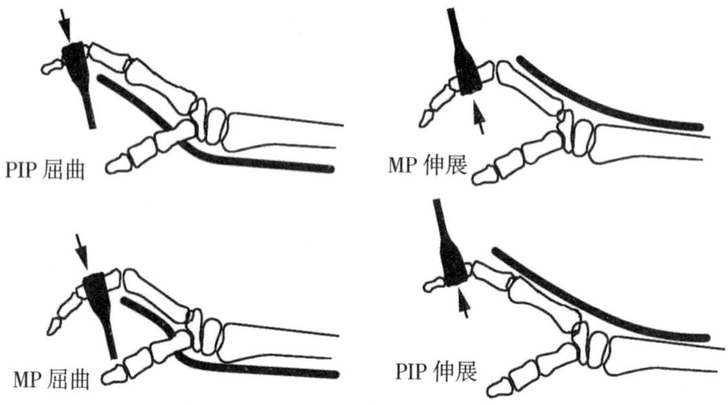

图 13–5　手矫形器中支杆的牵引方向

为保证牵引效果，需依据以下杠杆原理：

1. 前臂支撑部应有足够的长度。
2. 牵引力方向应与矫正对象骨的长轴相垂直。
3. 指套安装在矫正对象关节的末端。
4. 牵引力不可过大，以免造成皮肤压迫性病变。

因此，要注意检查手指前端色调的变化及患者疼痛程度，牵引力过强时要放松弹簧或橡皮筋。

二、生物力学原理在下肢矫形器中的应用

（一）按照下肢重力线要求正确对线

人体下肢的重力线，在矢状面，上端位于髂前上棘，通过髌骨中央，下端

至拇指与第二趾之间。在额状面，上端自髋关节横轴后方，通过膝关节横轴前方，至踝关节横轴前方（图 13-6）。

当下肢发生病变时就会引起正常肌肉拮抗平衡失调，造成关节的变形，如膝关节的内翻、外翻、屈曲或过伸等畸形，使正常的重力线在病变肢体上产生变位。为了保持患者的正常体位，保证下肢的稳定支撑和正常的行走步态，下肢矫形器的设计应保证正确的对线关系，使之与人体下肢的重力线相符合。

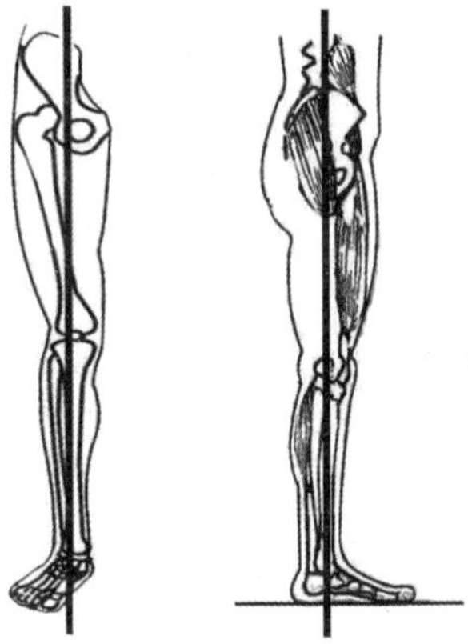

图 13-6　下肢的重力线

（二）正确选择矫正力的作用点

按照三点压力原理，充分考虑作用力与反作用力的相互作用，只有正确选择矫正力的作用点（压垫的位置），才能使变形的肢体尽可能地恢复到正常位置。如图 13-7a 所示，当膝关节内（外）翻畸形时，矫形器的矫正力应施加于内（外）踝下部、膝部外（内）侧、大腿上部内（外）侧三个位置；当膝关节屈曲畸形时，矫形器的矫正力应施加于踝关节后上方、髌骨上缘和大腿后侧上方的位置（图 13-7b）；当膝关节过伸（反屈）时，矫正力应施加于踝关节前上方、腘窝下方和大腿前上方的位置（图 13-7c）。

（三）铰链转动中心位置的确定

下肢矫形器关节铰链转动中心的位置设置，一方面是保证患者在坐卧时关节能正常地屈伸，另一方面是保证站立和行走时关节的稳定性和正常的步态。

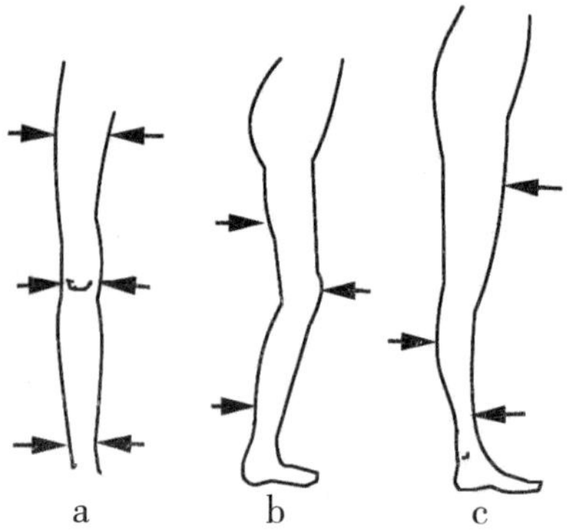

图 13-7 下肢矫形器的矫正力作用点

若膝关节铰链的轴心位置不当，不但会影响患者膝关节正常的屈伸动作，还会使矫形器的某些部件（如压垫、半月箍）在膝的屈伸动作中压痛肢体或因滑动而摩擦皮肤。若髋关节和踝关节铰链轴心的位置不当，也同样会引起肢体相应生理位置的不适和妨碍关节的屈伸动作。因此，矫形器铰链转动中心的位置设置很重要，应与人体下肢的生理关节轴保持一致。通常，下肢矫形器各关节轴心的位置选择如下：

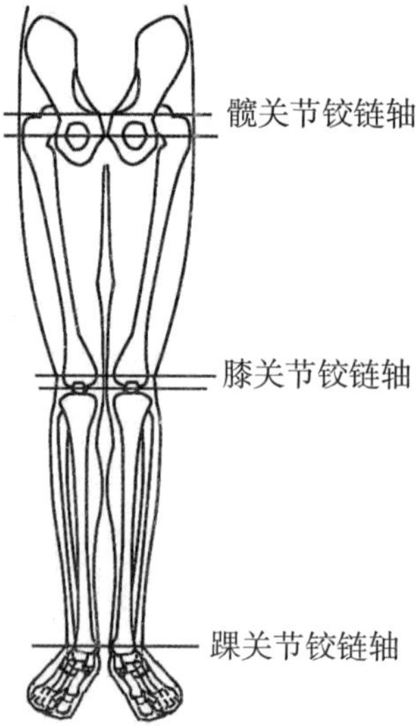

图 13-8 下肢矫形器各关节轴的位置

1. 髋关节轴心位于人体大转子最突出点上方 2 厘米处，略偏前，与股骨头中心保持水平。

2. 膝关节轴心处于人体股骨内上髁最突出点水平高度，位于股骨髁前后径的 1 / 2 和后 1 / 3 的中点间（或自中心向后偏移 2.5 厘米）。

3. 踝关节轴心位于人体胫骨内髁下缘水平处。

（四）支条式半月箍的安装位置

半月箍的作用是固定支条、提高矫形器的强度，特殊情况下还起到矫正作用。各个半月箍的安装位置，对矫形器的功能发挥有着重要关系，如果位置不当，不但影响正常生理关节的活动范围，而且穿戴矫形器后还会影响行走功能。通常，各箍的位置如下：

1. 膝下箍位于腓骨小头下 2.5 厘米处，膝上箍位于腘窝上方，一般以膝铰链轴为中心使上下两箍等距（图 13–9）。

2. 髋下箍斜置于会阴和大转子下 2 ~ 2.5 厘米处（图 13–10）。

3. 腰髂箍又称骨盆带、髂箍等，主要起悬吊和固定作用。它的位置一般处于骨盆髂肌上缘的水平位，其健侧可略高。考虑到人体生理特点，当人体站直时骨盆前倾，因此，安装腰髂箍时其后侧要略高于前侧，以保持与骨盆相应的前倾角。

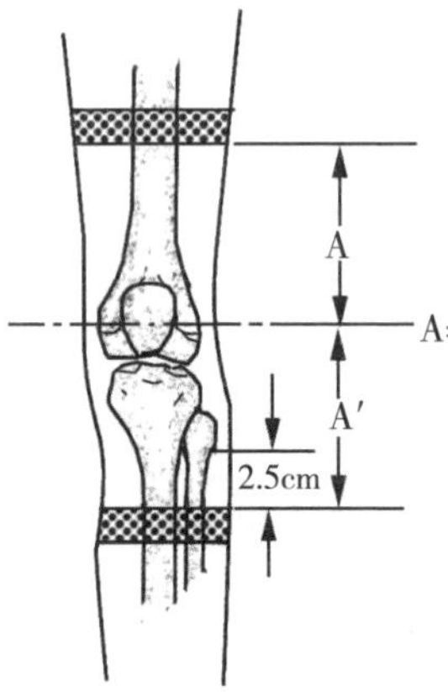

图 13–9　膝下箍与膝上箍的位置

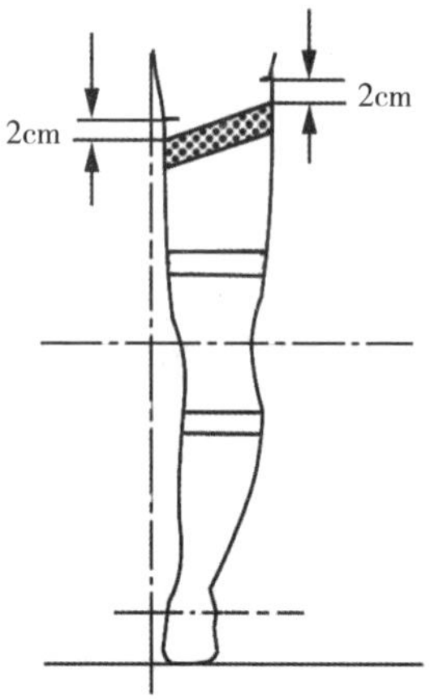

图 13–10　腰髂箍的安装位置

三、生物力学原理在脊柱矫形器中的应用

脊柱矫形器的作用主要是控制脊柱运动、牵引、矫正畸形和改变脊柱的对

线关系。在脊柱矫形器的设计中主要采用机械牵引和三点压力原理，其矫正方法如图 13–11 所示，包括纵向牵引、局部压迫、三点扭转及平行移动等。

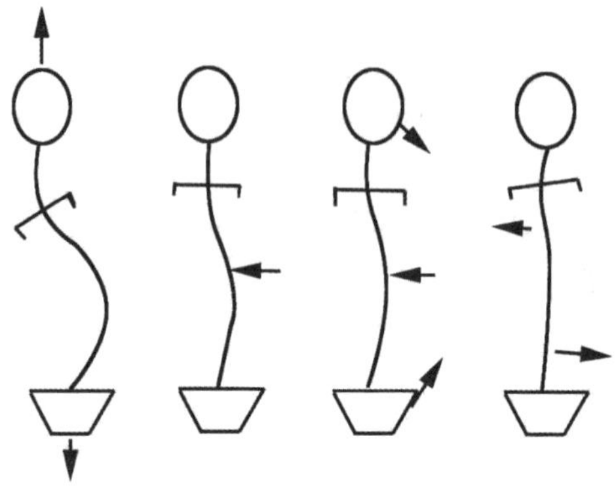

图 13–11　脊柱矫形器的矫正方法

（一）利用三点压力系统进行弯曲的矫正

如图 13–12 所示，在脊柱侧凸矫形器中，在额状面上利用三点压力进行侧弯的矫正是一种有效的办法。

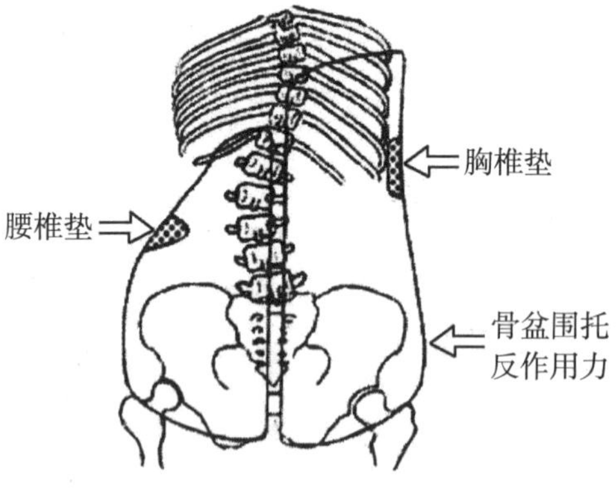

图 13–12　三点压力在脊柱矫形器中的应用

（二）压垫的抗扭转作用

脊柱侧凸症时常伴有脊柱的扭转，为此，在侧凸矫形器中利用压垫来减少水平面上的扭转。如图 13–13 所示，F_1 为胸廓后侧方压垫的压力，F_2 为矫形器的侧面支撑部分的反作用力，二者的相互作用产生一个扭转力矩 M，此力矩即矫正扭转的转矩。需要注意的是，F_1 的作用也同时产生一个向前的力 F_3，故 F_1 不可过大，以免引起胸椎前凸。

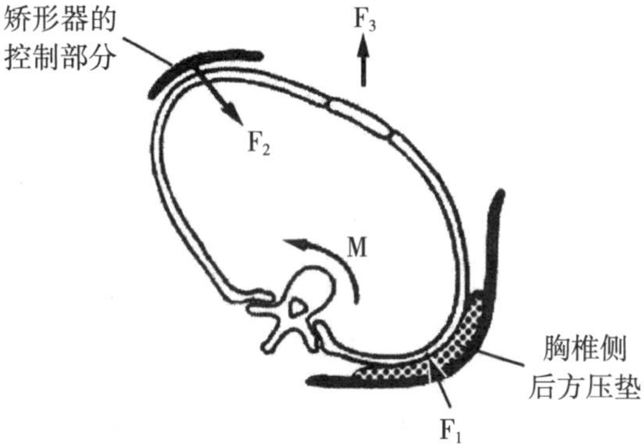

图 13–13　压垫的抗扭转作用

（三）提高腹压，以增加对躯干的支持力

提高腹内压力是指通过来自躯干前、后方和两侧的外部压力使腹腔内的压力有所增加。这样，便可减少脊柱伸肌的负担及胸椎和腰椎上方的垂直负荷，如软性围腰、塑料脊柱矫形器的腹部压迫及采用各种腹托等，都是将提高腹压作为支撑躯干的主要手段。

（四）纵向牵引力的矫正作用

前面已对三点压力的杠杆作用，以及侧向施压矫正脊柱弯曲的原理作了介绍，下面再对纵向牵引力对矫正脊柱弯曲的原理作一分析。

如图 13–14 所示，当在纵向施加力 F 时，其产生的矫正转矩：

$$M=F\cdot D=FL\sin\theta/2$$

从式中可看出，矫正转矩 M 是弯曲角度 θ 的正弦函数。由正弦函数得知，$\sin 0°=0$，$\sin 90°=1$，当 θ 角在 0°～90° 时，随着 θ 角的增大，其矫正效果越明显。这与三点受压的侧向力矫正效果相反，但二者有互补作用。所以，对于脊柱侧凸角度较大的患者，往往采用纵向牵引与侧向施压相结合的矫正方法，如密尔沃基矫形器。

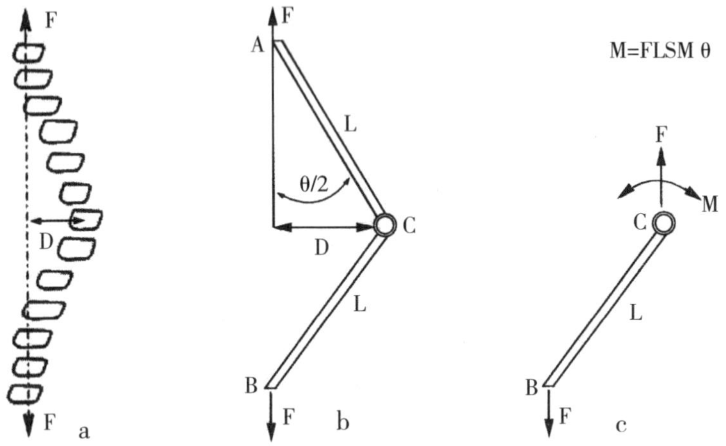

图 13-14　纵向牵引力的矫正原理

第四节　矫形器的临床适应证

一、平足症

平足症（又称为扁平足）是临床上常见的一种足部畸形疾病，其病因主要包括先天性及后天性原因，特点为患者足纵弓消失，内侧足弓下陷，触地面积较正常足增大，足底部组织相对较松弛。成人平足症患者除了行走疲劳、足部疼痛外，还常表现出其他各种继发症状，如诱发膝、背、踝关节疼痛等。平足症可以渐进或加速方式对患者产生负性影响，如由于患者关节长时间对线不佳，其活动相互受影响，骨骼结构容易出现代偿性改变，导致跟骨外翻、关节松弛，甚至脱位，继而出现相关部位疼痛、慢性损伤等表现。

平足症患者存在以下结构异常，即足弓降低、跟骨外翻以及距骨移向前、下、内侧等；而足矫形器利用精确的三点压力系统使重力作用于足主要关节轴上，通过承托塌陷的足弓，以缓解足中 / 足弓部位的疼痛，矫正功能性关节排列紊乱。足矫形器需要考虑到维持跟骨在中立位置，能有效支撑足弓，抑制中足及前足外翻、外展。足矫形器的三点压力系统可在矢状面稳定距跟关节，防止跟骨外翻，以对抗其畸形。由于下肢关节间的相互作用，平足症患者骨骼结构容易出现代偿性变形，继而出现以畸形和疼痛为主的临床表现。足矫形器能弥补患者较弱、较平的足纵弓及足横弓的功能缺陷，帮助其控制步态，以改善下肢其他关节的异常对线。足矫形器的特殊修饰线与足弓处的承托力相对应，能给予足外侧中足部位足够的空间，并与加载在外侧跖骨头及跟骨处的控制力形成内、外壁组合，以保持足前部处于中立位，防止在足跟离地到足尖离地过程中距跟关节旋前。于足后部外侧施加压力可用于矫正足跟骨外翻畸形，并促使其距跟关节在站立期及摆动期均处于中立位。通过足、矫形器、鞋之间的紧密接触（它们之间无相对运动）来实现对距跟关节的控制，从而给予距下关节及中足各关节在站立期及摆动期最大程度的支持，以更好地确保踝足关节的稳定性，使踝关节对线良好，改善患者步态，提高其行走速度及步幅，降低能量损耗。将足矫形器足趾端加高能有效改善支撑相末期的足滚动，并且该足矫形器未限制踝关节的运动，因而不会对步态产生不良影响。一般的平足症患者，由于其足跟骨外翻、前足外展、足弓塌陷，使得关节对线异常，而这种异常的应力又使下肢及脊柱等关节产生力的失衡，是造成包括膝、背在内多处疼痛的主要原因，通过早期治疗可预防病情的进一步发展，减少因患足的结构性改变而引发的各种临床继发症状，足矫形器对改善患者疼痛具有显著疗效。

二、脊柱侧弯

儿童或青少年患者的脊柱在发生侧凸后，影响其进展的因素主要由生物力学机制介导，但具体哪些因素参与其中，为何部分患者侧凸进展而部分停止进展，目前知之甚少。在特发性脊柱侧凸进展过程中，支具治疗是唯一能干预其自然病程的手段。

计算机三维有限元方法的引入，开拓了支具治疗生物力学研究的新思路。Perle 等于 2002 年的研究报道，通过 MRI、CT 结合有限元方法分析夜间仰卧位时支具对于侧凸的矫形作用。他们建立脊柱侧凸的有限元模型，模拟冠状面、矢状面椎间应力关系及载荷情况。实验发现，脊柱顺应性与矫形效果相关，椎体间弹性模量与模拟支具模型所施加的力成比例关系。研究者亦表明，对于支具矫形力更深的理解有助于研究出更为有效的支具。Perie 等于 2003 年进一步对 12 例青少年特发性脊柱侧凸患者进行有限元模拟及压力测试的研究发现，有限元模拟显示被动作用力仅仅对冠状面的矫形达 9°，而实际上矫正有 16°。因而提出，支具治疗的机制除了衬垫、束带共同达到的矫形作用外，还有其他因素参与其中共同达到支具中力的平衡。Gignac 等利用有限元方法研究更为有效的三维支具的报道引起了广泛的关注。他们利用多重影像学技术将肋骨、胸骨、骨盆引入有限元模型，分析对于脊柱侧凸三维矫形力的施加，取得了初步的成果。最近的一篇报道将该工作更推进了一步，Perie 等利用相似的方法建立模型，在 Boston 支具中的相应位置加入衬垫，由压力传感器来测量压力，初始压力大于 30mmHg，计算整体等效力，加入计算机模型，实验发现躯干所受的力在 5 个区域最大，即右胸廓、左腰部、腹部及双侧骨盆。该实验表明了测试个体化支具治疗的生物力学效应，使得开发设计更为有效的三维支具成为可能。在严格掌握适应证的前提下，设计开发更有效的支具治疗特发性脊柱侧凸，使支具治疗有效性最大化，尽可能地阻止侧凸的进展以避免手术治疗，而生物力学研究的发展使其成为可能。然而在这过程中，还有许多问题值得探讨研究：支具矫形力施加的方向、大小；束带张力及衬垫压力的具体关系，姿势改变与支具调整等一系列问题，使最终的研究取得成功还需要很长的过程。

三、偏瘫步态

使用矫形器辅助治疗脑卒中后的偏瘫，国内外早有研究报道。1997 年日本学者原宽美提出，早期使用下肢矫形器有利于运动疗法的实施。他的研究基点在于使用下肢矫形器实现早期站立行走，同时可以使踝关节相对固定，矫正足内翻、下垂，提高患足摆动相移动能力及支撑相的稳定性，有助于提高站立平衡功能及步行能力，改善步态模式。偏瘫患者要想获得运动功能就必须进行运动再学习，要想早期站立行走，矫形器治疗和运动疗法同等重要。以往的观点是不主张偏瘫患者早期使用矫形器，先进行运动疗法，待无效后再考虑使用矫形器。通过大量的临床病例观察，认为对偏瘫患者应早期使用矫形器。如果在病后早期就开始正确的步态训练，往往可完全或部分矫正这种异常步态。一旦形成了某种异常步态，再矫正将非常困难，甚至成为不可能。如果早期使用矫形器，有利于患者的站立及行走，对预防下肢异常模式，获得正确的运动模式，大有裨益。持续穿戴还可以抑制小腿三头肌的痉挛，打破偏瘫患者下肢伸肌痉挛模式，促进下肢正常步态的恢复，还避免了踝关节畸形的发生。综上，矫形器的使用在偏瘫患者重新获得站立和步行能力、提高平衡功能、改善异常步态、纠正足内翻、下垂等起着十分重要的作用，但对患侧踝关节运动功能的提高意义不大。

目前治疗足下垂的方法虽很多，但还不能解决根本问题。最快、最直接控制足下垂的方法就是踝足矫形器的应用。引起步行功能障碍的原因是多方面的，可能与下肢髋、膝、踝关节的协调控制能力有关；与下肢诸多肌群力量之间的相互平衡有关；与下肢感觉功能和身体的平衡功能有关。足下垂是偏瘫患肢痉挛模式的表现．也是制约步态和步行能力的重要因素，以往一直认为其直接原因为小腿三头肌肌群张力异常增高、痉挛所致。Carr 等通过综合大量有关的实验和临床研究后提出，痉挛不只是高位中枢失去对低位中枢的控制，也与肌肉纤维和肌腱的物理特性改变有关，而且很可能与制动和废用有关。如果小腿三头肌持续痉挛得不到牵伸而致跟腱挛缩，将使得可逆性足下垂转变为不可逆性足下垂。此外，由于患者长期制动，小腿前肌群（胫前肌）及外侧肌群（腓骨长短肌）激活不足，肌肉出现失用性萎缩，导致足背伸肌群肌力减退，足背伸困难。这种足背伸肌／趾屈肌间肌力的不平衡，使得患肢足下垂、内翻及足跟不能正常着地。足下垂仅是步态异常的一方面。下肢运动功能障碍的改善及步行能力的提高，不是单靠踝支具矫正足下垂畸形就可以解决。AFO（踝足矫形器）虽可以起到矫正足下垂、控制踝关节的作用，但穿戴支具并不像穿新衣服和鞋子那么容易适应，患者在穿戴踝支具的同时，还必须注意抑制下肢痉挛模式，加强穿戴支具前后的步态和步行能力的康复训练，才能进一步改善步态，提高步行能力，充分发挥支具的作用。往往在穿戴 AFO 矫正步态周期足下垂及限制踝关节活动的同时，也不同程度地限制膝关节的活动范围，尤其是限制了膝过伸。

随着计算机技术的发展，计算机辅助设计和制造（CAD/CAM）技术在 20 世纪 80 年代初就已经开始用于矫形器行业。目前，发达国家研制、开发的假肢、矫形器专用 CAD/CAM 系统已经十分成熟。然而，国内矫形器制造基本上仍处于手工制作阶段，德国、美国、加拿大、瑞典等国虽有商业化系统出售，但价格昂贵并不符合我国国情。因此，对 AFO 的 CAD/CAM 系统的开发、应用仍有十分重要的意义。计算机辅助设计 AFO 包括三个部分，第一，AFO 模型轮廓的采集和数字化。通过测力板或者扫描仪等设备来近似产生 AFO 的形状。第二，计算机辅助设计。主要包括一个可用于不同的病变要求、尺码齐全的 AFO 数学模型库和一个既能接收足底测试平台测试的各种有效数据，又能驱动 AFO 数学模型库的 CAD 软件。该软件可以根据测力板所测得的数据和 AFO 的形状从 AFO 数学模型库中选取与之相匹配的模型，并根据患者的实际情况对模型进行修改，最后输出适合计算机数控加工所需的数据。第三，计算机辅助制造。包括一套具有相当精度的三维数控磨铣加工装置和相应的 CAM 软件，该软件通过对计算机辅助设计部分的输出数据进行转换，生成加工所需要的脉冲数据，进而加工生成矫形器（图 13-15）。

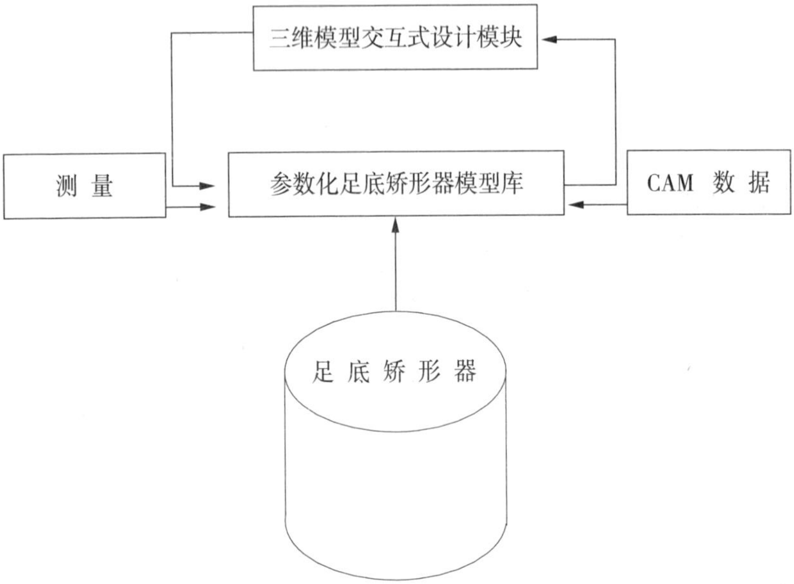

图 13-15 足底矫形器 CAD 系统

随着康复医学事业的蓬勃发展，矫形器学作为一门医工结合的边缘学科也得到了广泛的拓展，尤其是生物力学与计算机辅助技术的结合更使得矫形器学有了很大的突破。矫形器对残疾者运动功能的代偿有着相当大的影响，随着康复医学的发展以及生物力学的应用，矫形器用于残疾者的前景将更加广阔。

第十四章

人力轮椅的研究

轮椅不仅是一种载运工具，而且亦等同于行动不便者的义肢，属身体的一部分。轮椅使用得当，可避免虚耗体力，提高使用者的独立性，胜任各项日常生活活动，有利于就业和全面康复。

第一节 轮椅概述

一、使用者的类别

使用者可以是由于各种原因而需要坐轮椅，但在使用之前，要与医务人员和治疗师协商再做决定。

轮椅使用者通常是那些因残疾而无法走路、行动不便，或遵医嘱不准走路的人。轮椅处方和药物处方一样，都要深思熟虑。轮椅一般适用于以下情况者。

（一）步行功能严重减退

截肢、骨折、瘫痪、机能障碍和痛症，令患者步行功能减退，若使用拐杖或助行器也无法步行，便应考虑使用轮椅。若上肢功能减退不能安全抓紧拐杖，也可使用轮椅。

（二）遵医嘱禁止走动

双下肢因病不适宜负重，或因心脏病而需减轻体力消耗者，都要暂时用轮椅代步。最近有研究指出，绝对安静地卧床休养对大部分患者（包括心脏病患者）不适宜，而为了维持最低限度的活动量，便要利用轮椅。

（三）脑性瘫痪

脑性瘫痪的患者，不管是痉挛型或手足徐动型，大都能顺利操纵轮椅。障碍程度严重、不能走路的脑瘫患者如果无需卧床，就应改为坐轮椅，这对心理和身体健康都有裨益。

（四）身体老化

人口老龄化的结果，令终日卧病在床的老人不断增加。由卧床改为坐起可改善循环系统，老人可坐上轮椅代步，不单能调剂生活，且可改善生活质量。

（五）康复者

身体残缺人士、长期病患者和康复者，都可以凭借轮椅的协助而重新回归工作岗位，一部设计恰当性能良好的轮椅，能够大大提高使用者的身体功能。

二、轮椅的主要结构性能

（一）座位大小的选择

大小合适、性能良好、制作精良的轮椅能给使用者提供行动上的方便，而不会发生安全问题和损害身体。

轮椅各主要部位的尺寸大小是否适当，关系到身体局部承受的压力是否增加，使用者坐上和离开轮椅是否方便安全。

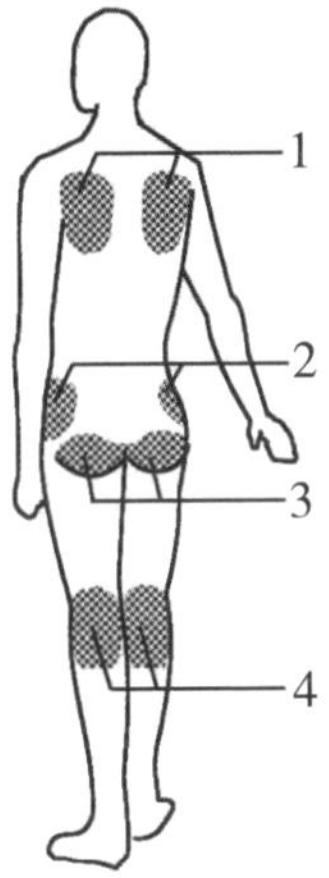

图 14–1　坐轮椅时身体承受体重压迫的部位

坐轮椅时，身体承受体重压迫的部位主要包括肩背（近肩胛骨外）；臀部两侧（股骨粗隆处）；臀部下方（坐骨结节处）；膝部后方（图 14–1）。

1.座位的宽度（座宽）

座位与臀部两侧之间，应留有适当的空位（空隙），对普通身材的中国成年人来说，座位两边的空隙应各为 2.5 厘米。

（1）座位太宽的不良后果：双臂要张开推轮椅极易疲劳；使用者不能舒适地用两边的扶手支撑身体，以至坐得不平稳。

（2）座位太窄的不良后果：臀部及大腿的皮肤极易磨损；容易产生压疮；上落轮椅时身体转动不便。

2. 座位的深度（座长）

乘坐者坐好后，其膝部后方（腘窝处）与座位前缘之间，应留有适当的空位（空隙。图 14–2），对普通中国成年人来说空隙应为 6.5 厘米。

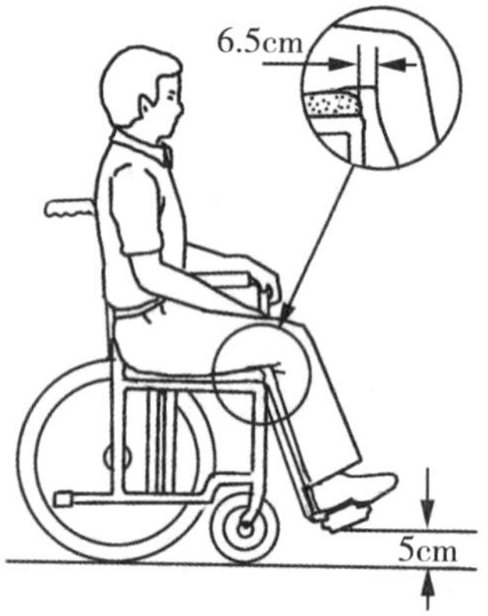

图 14–2　轮椅座长的标准深度

深度不足（过短）会使坐骨结节承受较多重量，附件的软组织容易受损，产生压疮。

座位过深（过长）会使腘窝部分受前缘压迫，妨碍小腿的血液循环，且局部皮肤容易磨损。

3. 座位（座高）与脚踏板的高度

座位的高度与脚踏板的高度必须配合好。乘坐者在座位上做好后，大腿后部近腘窝处与坐垫之间应留有适当空隙（不接触坐垫），对普通身材的中国成年人来说空隙应为 4 厘米。保留这样有限的空隙既能使大腿后部与臀部同时承受重量，又不至压迫腘窝处的血管和神经。

脚踏板与地面应保持适当距离，一般而言，此距离约 5 厘米。座位太低即座位与脚踏板之间距离过短，上述空隙长度增大，会使坐骨结节承重过大，容易产生压疮。

座位太高（脚踏板太低），即坐垫与脚踏板之间距离过长，上述空隙长度减小，乘坐者的脚甚至踏不到脚踏板，这样会有以下不良反应，即双脚失去承托，四处摆动，容易受伤；大腿后部腘窝处完全承受小腿及腿的重量，容易磨损；推动轮椅时，备感吃力。

（二）靠背的选择

靠背承托使用者的背部，其是否合适，关系到乘坐者的安全和舒适。而靠背高矮的选择，则要视患者的躯干受控程度和活动能力而定。轮椅靠背按其高低可分为低靠背、中靠背、高靠背、高靠背加头托四种。

1. 低靠背（即低腰承托）

适宜于经常参加体育运动的患者，他们在坐椅时只需要很少的承托便足够，而且低靠背对他们的限制比较少，方便做弯腰、伸展和转腰动作，然而靠背过低过矮容易引发腰痛。

2. 中靠背（即腰背承托）

自行推动轮椅的患者如需额外支持承托躯干，靠背应以中等高度（即到达肩胛骨以下）为佳。这样，手臂、肩胛和躯干上半部的活动就会受到限制，这种限制不会阻碍推轮椅的动作。

3. 高靠背（即高背承托）

适合于躯干控制能力欠佳，不能自行推动轮椅的患者，高靠背应到达肩峰以下。

4. 高靠背加头托（头颈承托）

患者控制躯干和头颈的能力欠佳时，便必须用高靠背并加装头托。

（三）坐垫的选择

轮椅的坐垫应能使乘坐者保持姿势舒服，提供足够的承托，减少皮肤擦伤和患压疮的机会。

1. 坐垫的要求

(1) 软硬适中：坐垫过硬会使臀部压力集中在坐骨结节上，过软则使臀部压力集中在坐骨结节的周围，长时间压迫上述部位都易产生压疮。

(2) 承受压力均匀而分散：均压坐垫即符合这一要求。均压坐垫能将身体重心点所承受的压力分散，平均分部在较大面积处，舒缓经常受压部位。轮椅使用者一般都会受压疮的折磨，因此，更需要使用均压坐垫。

(3) 透气、吸湿性能好。

2. 坐垫的种类

目前轮椅均压坐垫多为特殊制作的泡沫塑料坐垫，此外，尚有凝胶坐垫、充气坐垫等。

(1) 泡沫塑料坐垫：泡沫塑料坐垫是不良的热传导体，会令坐处局部皮肤升温，如制作时把泡沫塑料的表面切割成多个小块，可改善通风，方便把压力点整合，起均压作用。坐垫会顺随使用者身体的活动而改变形状，减少摩擦力和剪切力。

如果坐垫使用透水透气的料子，那么泡沫塑料便可以发挥吸汗的作用。泡沫塑料遇热或日光会解体。泡沫塑料有多种厚度形状和款式可供选择，最常见的是聚氨酯类泡沫塑料，它质轻价廉，但容易损耗，需不时更换。另外，乳胶泡沫塑料较为耐用。大部分的轮椅使用者，可以只用一块标准的泡沫塑料坐垫。

如果坐得舒服，能提供足够承托，皮肤又不见受压迫，如不会出现红一片的现象，便无需转换其他款式的坐垫。购买轮椅时，通常会附带一块标准的泡沫塑料坐垫。

常用的泡沫塑料坐垫有，聚氨酯类泡沫塑料契形坐垫、聚氨酯类泡沫塑料体形坐垫、胀弹性类泡沫塑料坐垫等。

(2) 凝胶坐垫：凝胶坐垫由黏性凝胶构成，一旦受到挤压凝胶就会从高压点流走。凝胶有很好的均压作用，其形状能配合使用者的体形，衬垫骨突部位，当使用者活动时可减低剪切力和摩擦力的产生。

凝胶坐垫分为有隔间的款式或者用纽扣连接式，借此把坐垫固定在骨突部位。

凝胶的黏稠程度分多种。黏性高的凝胶能提供较稳固的承托，即使坐垫被割开也不会泄露。黏性低的凝胶能迁就体形，但承托力较弱。

(3) 充气坐垫：充气坐垫由多个气囊纵横排列而成，充气方式为手动。先将气打进坐垫，令每个气囊都有统一的气压，然后逐个气囊调校，方法是请使用者坐上坐垫，手掌抵住坐骨，然后放气，直至手背触碰到坐垫底部为止。照顾者可以按需要调节气压。充气坐垫如果穿洞可以修补，有污渍也可以擦净。

选择一部合适的轮椅，要考虑到各种主客观因素，首先要看使用者残疾或功能障碍的程度、年龄、健康情况、体形大小，其次还要看使用者的生活方式、生活习惯、居住及工作环境、经济条件、轮椅资源等。

第二节　手动轮椅使用技巧

为了让乘坐轮椅的人士能成功地投身社会活动，融入社会，应当解决其将轮椅作为交通工具的问题。

乘坐手动轮椅能自行推动前进者，如要利用轮椅在社区附近通行，除了掌握在平地上自行推动轮椅的较简易方法外，还要学会所谓的后轮（大轮）平衡术，以方便上、下人行道边，方法如下：

一、准备姿势和动作

手动轮椅在前进过程中遇到人行道边的台阶时，应采用后轮平衡技术，完成上下台阶的动作。其准备姿势是，

头微后仰；上身挺起；手肘屈曲；手指紧握轮环，拇指按在轮胎上（图14-3）。

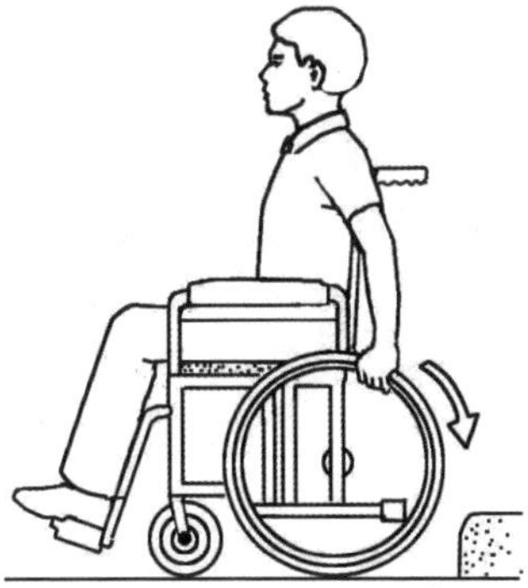

图 14-3　后轮平衡术的准备姿势

开始时，轻轻向后拉，接着急猛地向前推，小轮便会离地（图 14–4）。

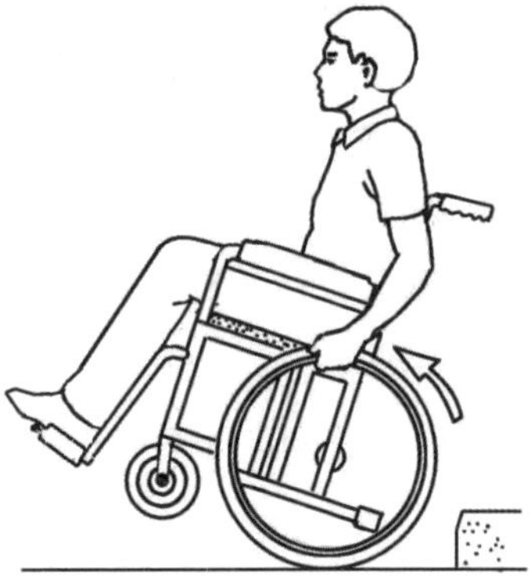

图 14–4　后轮平衡术使小轮离地

二、保护平衡

为确保安全，在动作过程中维持平衡（图 14–5）是要点。

1. 轮椅前倾时，后仰上身，推前轮环。
2. 轮椅后跌时，前倾上身，拉后轮环。

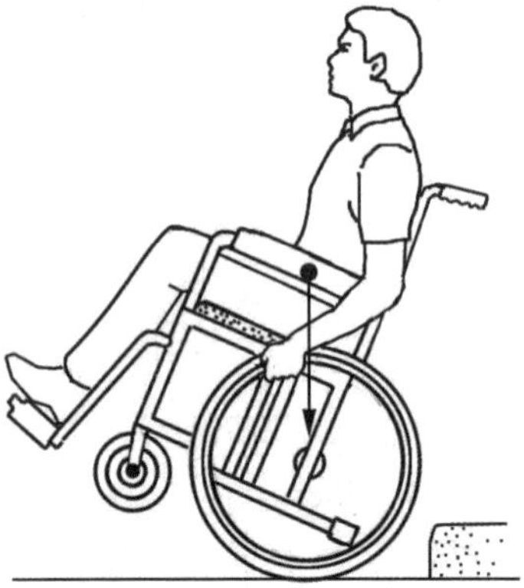

图 14–5　后轮平衡术的保护平衡

第三节　手动轮椅的生物力学

轮椅的使用已从早期19世纪60年代的日常残障人代步工具，发展到现在具有高科技含量的专用轮椅，最初的研究注重提高轮椅的适用性，最近的研究则已经集中于生物力学方面。

由于手轮推动为多数，因此，轮椅方向的生物力学研究主要集中于这种手轮推动的轮椅。

一、轮椅的周期性运动

手动轮椅作为周期性运动，已被很多人研究过。特定的推轮动作在一定时间内，以一定的频率（*f*）重复进行，来维持一定的速度（*v*），这就意味着每一次对轮子的用力推动所产生的功（*A*）基本相当。这种方法的优点是生理上的测量（即能量的消耗、身体的疲劳）能够较好地与生物力学测量相联系（即功率输出功、力和力矩产生的）。通过推动频率与每次做的功，可求出平均体内功率的输出（P_O以*W*为单位）即：

$$P_O = f \times A$$

由手作用于轮缘所产生的瞬时力矩（*M*），以及力矩经过的角位移（Q）所产生的功，因此这个过程是不连续的，在状态相对稳定不变的情况下可以重复，一般限制在70°～80°，基于以上参数，可列出下列方程：

$$P_O = f \times \int M dQ$$

力矩是双手施于转动的切向力与转轮的半径之乘积（图14–6）。

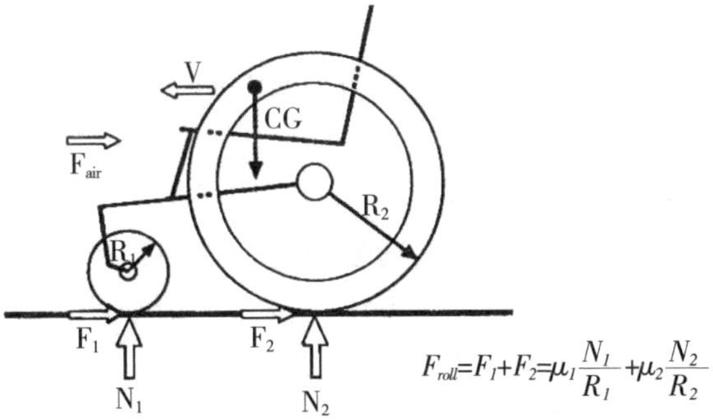

图14–6　轮椅受力示意图

通过对轮轴的角位移和力矩的测量，可以计算出功和功率，但这种测量需要运动分析和测力的特殊技术和设备，且这些技术和仪器并不普及。因此，在实际工作中经常使用阻力法来确定 P_0。阻力法是通过阻碍轮椅—患者系统的力，来计算输出功率的方法。轮椅—患者系统可以简化为一个以一定速度（v）运动的物体，该物体在运动过程中受到以下阻力：滚动摩擦力，空气阻力，上下坡时的重力作用力和内部摩擦力（图 14–7）。

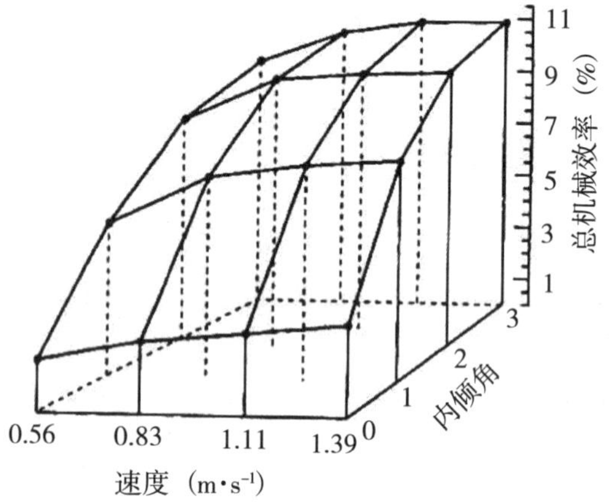

图 14–7　轮椅运动速度与阻力关系

这些阻力（F_{drag}）与自体速度的乘积等于必须产生的、以维持匀速运动的输出功率，即为下式：

$$P_O = F_{drag} \times v$$

二、滚动摩擦力

在轮椅的日常使用中，滚动阻力是主要的阻力。在低于两米的顶风情况下，空气阻力仍然可以忽略。滚动阻力可以用不同的方法来确定，一种是由麦克劳伦（McLaurin）所描述的向下滑行技术，经常用来确定不同地面情况下轮椅的滚动摩擦力特征，或空气和滚动阻力对轮椅的影响。另一种是拖曳实验（在特别的“跑道和跑台”测试仪器上）。另外，滚动阻力可以通过确定对轮椅所施加的推力来测定，从而对不同的地表面作出评定。

除地面之外，滚动摩擦力基本上依赖于轮椅和轮胎的特性，如车轮半径越大，轮胎越硬，滚动阻力越小。滚动阻力可用下列方程表示：

$$F_{roll}=\mu_1\left(\frac{N_1}{R_1}+\frac{N_2}{R_2}\right)=\mu_2(N_2R_2)$$

这里，R_1 和 R_2 分别是前轮和后轮的半径，N_1 和 N_2 是这些轮子的相对重量，μ_1 和 μ_1 为摩擦系数。

摩擦系数的大小与轮胎的形变量及地表面性质有关，这种形变浪费了能量。形变依赖于轮胎的压力、纹路和轮廓，也与轮子的直径，或轮子的排列方位有关。前轮的内倾和外倾，对滚动阻力也有较大影响。后轮的倾角对阻力的影响还不是很清楚，按照维格和奥里根等的研究结果，轮椅后轮的倾角对滚动摩擦力没有负面影响。然而，维格在理论研究的基础上提出了相反的看法。

三、手臂的功与机械效率

轮椅推动时功率的产生，可以通过手臂做功来得到。上肢相对较小的肌肉质量以及局部易疲劳的倾向，使手臂产生的功比下肢产生的功要小得多。手臂做功的最大需氧量比下肢低 20%～40%。通过轮椅练习测试中输出功率的测量，计算轮椅——患者系统的效率并结合生理学测量，可得到患者身体能力的有关情况。毛机械效率 GME（gross mechanical efficiency）定义为，外部产生的能量（能量输出）与内部释放的能量（E_n，即亚极量下生理稳定状态时的耗氧量），即：

$$GME=(P_o/E_n)\times 100\%$$

轮椅推动的机械效率低于 2%～10%，相比于手动曲柄轮椅效率一般约低 15%。手动轮椅的低效率可认为是，相对下肢质量更小，以及运动形式和上肢的功能性解剖结构复杂造成的。机械效率很大程度上受推动环境所影响，如（手轮）速度与阻力，其效率随速度和负荷的增大而增大。轮椅的结构，如推动装置、座位高度和不同人的推动技术，都可以影响机械效率。

四、轮椅推动的生物力学

在轮椅手轮推动中，肌肉骨骼系统机械负荷非常高。所以，肩痛和腕管综合征在轮椅患者中是很普遍的问题。

（一）上肢的机械负荷

由于手臂和肩关节复杂的解剖结构，决定了在轮椅运动中上肢较大的机械负荷。具体地说，这些疾病也可能与轮椅推动时肩关节的稳定性有关。再者，手对轮缘推力的作用方式也很重要，有关推动力的实验说明，力的方向并不与产生功率的最佳方向一致，也就是说，并不是在手轮的切向。

为更好地理解上肢产生高负荷的原因和这种推动技术的结果，需要对轮椅推动动作进行生物力学分析，特别是对推动力、手作用在轮缘上的力矩以及肩与手腕的负荷进行探讨，并对上肢的解剖结构进行分析和介绍。

与腿不同，人体手臂不是一种适应于特殊功能的特殊肢体，它可以做大量的各种不同的工作，如从小的物体操作到大的物体搬运。除此以外，人体的上肢也有很大的运动范围。从解剖的角度看，上肢和腿的不同，也恰好反映了肩带和骨盆在结构上的不同。

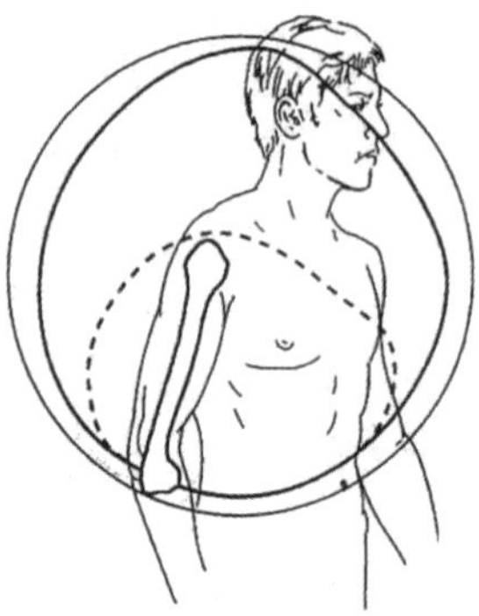

图 14-8　肱骨远端活动范围示意图

如前所述，手臂有很大的活动范围，这是由手臂与肩胛骨相连的特性所决定的，它与躯干连接比较松散。因为，肩胛骨能够旋转和在胸廓上滑动，而手臂又可以在肩带的基础上移动，这就使手臂的触及范围有了很大的增加（图 14-8）。当然，连接肩胛骨与躯干肌肉间的协调性也十分重要。

手臂可以大范围活动的第二个原因是，肩关节的形态像一个小而浅的杯子（关节窝）和一个大的碟子（肱骨头）。这样的关节结构可以使手臂在三个方向旋转，且可以进行一定程度的移动。所以，即使肩胛骨固定不动，手臂的活动范围依然相当大。

尽管肩关节比较松弛，但却很少发生自然脱臼的现象。这取决于支配旋转的肩袖肌肉的控制，因而这些肌肉间的协调性是非常重要的。所以，对肩部肌肉系统不完善的患者，以及肌肉控制有障碍的患者都将有肩关节脱臼的危险。

（二）推 力

推动轮椅包含推动阶段和回复阶段。在推动阶段，双手与手轮轮缘相接触，患者施力作用于手轮轮缘上，因为患者双手抓住手轮轮缘并随轮缘一起运动，所以，手和手臂的运动可以描述为受引导的运动。对于受引导的运动，手所施加的作用力并不直接影响手的运动轨迹，因此，手所施加的力可能没有作用在手轮轮缘的切向，而只有切向分力对轮椅推动有效。推动轮椅的力能够作用在手轮轮缘的切线方向上，但不是必须作用在这个方向。

要讨论这个问题需考虑两种情况，一种是力学上最有效的力的作用方向（图 14–9 a 切线方向用力），另一种是经常测量到的情况（图 14–9 b 弦线方向的用力）。

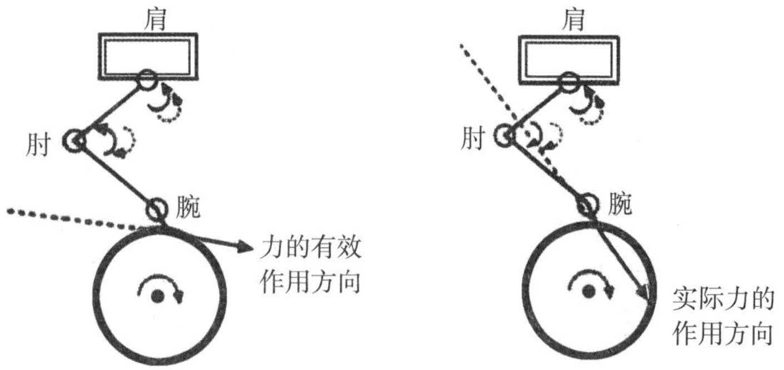

图 14–9 a 推力的最有效方向，b 推力的实际作用力方向

如果轮椅使用者按图 14–9a 的方式推动轮椅，则力将产生使肩关节前屈和同时使肘关节屈曲的力矩。另外，肘关节为了使手的力能作用于轮的轮缘而被动伸展，结果，肘的屈肌产生对抗伸展的力，这样效率就非常低。很明显，肘关节屈肌应增大推动力的效率，但这样又减小了总推动力。这种用力方向没有利用肘关节有力的伸肌。图 14–9b 的情况，是描述力矩的方向和运动方向一致时力的作用形式。这种用力方向纠正了在一定的机械约束下，在最有效的方向上施力造成的明显的低效率性，消除了负功的产生，而且也使强有力的伸肌得到利用。

上述的假设，对选择一定的方法来提高轮椅的低推动效率是有帮助的。轮椅推动技术的训练不能只集中于作用力效率的提高上，尤其对轮椅自行车运动来说，更有效的用力训练并不能提高效率水平，因此应该从轮椅的结构方面进行考虑，以便力可以更有效地作用于手轮（防止相对于肘关节力矩的方向和运动方向的冲突）。

除了推动力，双手也能在手轮轮缘上施加一个力矩，这个力矩可以想象为是手腕上产生的推力和食指产生的拉力的共同作用。手作用在手轮轮缘表面的力矩大小，可以从分析作用在手轮轮缘的力和相对轮轴的力矩的不同中得出。如果只有一个力作用 F_{tot}，那么作用力在轮缘上的切向分力（F_{eff}）应该等于有效推动力矩 M 除以轮子的半径（F_m）。实际上 F_{eff} 与 F_m 产生力矩的差值就等于手产生的力矩（M_h）。但是，这些计算中还有一些不确定的因素，如力值和握点都是不断变化的量，而精确的值还取决于手施加作用力的作用点。

在计算中，手产生的这种力矩已达到总的推动力矩的 40%。遗憾的是，这种力矩在推动阶段的大部分时间内都与推动力矩相反，轮椅使用者表现出在对抗自己做功，这种原因可能是没有与轮缘保持足够的接触，因此在轮缘上未能施加足够的力，因为当腕屈肌可能被激活时，腕屈肌被迫从偏向桡骨转到偏向尺骨。

在轮椅推动中腕管综合征发生的原因至少有三种，即腕关节很大角度的活动，使得尺骨和桡骨的极端偏离；与指屈肌同时发力的动作；高度重复的活动。这些原因就造成轮缘反作用在腕管上一个很大的压力，并在轮椅反复推动过程中导致腕管综合征的发生。

轮椅的研究主要包括舒适度和手动轮椅特有推动动作的研究，以及上、下台阶等特有技巧的研究。这些研究在提高轮椅的适用性、改进轮椅推动技术、预防轮椅运动损伤等方面发挥出巨大的作用。近年来随着残障体育的普及，轮椅的速度性、灵活性都有很大的改善，而许多高科技手段和方法运用于轮椅研究，将进一步改善轮椅的性能，造福广大患者。

主要参考文献

[1] 孟和，顾志华，等. 骨伤科生物力学：第2版［M］. 北京：人民卫生出版社，2000.

[2] 赵芳，周兴龙. 人体材料力学[M]. 北京：北京体育大学出版社，1998.

[3] 冯元桢. 生物力学——运动、流动、应力与生长[M]. 邓善熙，译. 长沙：湖南科技出版社，1986.

[4] 梁治明，等. 材料力学[M]. 北京：人民教育出版社，1963.

[5] 运动生物力学编写组. 运动生物力学[M]. 北京：高等教育出版社，1988.

[6] 詹姆斯·海. 运动技术生物力学[M]. 北京：北京体育学院出版社，1981.

[7] 卢德明，等. 运动生物力学测量方法[M]. 北京：北京体育大学出版社，2002.

[8] 同济大学数学教研室. 高等数学：第二版[M]. 上海：同济大学出版社，1999.

[9] 刘思汉，等. 理论力学[M]. 沈阳：辽宁科学技术出版社，1985.

[10] 周士枋，丁伯坦. 运动学[M]. 北京：华夏出版社，2005.

[11] 戴念祖. 原理——时代的巨著[M]. 西安：西安交通大学出版社，1988.

[12] 卓大宏. 中国康复医学[M]. 北京：华夏出版社，2003.

[13] MV. 伏尔更斯坦. 现代物理学与生物学概论[M]. 龚少明，译. 上海：复旦大学出版社，1985.

[14] 冯元桢. 生物力学[M]. 北京：科学出版社，1983.

[15] 顿斯柯依，等. 生物力学[M]. 吴忠贯，译. 北京：人民体育出版社，1984.

[16] 伊·拉卡托斯. 科学研究纲领方法论[M]. 兰征，译. 上海：上海译文出版社，1986.

[17] 运动生物力学编写组. 运动生物力学[M]. 北京：人民体育出版社，1990.

[18] 李良标. 运动生物力学[M]. 北京：北京体育学院出版社，1991.

[19] 戴·温特. 人体运动生物力学，[M]. 李诚志，译. 北京：人民体育出版社，1990.

[20] 丸山仁司，霍明. 临床运动学[M]. 陈立嘉，等，译. 北京：中国中医药出版社，2002.

[21] AH. 克罗歇. 生命科学用物理学[M]. 王鸿儒，译. 北京：人民卫生出版社，1984

[22] McA. Sayers. P. Cliffe. Human body dynamics [M]. Oxford University Press. 1982.

[23] 李建设，等. 运动生物力学习题指导书[M]. 杭州：浙江体育科学编辑部. 1988.

[24] 李建设. 运动生物力学学科发展的几个理论问题[J]. 体育科学，1997，17 (6)：77-80.

[25] 李建设. 德国运动生物力学理论与方法学研究进展[J]. 中国体育科技，1999，35 (1)：16-19.

[26] W.Baumann. Biomechanical measurement procedures. Grundlagen der Biomechanik des Sports，Stuttgart: Enke，1988.

[27] R.Ballreich. Foundations of the modeling method. Grundlagen der Biomechanik des Sports，Stuttgart: Enke，1988.

[28] R.Ballreich. Grundlagen der biomechanik des sports problem, methollen. Modelle，Stuttgart: Enke，1996.

[29] H.Willke. In vivo measurements of the three-dimensional motion on lumbar spine segments，Seattle，1994.

[30] M.Reiser. Ausfuhrungsvariabilitat and ergebniskonstanz bet wurbewegungen. Motorik Struktur and Funktion，Schorndorf: Hofmann，1996.

[31] H.Weinans First. The behavior of adaptive bome-remodeling simulation models [A]. World Congress of Biomechanics [C]. San Dicgo，U.S.A，1990.

[32] R.Bruce J. Determinations of the michanical properties of bones [J]. Biomichanicas，1991. 124 (1)：79-88.

[33] 范毅方. 运动对骨生长的生物力学研究 [J]. 广州体育学院学报，2005，25 (6)：39-42.

[34] 章晓霜，高顺生. 运动对骨质疏松的影响[J]. 北京体育师范学院学

报，1999，11（2）：64–68.

[35] 金绪忠，沙海燕．运动与骨密度的研究进展[J]．安徽体育科技，2003，24（4）：50–53.

[36] 左藤哲也．运动与骨质疏松症[J]．国外医学物理医学与康复分册，1994（4），174.

[37] 张林，杨锡让，薛延．运动与人体骨密度变化研究进展[J]．北京体育大学学报，2000，23（1）：64–66.

[38] 王庆贤，等．锥体生物力学研究进展[J]．中国解剖与临床，2001，6（2）：118–119.

[39] 姚滨南．人工关节基本原理与材料[J]．哈尔滨医药，2004，24(1)：42–44.

[40] 盖学周，等．人工关节材料的研究进展[J]．材料导报，2006，20（1）：46–49.

[41] 张亚平，高家诚，王勇．人工关节材料的研究与展望[J]．科技前沿与学术评论，2000，01（1）：47–51.

[42] 毛勇，毛璞，魏红．骨骼肌纤维类型与运动 [J]．山东体育科技，1997，19（4）：44–49.

[43] 傅晨，刘兴炎，白孟海．骨密度研究综述[J]．中国骨伤，2000，13（2）：125–126.

[44] 张增福．骨替代材料的动态力学性能研究[D]．天津大学，2005.

[45] 胡侦明．骨小梁的生物力学特性[J]．医用生物力学，1996，11（2）：120–124.

[46] 谢谦．骨组织工程及其应用综述[J]．现代临床医学生物工程学杂志，2001，7（2）：145–147.

[47] 钟世镇，朱青安，欧阳钧．国内创伤骨科生物力学研究概况 [J]．暨南大学学报，2000，21（1）：1–6.

[48] 吴曙霞，崔玉芳．肌肉组织工程研究[J]．国外医学生物医学工程分册，2000，23（5）：262–266.

[49] 刘乐斌，应大君，陈卫军．脊柱生物力学测试研究进展[J]．解剖与临床，2005，10（1）：68–70.

[50] 李立钧．接骨板内固定的生物力学效应 [J]．伤残医学杂志，2002，10（2）：60–62.

[51] 黄克勤，顾志华，高瑞亭，侯振德．力电效应对骨重建和修复的影

响[J]. 中国临床康复，2006，10（29）：115–118.
[52] 孟维春. 力学因素对关节软骨影响的实验研究[D]. 苏州大学，2001：1–41.
[53] 陈作炳. 人工关节 CAD/CAM 相关理论及其关键技术研究[D]. 武汉理工大学博士学位论文，2004：1–136.
[54] 曾衍钧，等. 软组织的生物力学特性[J]. 中国科学（G 辑），2003，33（1）：1–5.
[55] 石国生，崔芸，等. 四种临床常见骨科固定器械的生物力学评价[J]. 中国临床康复，2005，9（10）：192–193.
[56] 陈永强. 松质骨的力学性能及力学顺应性[J]. 医用生物力学. 1994（04）：248–250.
[57] 赵宁. 体育锻炼对中老年女性骨健康的影响[D]. 苏州大学硕士学位论文，2004：1–43.
[58] 秦岭，陈启明，梁国穗. 体育运动与骨骼——骨密度和结构与生物力学适应性 [J]. 中国运动医学杂志，2004，23（5）：532–537.
[59] 应航，吕荣坤. 应力环境对骨重建的影响[J]. 浙江中医学院学报，2000，24（6）：46–48.
[60] 钟荣辉. 运动产生的肌肉损伤机制[J]. 山东体育学院学报，1996，12（32）：27–29.
[61] 赵杰修. 运动方式对人体骨健康的影响——骨密度高值人群有效体质指标及骨质疏松症运动处方的探讨[D]. 曲阜师范大学研究生学位论文，2000，1–62.
[62] 张春秋，等. 骨的疲劳损伤和修复[J]. 生物医学工程学杂志，2003，20（1）：180–186.
[63] 唐正荣. 骨骼肌力学对康复的意义[J]. 国外医学物理医学与康复学分册，1994，14（4）：155–156.
[64] 倪国新. 骨关节康复中的力学问题[J]. 中国康复理论与实践，2000，6（1）：14–17.
[65] 郑诚功. 骨科生物力学的进展[J]. 中华骨伤科杂志，2005，7（10）：901–902.
[66] 董福慧. 骨生物力学回顾[J]. 中国骨伤，2000，13（6）：323.
[67] 孟和. 骨生物力学与骨伤[J]. 中国骨伤，2000，13（1）：3–4.
[68] 秦岭，梁国穗. 骨生物力学在防止骨质疏松药物开发中的应用基础

(一) [J]. 骨质疏松杂志，2000，6（1）：23-25，68.
[69] 石国生，等. 骨折固定疗法的生物力学评价方法研究[J]. 中国临床康复，2000，9（2）：200-201.
[70] 森英二. 骨质疏松症的康复 [J]. 国外医学物理医学与康复学分册，1993，14（2）：84.
[71] 戴尅戎. 骨质疏松症的生物力学因素[J]. 国外医学骨科学分册，2001，22（1）: 9-12.
[72] 崔伟，刘成林. 基础生物力学（一） [J]. 中国骨质疏松杂志，1997，3（4）：81-84.
[73] 刘军. 脊柱动力学模型概述[J]. 航空军医，1996，24（1）：48-49.
[74] 陈洪京，符怡. 脊柱牵引的生物力学分析初步[J]. 河北省科学院学报，2003，20（11）：203-205.
[75] 石国生，等. 脊柱牵引的生物力学问题[J]. 中国临床康复，2003，7（2）：265-266.
[76] 石国生，等. 脊柱牵引康复的生物力学分析[J]. 中国临床康复，2006，10（29）：149-151.
[77] 杨述华，胡勇. 脊柱生物力学的测定及其相关临床意义[J]. 中国骨伤，2002，15（4）：247-249.
[78] 张爱平. 脊柱失稳的运动康复原则[J]. 福建体育科技，1995，14（4）：36-37，44.
[79] 朱以明，姜春岩，王满宜. 肩关节相关生物力学介绍[J]. 中华创伤骨科. 2005，7（9）：869-872.
[80] 赵辉三. 矫形器在康复医学中的应用[J]. 中国矫形外科，1997，4（6）：517-518.
[81] 倪国新. 力学理念在骨科康复中的应用与意义[J]. 中国康复医学，2003，18（10）：631-632.
[82] 刘进海，刘保和. 疲劳骨折的生物力学机制浅析[J]. 中国矫形外科，1996，16（12）：794.
[83] 王国喜. 人体跟骨冲击损伤的生物力学研究[J]. 医用生物力学，2004，19（4）：240-244.
[84] 张金芝，等. 人体脊柱冲击动力学模型[J]. 北京航空航天大学学报，1998，24（1）：43-45.
[85] 王远亮，蔡绍晳. 生物力学与骨组织工程[J]. 力学进展，1999，29

(2)：232–243.

[86] 伦保国，周跃. 生物力学在脊柱器械研究中的意义[J]. 创伤外科，2001，3（1）：64–66

[87] 刘志泉. 矫形器学概要[M]. 北京：中国社会文献出版社，2007.

[88] 欧阳钧. 松质骨生物力学性质的研究进展[J]. 生物医学工程学，1995，12（4）：359–363

[89] 陈敏雄. 体育运动与人体骨密度的变化 [J]. 浙江体育科学，2003，25（4）：16–18.

[90] 李敏杰，王予彬. 现代康复支具在运动创伤治疗中的应用[J]. 中国运动医学，2003，22（2）：200–203.

[91] 张林. 运动对骨力学性能的影响——骨生物力学研究进展[J]. 中国运动医学，2002，21（1）：85–88.

[92] 高勇，王人卫.运动对骨密度的影响[J]. 上海体育学院学报，2001，25（3）：37–41.

[93] 刘志泉. 矫形器学基础知识[M]. 北京：中国假肢矫形器协会出版，2006.

[94] 加仓井周一. 矫形器学[M]. 孙国凤，译. 北京：华夏出版社，1997.

[95] 缪鸿石，等. 康复医学理论与实践[M]. 上海：上海科学技术出版社，2000.

[96] 易南，王冰水，王斌. 新型足矫形器在成人平足症患者中的应用 [J]. 中华物理医学与康复，2005，27（7）：343–345.

[97] 刘洋，季明. 支具治疗特发性脊柱侧凸：生物力学的实践与论证 [J]. 中国临床康复，2002，8（32）：7–246.

[98] 王小燕. 不同类型负荷对人体骨密度影响的研究[J]. 西安体育学院学报，1999，16（4）：77–80.

[99] 赵连，姜春义. 持续性被动运动康复效果的回顾研究[J]. 国外医学物理医学与康复学分册，1994，14（2）：80–81.

[100] Mandeville D.，Osternig L.R.，Chou L.S. The effect of total knee replacement surgery on gait stability [J]. Gait & posture，2008，27：103–109.

[101] Mizner R. L. and Snyder–Mackler L. Altered loading during walking and sit–to–stand is affected by quadriceps weakness after total knee arthroplasty [J]. Orthop Res，2005，23（5）：1083–1090.

[102] Mundermann A., Dyrby C.O., Andriacchi T.P. Secondary gait changes in patients with medial compartment knee osteoarthritis: increased load at the ankle, knee, and hip during walking [J]. Arthritis Rheum, 2005, 52: 2835-2844.

[103] Perry J. Gait Analysis: Normal and Pathological Function. Thorofare, N.J: SLACK Incorporated, 1992.

[104] Paquette M.R., Zhang S., Milner C.E., Klipple G.. Does increasing step width alter knee biomechanics in medial compartment knee osteoarthritis patients during stair descent? [J]. The Knee, 2014, 21: 676-682.

[105] Shull P.B., Shultz R., Silder A., Dragoo J.L., Besier T.F., Cutkosky M.R., Delp S.L..Toe-in gait reduces the first peak knee adduction moment in patients with medial compartment knee osteoarthritis [J]. Journal of biomechanics, 2013, 46: 122-128.

[106] Zhang, S., Clowers K. G. and Powell D.. Ground reaction force and 3D biomechanical characteristics of walking in short-leg walkers [J]. Gait Posture, 2006, 24 (4): 487-92.

[107] 王瑞华. 步态分析 [J]. 中级医刊, 1994 (4): 9-10.

[108] 唐正荣. 步态分析的方法 [J]. 国外医学物理医学与康复手册, 1996.

[109] 李建设, 王立平. 足底压力测量技术在生物力学研究中的应用与进展 [J]. 北京体育大学学报, 2005 (02): 191-193.

[110] 潘朝晖, 王剑利, 蒋萍萍.足部三维有限元模型的建立及应用进展 [J]. 中国康复, 2004 (06): 375-376.

[111] 王立平, 李建设.足底压力测量技术的发展现状与应用研究 [J]. 浙江体育科学, 2004, 26 (01): 40-43.

[112] 赵芳, 周兴龙. 老年人站立及行走稳定性的生物力学研究 [J]. 北京体育大学学报, 2003, 26 (01): 40-43.

[113] 耿春亚, 马军. 关于正常青年人步态竖直方向力的检测与统计分析 [J]. 航天医学与医学工程, 2003, 16 (05): 364-367.

[114] 吴剑, 李建设. 人体行走时步态的生物力学研究进展 [J]. 中国运动医学杂志, 2000, 21 (03): 305-307.

[115] 伍勰, 陆爱云, 庞军. 健康老年人常速行走的步态分析 [J]. 上海体育学院学报, 2000, 24 (02): 52-55.

[116] 刘延柱，徐俊. 人体步行的稳定性 [J]. 应用力学学报，1996，13 (04)：22-27.

[117] 陈大跃，林良明. 平地行走人体的三维动力学模型及其关节力学研究 [J]. 中国生物医学工程学报，1996 (03)：63-68.

[118] 吴剑，李建设. 步态生物力学研究进展 [J]. 中国体育科技，2002，38 (01)：16-17.

[119] Gage，J.R. Gait Analysis in Cerebral Palsy. New York：Mac Keith Press，1991.

[120] Hamill J. and K.Knutzen. Biomechanical Basis of Human Movement. 2nd. Baltimore，MD：Lippincott Williams & Wilkins，2003.